U0384931

现代护理学理论与实践

张　凤　程国利　谢香秀　计菲燕
卢　丰　王　敏　解淑菲　喻　娇　主编

山东大学出版社
SHANDONG UNIVERSITY PRESS
·济南·

图书在版编目（CIP）数据

现代护理学理论与实践/张凤等主编. -- 济南：
山东大学出版社，2024.8. -- ISBN 978-7-5607-8427-4

Ⅰ. R47

中国国家版本馆 CIP 数据核字第 2024SH4039 号

策划编辑　唐　棣
责任编辑　唐　棣
封面设计　天旺图书

现代护理学理论与实践

XIANDAI HULIXUE LILUN YU SHIJIAN

出版发行　山东大学出版社
社　　址　山东省济南市山大南路 20 号
邮政编码　250100
发行热线　（0531）88363008
经　　销　新华书店
印　　刷　武汉鑫佳捷印务有限公司
规　　格　787 毫米 ×1092 毫米　1/16
　　　　　12.5 印张　300 千字
版　　次　2024 年 8 月第 1 版
印　　次　2024 年 8 月第 1 次印刷
定　　价　98.00 元

现代护理学理论与实践

编委会

张 凤

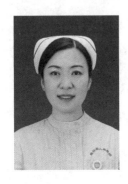

女，汉族，1983年9月出生，2013年毕业于济宁医学院护理学专业，本科学历，主管护师，目前就职于鱼台县人民医院普通外科，担任护士长职务。主要研究方向为肝胆胃肠外科手术护理，促进患者的手术后康复护理，并降低手术后并发症的发生率，对肝胆外科康复的护理实践有一定的研究。2023年被聘为山东省护理学会第二届普外科护理专业委员会委员。

程国利

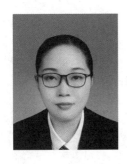

女，汉族，1987年10月出生，本科学历，主管护师，于2005年参加护理工作，2015年承担护理管理工作，担任科室护士长职务。在护理管理工作中，能够合理安排人力资源，制订科学的工作计划，提高工作效率。在临床护理工作中，熟练掌握各种护理技能，为患者提供优质高效的护理服务。在抢救危重症患者时，能够迅速准确地执行医嘱，配合医生完成抢救工作。任职期间带领科室多次荣获星级优护病房、护理质量先进科室等多项荣誉。

谢香秀

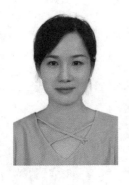

女，汉族，1986年5月出生，2011年毕业于南昌大学护理学专业，本科学历，主管护师，现任职于萍乡市上栗县中医院，担任护士长职务。曾多次被评为"先进工作者""优秀护士长"称号。发表省级论文1篇，参与市级课题1项。

前　言

护理学是研究护理现象及其发生发展规律的学科，其主要任务是促进健康、预防疾病、恢复健康、减轻痛苦。随着基础医学与临床医学的不断发展，护理学已经成为医学领域中的重要学科，与之相关的新理论和新技术不断涌现，在扩大护理实践内容的同时，也不断丰富着护理学的内涵。

护理工作人员不仅是患者的照顾者，也是向个人、集体、社区进行健康教育的教育者，还是进行个案护理的管理者，更是不断探索与学习护理发展的科研者。因此，我们组织护理学方面的专家编写了《现代护理学理论与实践》一书，旨在帮助护理人员规范护理操作，并提高护理管理人员的实践能力。

本书介绍了手术室护理、血液透析护理、肿瘤疾病的护理、神经内科疾病护理、呼吸内科疾病的护理、循环系统疾病的护理、消化内科疾病的护理、颈部外科疾病的护理、乳腺疾病的护理、胸外科疾病的护理、肝胆疾病的护理、胃肠外科疾病的护理、妇产科疾病的护理、儿科疾病的护理等内容。本书既可作为临床护士工作实践的参考用书，也对临床实习护士的临床思维培养有很好的借鉴意义。

本书在编写过程中，着力体现实用性、针对性、科学性、创新性，力求做到以下两个方面：一是理论知识要求以"必需、够用"为原则，因而将更多的篇幅用于强化护理技术规范，围绕如何提高实践操作能力来编写；二是适应护理专业的现状和发展趋势，在内容上体现先进性和前瞻性，充分反映护理领域的新知识、新技术和新方法。

由于编者们的学识水平和工作实践存在局限，书中不足之处在所难免。为了进一步提高本书的质量，诚恳地希望各位读者、专家不吝赐教，提出宝贵意见。

编　者
2024 年 6 月

目　录

第一章　手术室护理

第一节　颅内压增高围手术期护理

颅内压增高是患者因颅脑疾病引起的颅腔内容物体积增加或颅腔容积减少超过颅腔可代偿的容量，导致颅内压持续高于 1.96 kPa（200 mmH$_2$O），并出现头痛、呕吐和视盘水肿三大病症。对于颅内压增高的患者，应积极治疗原发病，如颅内压增高造成急性脑疝或有颅内占位性病变的患者，应实施手术切除。脑室 – 腹腔分流术是把一组带有单向阀门的分流装置植入体内，将脑脊液从脑室引入腹腔并被吸收。

一、手术前患者的护理

（一）护理评估

1. 健康史

评估患者的健康史和相关因素，如年龄、加重颅内压增高的因素及颅内压急骤升高的相关因素等。

2. 临床表现

（1）头痛：是最常见的症状之一，多位于额部及两颞，程度随颅内压增高而进行性加重，以胀痛和撕裂痛多见。

（2）呕吐：呈喷射状，常出现于剧烈头痛时，可伴有恶心，呕吐，易发生于饭后。

（3）视盘水肿：表现为视盘充血，边缘模糊、中央凹陷变浅或消失。早期视力无明显障碍，晚期可因视神经萎缩而失明。

以上三点是颅内压增高的典型表现，称为颅内压增高的三主征。

（4）意识障碍及生命体征变化：慢性颅内压增高患者往往神志淡漠，反应迟钝；急性颅内压增高者常有明显的进行性意识障碍，甚至昏迷；严重患者可因呼吸循环衰竭而死亡。

（5）颅内压增高还可引起外展神经麻痹或复视、头晕、猝倒等。婴幼儿可有头颅增大、颅缝增宽或分裂、前囟饱满。

3. 辅助检查

（1）腰椎穿刺：可以直接测量颅内压力，同时取脑脊液做化验。

（2）影像学检查：头颅X线摄片、CT、MRI、脑血管造影和数字减影血管造影（DSA）。

4. 心理 – 社会因素

了解患者的心理和社会支持状况，使患者对手术有充分的心理准备，消除顾虑和紧张情绪，积极主动配合各项治疗和护理。

（二）护理诊断

（1）脑组织灌注量改变与颅内压增高引起脑组织血流量减少有关。

（2）疼痛与颅内压增高有关。

（3）体温过高与体温调节中枢紊乱有关。

（4）营养失调、低于机体需要量与呕吐、不能进食等有关。

（5）潜在并发症：脑疝。

（三）护理目标

（1）脑组织灌注量恢复正常。

（2）颅内压有效降低，头痛、呕吐减轻或消失。

（3）体温下降或恢复正常。

（4）营养摄入符合机体需要量。

（5）颅内压增高患者未发生脑疝。

（四）护理措施

1. 病情观察

定时监测患者生命体征、意识、瞳孔、肢体活动情况。观察患者呕吐的伴随症状，呕吐物的量和气味、呕吐次数，并做好记录。疑为颅内压增高所致呕吐（喷射性呕吐）者，遵医嘱降低颅内压。

2. 安全护理

视力下降的患者应卧床休息，有专人陪护，防止摔倒。

3. 头痛的护理

指导患者通过听轻音乐、聊天等方法分散注意力。对疼痛剧烈而不能忍受者，应遵医嘱使用镇痛药或脱水药。

4. 腰穿检查护理

指导患者配合医生行腰椎穿刺检查，及时留取脑脊液标本送检。

5. 备皮

剃头，腹部及会阴部备皮。

二、手术中患者的护理

脑室 - 腹腔引流术。

（一）麻醉方式

患者全麻，气管内插管。

（二）手术体位

患者仰卧位，头侧向健侧，患侧肩下垫一小枕或小沙袋，头圈固定。

（三）手术切口

标记右额发际内小马蹄形切口，颈部和胸部皮下隧道及剑突下正中长约 5 cm 的切口。

（四）手术步骤及护理配合

（1）局部皮下注水：递 10 mL 注射器接 9 号长针，头皮下注水。

（2）切开皮肤、皮下组织帽状腱膜：递干纱布按于切口两侧，20 号刀片于右额做一切口，逐层切开皮肤、皮下组织；递头皮夹夹住皮瓣腱膜层出血点，双极电凝止血。

（3）分离皮瓣：递 20 号刀片，骨膜剥离子将皮瓣推开，双极电凝止血，头皮拉钩牵开并固定皮瓣。

（4）剥离骨膜：递20号刀片，骨膜剥离子剥离骨膜，暴露颅骨；递牙镊，组织剪垂直分离颞肌。

（5）颅骨钻孔，锯开骨瓣：递气钻，颅骨钻孔，铣刀锯开骨瓣，骨蜡止血，生理盐水冲洗；递骨膜剥离子从两侧翘起骨瓣，生理盐水洗净后用湿纱布包裹并放置稳妥位置。

（6）止血，冲洗术野：双极电凝止血，递长条明胶海绵填塞于硬膜与颅骨边缘；生理盐水清洁术野。

（7）切开，悬吊硬脑膜：递蚊式提夹，11号刀片切开脑膜，脑膜剪扩大切口；递小圆针1号丝线悬吊硬脑膜，枪状镊夹棉片覆盖，保护脑组织。

（8）置入脑室引流管：选脑皮质无血管区做穿刺点，递带金属导芯的脑室导管穿刺脑室，拔出导芯有脑脊液快速流出，证明在脑室内；递小圆针1号丝线，将导管与骨膜缝合固定。

（9）连接阀门：将阀门近端与脑室导管末端相连，远端与腹腔导管连接。

（10）开腹：递20号刀片腹正中线切皮后更换刀片，高频电刀切开皮下组织，干纱布或中直钳夹止血；递20号刀片切一小口，术者以手指钝性分离后向外牵开；递高频电刀或组织剪扩大切口，钝性分离腹直肌；递甲状腺拉钩牵开，显露后鞘及腹膜；递中弯2把钳夹切口两侧，20号刀片切一小口，手指探查后以高频电刀扩大切口，2块湿纱垫保护切口。

（11）打通皮下隧道：递头皮下隧道通条，用7号丝线将腹腔导管远端系于通条头端，经顶颞部、耳后、颈部、胸部，最后到达上腹部。因皮肤隧道较长，可分2～3次打通，分别为乳突下方、锁骨下和剑突下，并检验装置是否通畅。

（12）安放腹腔导管：递中弯将腹腔导管末端放入肝膈面或游离腹腔内，递圆针1号丝线在腹膜切口上缝合固定。

（13）缝合腹膜：清点用物，递数把中弯钳夹并提起腹膜边缘，可吸收1号线连续缝合。

（14）缝合腹直肌前鞘：递圆针4号丝线间断缝合。

（15）冲洗切口：递生理盐水冲洗，吸引器吸引。

（16）缝合皮下组织：递酒精纱球消毒切口周围皮肤，递平镊，圆针1号丝线间断缝合。

（17）缝合皮肤：递酒精纱球消毒切口周围皮肤，递牙镊，角针1号丝线间断缝合，纱布覆盖伤口及引流管。

（18）关闭硬脑膜：递庆大霉素生理盐水冲洗伤口，吸引器吸净，清点用物后，递小圆针1号丝线缝合硬脑膜。

（19）固定骨瓣：递咬骨钳修剪骨瓣，气镐打孔，用颅骨锁或钛板加螺钉固定骨瓣。

（20）缝合颞肌筋膜、帽状腱膜、皮下、皮肤，盖伤口：递圆针4号丝线逐层间断缝合，递酒精纱球消毒切口周围皮肤，圆针1号丝线间断缝合皮下组织；递酒精纱球消毒切口周围皮肤，角针1号丝线间断缝合皮肤；递酒精纱球消毒切口周围皮肤，纱布覆盖切口，绷带包扎固定。

（五）巡回护士的配合

（1）手术前一日访视患者，了解患者病情，讲解手术体位、手术用物等手术相关信息，消除其恐惧和紧张心理。

（2）接患者时核对患者携带物品及磁共振片数目，严格执行三查七对。

（3）解除患者紧张情绪，得到患者配合，严格执行《手术安全核查制度》，开放静脉。

（4）配合麻醉医生，协助做好麻醉护理，以保证以后的工作有条不紊地进行。

（5）按照手术的要求，与麻醉医生、手术医生共同摆放手术体位。

（6）根据手术的情况，必要时在麻醉后给患者进行导尿。

（7）协助刷手护士上台，共同清点物品并填写各种手术护理记录单。

（8）由于脑棉片无显影标记，清点时以 10 块为一个包装，脑棉片清点无误后方可关闭伤口。

（9）手术中常用的显微镜、气钻、头架和双极电凝应提前备好并试运行 1 次，以保证手术顺利进行。

（10）协助手术医生及助手上台，注意观察患者术中情况。

（11）手术中冲洗脑内的生理盐水和蘸湿脑棉片的生理盐水要分开放置，不能混用。

（12）手术中使用显微镜时，刷手护士在传递器械时应特别注意无菌操作并做到稳、准、轻。

（13）手术过程中一定要确保负压吸引器的顺畅。

三、手术后患者的护理

（一）护理措施

1. 卧位

术后给予平卧位或健侧卧位，防止压迫导管而致引流不畅。病情稳定后，可抬高床头 15°～30° 以利于颅内静脉血液回流，减轻脑水肿。

2. 病情观察

密切观察患者的生命体征、意识、瞳孔，肢体活动情况，监测颅内压的变化，警惕发生引流管堵塞及慢性硬膜下血肿。如患者出现头痛、反应迟钝、视盘水肿及原有的癫痫发作增多，则为引流管堵塞的早期表现，应及时通知医生处理。若意识清醒转为恍惚及昏迷，且一侧瞳孔进行性散大，则为硬膜下血肿临床表现，应及时通知医生。

3. 维持体温正常、防止感染

高热可使机体代谢率增高，加重脑缺氧，应及时给予高热患者物理降温，遵医嘱应用抗菌药物，预防和控制感染。

4. 饮食

神志清醒者可遵医嘱给予营养丰富的饮食，不能进食者，可给予鼻饲饮食或静脉补液，成人补液量不超过 2000 mL/d，保持尿量不少于 600 mL/d。

5. 防止颅内压骤然升高的因素

控制剧烈咳嗽和用力排便，及时控制癫痫的发作，躁动患者应积极寻找原因并处理。

6. 并发症的观察和护理

（1）感染：术后由于引流管皮下途径长，发生感染的机会增多，易引起脑室炎、脑膜炎等颅内感染，也可引起腹膜炎、膈下囊肿，局部皮下感染而出现皮下蜂窝织炎或皮下脓肿。术中处理引流管时应严格无菌操作，术前术后应遵医嘱预防性使用抗生素，出现感染后积极抗炎治疗。同时应避免长时间压迫头部切口部位，防止切口不愈合或裂开。

（2）颅内出血：穿刺时损伤脑组织血管或脑室脉络丛可造成脑内血肿或脑室出血。应严密观察病情变化，除监测意识、瞳孔、生命体征的变化外，还应听取患者主诉，观察患者有无头痛、头晕、脑膜刺激征等症状。

（3）消化道症状：由于脑脊液对腹膜的刺激，术后可出现腹痛、腹胀、恶心、呕吐及食欲下降等症状，应排除腹腔出血的可能。同时遵医嘱对症治疗，1周左右可自行缓解。

（4）分流管梗阻：如患者出现瞳孔不等大等圆、恶心、呕吐，甚至意识改变，应考虑分流管梗阻。除采取降颅内压的措施外，还可以按压皮下泵疏通分流管。如症状无法缓解，应配合医生做好重新更换分流管的准备。

（5）切口漏：密切观察患者腰部术区切口缝合情况和敷料情况，如敷料浸湿，说明有脑脊液外漏。应嘱患者取平卧位，如症状未见好转，应通知医生重新腰椎置管。

（二）健康教育

（1）嘱患者卧床休息，避免情绪波动，起坐时禁止用力过猛。

（2）适当保护患者，避免外伤。

（3）避免剧烈咳嗽和便秘，预防并及时治疗感冒、咳嗽，鼓励患者多吃蔬菜、水果，避免油腻食物。

（4）教导患者出院后注意休息，加强营养。

（5）定期门诊复查。

第二节　颅脑损伤围手术期护理

颅脑损伤是一种常见的外伤。由于伤及中枢神经系统，其死亡率和致残率均较高。颅脑损伤的主要原因为交通事故，建筑、工矿的工伤事故，运动损伤及自然灾害等一些不可预料的因素。颅脑损伤可分为头皮损伤、颅骨损伤、脑损伤，三者可单独或合并存在。其中脑损伤是指脑膜、脑组织、脑血管及脑神经受外力作用后所发生的损伤。根据脑损伤病理改变时间分为原发性和继发性脑损伤。原发性脑损伤指伤后立即出现相应的临床症状和体征，如脑震荡、脑挫裂伤和原发性脑干损伤等。继发性脑损伤是指脑组织受伤后，经过一段时间，由于脑出血、水肿或血肿造成的临床症状与体征。不同类型的脑损伤，其临床特点不一样。根据受伤情况可施行脑室穿刺引流术或开颅血肿清除术及去骨瓣减压术。

一、手术前患者的护理

（一）护理评估

1.健康史

（1）了解患者受伤经过、受伤时间、原因，暴力大小、性质、方向，着力点及次数，头颅是静止还是运动状况下受伤；受伤后的表现，有无癫痫发作等。

（2）了解患者及家族是否有高血压、冠心病、一过性脑缺血发作和癫痫等疾病，是否由此跌倒而引起脑损伤；患者有无各种血液病的出血史，其他脏器的严重疾病史；有无某种药物或食物过敏，有无家族遗传性疾病；是否服用过阿司匹林等抗凝药物，有无接受过治疗及具体用药情况；有无吸烟、饮酒史，饮食习惯及排泄状态。

（3）了解患者在疾病各阶段的自理需要和自理能力，以便采取不同的连续的护理支持系统，满足其需要。

2. 临床表现

（1）颅骨骨折：①颅盖骨折：线性骨折发生率最高，局部压痛、肿胀。凹陷性骨折若位于脑重要功能区浅表，还可出现偏瘫、失语、癫痫等神经系统定位病症。②颅底骨折：常为线性骨折，易产生脑脊液外漏而成为开放性骨折。

（2）脑挫裂伤：①意识障碍：是脑挫裂伤最突出的临床表现，一般伤后立即出现意识障碍，其程度和持续时间与损伤程度、范围直接相关。②生命体征改变：可先出现迷走神经兴奋症状，表现为面色苍白、冷汗、血压下降、脉搏缓慢、呼吸深慢，以后转为交感神经兴奋症状。③神经系统体征：伤灶体征有偏瘫、失语、偏侧感觉障碍，同向偏盲和局灶性癫痫。④外伤性蛛网膜下腔出血可引起脑膜刺激征，表现为头痛、呕吐、闭目畏光、皮肤痛觉过敏、颈强直等。

3. 辅助检查

应迅速、准确地协助医师进行一般的神经系统检查，并根据每个患者的具体情况进行有关检查或准备急救设备。①X线摄片对于诊断颅骨骨折有重要价值；②头部CT、MRI、DSA等检查能清楚显示脑挫裂伤、颅内血肿的部位、范围和程度。

4. 心理 – 社会因素

因脑损伤多有不同程度的意识障碍和肢体功能障碍，故患者在伤后对脑损伤及其功能的恢复有较重的心理负担，常表现为焦虑、悲观、恐惧等；患者意识和智力的障碍使家属有同样的表现；此外，还要了解家庭对患者的支持程度和经济能力。

（二）护理诊断

（1）意识障碍与脑损伤有关。

（2）有误吸的危险与清理呼吸道无效有关。

（3）潜在并发症：颅内压低、颅内高压、癫痫。

（4）有颅内感染的危险与脑脊液漏、鼻漏有关。

（三）护理目标

（1）意识障碍逐渐减轻。

（2）呼吸道通畅，无缺氧征象，血氧饱和度≥95%，血气指标正常，无窒息、误吸发生。

（3）并发症能够及时发现，无并发症发生和继发性损伤。

（4）生命体征平稳，无感染发生。

（四）护理措施

（1）指导患者卧床休息，避免情绪紧张、激动，以免导致血压和颅内压的骤然升高，加重出血。

（2）加强病情的观察：了解患者的出血及血肿的情况，密切观察意识、瞳孔及生命体征的变化，警惕颅内血肿及脑疝的发生。

（3）皮肤准备：剃除损伤头皮周围的毛发。

（4）预防性应用抗生素，预防伤口及颅内感染。

（5）全麻手术术前4～6小时禁食、禁水。

（6）备血：术前备好血液。

（7）做好疾病知识的宣教及告知术后可能出现的情况，减少患者的焦虑和恐惧，做好心理安慰。

二、手术中患者的护理

颅内血肿清除术。

（一）麻醉方式

全身麻醉。

（二）手术体位

仰卧位，头偏向左侧，头圈固定。

（三）手术步骤及护理配合

（1）局部皮下注水：递10 mL注射器接9号长针，头皮下注水。

（2）切开皮肤、皮下组织帽状腱膜：干纱布按于切口两侧，20号刀片于右额做一切口，逐层切开皮肤、皮下组织；递头皮夹夹住皮瓣腱膜层出血点，双极电凝止血。

（3）分离皮瓣：递20号刀片，骨膜剥离子将皮瓣推开，双极电凝止血，头皮拉钩牵开并固定皮瓣。

（4）剥离骨膜：递20号刀片，骨膜剥离子剥离骨膜，暴露颅骨；递牙镊、组织剪，垂直分离颞肌。

（5）颅骨钻孔：递气钻，颅骨钻孔，骨蜡止血，生理盐水冲洗。

（6）清除硬脑膜下血肿：尖刀切开硬脑膜，然后递红尿管置于硬膜下抽吸血性液体；枪状镊夹明胶海绵片填塞止血后，用庆大霉素生理盐水冲洗伤口，清点用物。

（7）清除硬膜外血肿：递吸引器吸净溢出的血块，双极电凝止血；枪状镊夹明胶海绵片填塞止血后，用庆大霉素生理盐水冲洗伤口，清点用物。

（8）缝合颞肌筋膜、帽状腱膜、皮下、皮肤，盖伤口：①递圆针4号丝线逐层间断缝合，递酒精纱球消毒切口周围皮肤。②圆针1号丝线间断缝合皮下组织。③递酒精纱球消毒切口周围皮肤，角针1号丝线间断缝合皮肤。④递酒精纱球消毒切口周围皮肤，纱布覆盖切口，绷带包扎固定。

（四）巡回护士的配合

（1）接患者时核对患者携带物品，严格执行三查七对。

（2）缓解患者紧张情绪，取得患者配合，严格执行《手术安全核查制度》后，开放静脉。

（3）配合麻醉医生，协助做好麻醉护理，以保证以后的工作有条不紊地进行。

（4）按照手术的要求，与麻醉医生、手术医生共同摆放手术体位。

（5）根据手术的情况，必要时在麻醉后给患者进行导尿。

（6）协助刷手护士上台共同清点物品，并填写各种手术护理记录单。

（7）协助手术医生及助手上台，注意观察患者术中情况。

（8）术毕再次与刷手护士清点物品并监督留取组织，做病理检查。

（9）患者从平车移动到手术床时，应有麻醉医生、手术医生均在场方可移动。

（10）手术中打开颅骨骨瓣后会出现血压下降的可能，要随时注意观察患者生命体征的变化，保持外周静脉的顺畅。

（11）保证尿管的通畅并妥善固定。

（12）必要时协助麻醉医师做好有创血压的监测准备及深静脉穿刺。

（13）备好抢救用物。

三、手术后患者的护理

（一）护理措施

（1）执行神经外科患者手术后护理常规。

（2）严密观察生命体征的变化及意识、瞳孔的变化，并做好记录。

（3）钻孔引流术后的患者妥善固定头部引流管，保持引流通畅。观察并记录引流液的色、质和量，采取平卧位或者头低足高位，利于引流。更换引流袋时严格无菌操作，以防引起颅内感染。

（4）开颅血肿清除术后患者应抬高床头15°～30°，以利于静脉回流，减轻脑水肿。

（5）脑脊液耳漏或鼻漏患者取平卧或患侧卧位，避免清洁鼻腔或耳道，避免擤鼻、咳嗽及用力屏气，保持排便通畅。严禁填塞或用水冲洗耳、鼻以及经鼻吸痰和插胃管。

（6）遵医嘱给氧，改善脑缺氧，使血管收缩，降低脑血流量。

（7）遵医嘱给予高蛋白、高热量、高维生素的饮食，脑水肿严重的患者应给予低盐饮食。

（8）高热可采用药物或物理降温。中枢性高热多以物理降温为主，必要时行低温冬眠疗法。

（9）预防感染，监测体温变化，遵医嘱合理使用抗生素，注意观察伤口敷料渗出颜色及范围，发现异常及时通知医生。

（10）病室保持安静，光线较暗，温度控制在18～20 ℃。备好急救物品及药品。

（11）应与失语的患者有效沟通，及时满足患者的生活需要，并帮助患者进行语言功能锻炼。

（12）心理护理：向患者及其家属讲解疾病相关知识、治疗情况，并将术后可能出现的情况进行简明介绍。

（13）并发症的观察及护理：

1）脑水肿：主要表现为头痛、嗜睡、失语、偏盲、偏瘫等症状和体征。当发生弥漫性脑水肿时则出现颅内压增高的表现，如头痛、呕吐、意识障碍，晚期可能引发脑疝。术后24小时应密切观察神志、瞳孔及生命体征。观察患者四肢肌力，伤口疼痛程度及持续时间。遵医嘱按时快速输入脱水药20% 甘露醇125～250 mL。

2）脑疝：小脑幕切迹疝表现为意识、瞳孔的改变及生命体征紊乱，同时伴有颅内压增高的表现及运动障碍。枕骨大孔疝表现为剧烈头痛、反复呕吐、生命体征紊乱、颈强直、疼痛，意识改变出现较晚，没有瞳孔的改变而呼吸骤停发生较早。大脑镰下疝表现为对侧下肢轻瘫、排尿障碍等症状。护士应掌握患者颅内占位或脑外伤病情，有预见性地观察患者的病情变化。观察头痛的程度，有无脑疝征象。遵医嘱按时给予各种脱水药物。翻身等护理操作时动作要轻柔，减少头部振动，以创造安静、舒适的修养环境。

3）颅内压增高或降低：术后3天内脑组织水肿易引起颅内压增高，表现为头痛、恶心、呕吐、意识障碍等。如病情允许，可抬高床头15°～30°。遵医嘱按时给予脱水、利尿药物。避免剧烈咳嗽、屏气、用力排便等引起颅内压增高的因素；引流过多可造成颅内压降低，应注意观察并听取患者主诉有无头晕、头痛等不适，发现异常及时通知医生。

4）癫痫：由于脑外伤或手术创伤形成新的癫痫灶可引起癫痫发作，应密切观察癫痫症状发作的先兆、持续时间、类型，遵医嘱给予抗癫痫药物。给予舒适、安静的修养环境，避免强烈刺激。设专人陪护，放置床档，确保安全。

（二）健康教育

（1）颅脑损伤患者在神志、体力逐渐好转时，鼓励患者生活自理，防止过度依赖医务人员和家属。

（2）告知患者注意安全，以防止发生意外。

（3）教导运动计划的重要性，并能切实执行。

（4）教导家属适时给予患者协助及心理支持，并时常给予鼓励。

（5）教导出院的患者树立战胜疾病的信心，在家应加强功能锻炼，癫痫患者要按时服药，防止癫痫发作时的意外伤害。

（6）告知颅骨缺损的患者半年后进行颅骨修补。

第三节　肾损伤围手术期护理

肾深埋于肾窝，受到肋骨、腰肌、脊椎和腹壁、腹腔内脏器、膈肌的保护，故不易受损。只有当暴力直接伤及肾区或肾脏本身有病变时才易发生损伤。肾损伤常是严重多发性损伤的一部分。在泌尿系损伤中，肾损伤发病率仅次于尿道损伤，位居第2位，多见于青壮年男性。多为闭合性损伤，1/3常合并其他脏器损伤，当肾存在结石、积水、囊肿、肿瘤等病理改变时，损伤可能性更大。严重肾裂伤、肾碎裂、肾蒂损伤及肾开放性损伤，应尽早施行手术。

一、手术前患者的护理

（一）护理评估

1.健康史

了解患者的年龄、性别、职业及运动爱好等；了解受伤史，包括受伤的原因、时间、地点、部位，暴力的性质、强度和作用部位，受伤至就诊期间的病情变化及就诊前采取的急救措施。

2.临床表现

（1）休克：肾损伤患者常发生休克，严重时甚至危及生命。

（2）血尿：肾挫伤时血尿轻微，严重肾裂伤则呈大量肉眼血尿。血尿与损伤程度可不一致。

（3）疼痛：患者有肾区疼痛；血液或尿液渗入腹腔或合并腹内脏器损伤时，可出现全腹疼痛和腹膜刺激症状。

（4）腰腹部肿块：肾周围血肿和尿外渗使局部形成肿块，有明显触痛和肌强直。

（5）发热：尿外渗易继发感染并形成肾周脓肿，出现全身中毒症状。

3. 辅助检查

（1）B超检查：诊断肾损伤具有快捷、无损伤、可重复等优点，能初步显示肾损伤的程度，包膜下和肾周血肿及尿外渗情况；并有助于了解对侧肾的情况。

（2）CT检查：能清晰显示肾皮质裂伤、尿外渗和血肿范围。

（3）静脉肾盂造影：能明确损伤程度、范围，指导治疗；了解对侧肾的情况，是否缺陷、发育不全、异常等；了解有无肾的其他疾病，如结石、积水等。

（4）动脉造影：能了解伤肾血供及有无肾动脉损伤或栓塞。

（5）腹部X线摄片：能了解体内有无金属利器、断裂刀具以及子弹或碎弹片的残留。

（6）血常规及尿常规：尿常规可见大量红细胞。血常规检查时，血红蛋白与血细胞比容持续降低提示有活动性出血；血白细胞增多则提示有感染。

4. 心理 – 社会因素

评估家属和患者对伤情的认知程度、对突发事故及预后的心理承受能力、对治疗费用的承受能力和对疾病治疗的知晓程度。

（二）护理诊断

（1）舒适度的改变与疼痛、卧床有关。

（2）组织灌注量不足与肾裂伤、肾蒂裂伤或其他脏器损伤引起的大出血有关。

（3）部分生活自理能力缺陷与医疗限制、绝对卧床休息有关。

（4）皮肤完整性受损的危险与外伤、绝对卧床休息、局部皮肤持续受压有关。

（5）焦虑、恐惧与患者受外伤打击、担心预后有关。

（6）潜在并发症：感染、出血或再出血、高血压、尿漏、肾积水、下肢深静脉血栓形成等。

（三）护理目标

（1）患者主诉不适感减轻或消失。

（2）患者生命体征稳定，四肢温暖。

（3）患者生活需要得到满足。

（4）皮肤完整或受损区域好转未扩大。

（5）患者焦虑、恐惧程度减轻，积极配合治疗及护理。

（6）未发生相关并发症或并发症发生后能得到及时治疗与处理。

（四）护理措施

1. 心理护理

主动关心、安慰患者及其家属，稳定情绪，减轻焦虑与恐惧。加强交流，帮助患者和家属了解治愈疾病的方法，解释肾损伤的病情发展情况、手术治疗的必要性、主要的治疗和护理措施，鼓励患者及家属积极配合各项治疗和护理工作。

2. 饮食护理

（1）对严重肾断裂伤、肾蒂伤及严重合并伤者，应禁饮禁食，静脉补充水、电解质、热量及其他营养。

（2）保守治疗者，指导患者进食高蛋白、高热量、高维生素，易消化，富含粗纤维的蔬菜、水果，适当多饮水。保持排便通畅，避免腹压增高而导致继发性出血。

3. 休息

绝对卧床休息 2~4 周，待病情稳定、血尿消失 1 周后可离床活动。通常损伤后 4~6 周肾挫裂伤才趋于愈合，下床活动过早、过多有可能再度出血。

4. 病情观察

（1）定时测量血压、脉搏、呼吸，并观察其变化。

（2）观察尿液颜色的深浅变化，若血尿颜色逐渐加深，说明出血加重。

（3）观察腰、腹部肿块的大小变化。

（4）动态监测血红蛋白和血细胞比容变化，以判断出血情况。

（5）定时观察体温和血白细胞计数，判断有无继发感染。

（6）观察疼痛的部位及程度。

（7）观察抗生素、止痛、镇静、止血药物的效果及不良反应。

5. 维持体液平衡，保证组织有效灌注量

建立静脉通道，遵医嘱及时输液，必要时输血，以维持有效循环血量。合理安排输液种类，以维持水、电解质及酸碱平衡。

6. 感染的预防与护理

（1）保持伤口清洁、干燥，敷料渗湿时及时更换。

（2）遵医嘱应用抗生素，并鼓励患者多饮水。

（3）若患者体温升高，伤口处疼痛并伴有血白细胞计数和中性粒细胞比例升高，尿常规提示有白细胞时，多提示有感染，应及时通知医师并协助处理。

7. 术前常规准备

（1）完善相关检查：B 超、CT、X 线检查、静脉肾盂造影检查、出凝血试验等。

（2）术前行抗生素皮试，遵医嘱带入术中用药。

（3）饮食：术前禁食 12 小时，禁饮 4 小时。

（4）灌肠：术前 1 天清洁灌肠一次。对于需急诊手术的患者，不需灌肠。

（5）术前备皮。

（6）更换清洁病员服。

（7）与手术室人员进行患者、药物及相关信息核对后，送入手术室。

二、手术中患者的护理

肾裂伤修补术。

（一）麻醉方式

全麻或连续硬膜外麻醉。

（二）手术体位

侧卧位。

（三）手术步骤及护理配合

（1）切开皮肤、皮下组织、各层肌肉组织：递 20 号刀片于 12 肋下缘 1 cm 处切开皮肤、皮下组织，甲状腺拉钩牵开，依次切开背阔肌、腹外斜肌和部分腹内斜肌，干纱布电凝止血。

（2）切开肾周筋膜：递平镊，高频电刀切开肾周筋膜，避免损伤腹膜。

（3）游离肾：递"S"形拉钩暴露术野，湿纱布钝性分离肾，先从肾后面，再到上、下极和前面。

（4）探查损伤性质：一般肾裂伤用7号线间断缝合，用游离的脂肪垫于肾表面。

（5）损伤严重：递心耳钳阻断肾蒂，切除肾下极，用7号线缝合裂。

（6）止血，冲洗：递热盐水纱布填塞肾窝内止血，组织剪、长弯止血钳、高频电刀清除残余病变组织，生理盐水冲洗，吸引器吸净。

（7）放置引流：递20号刀片于肋下切口处切一小口，用中弯止血钳将引流管引出体外，角针1号丝线固定引流管，接引流袋。

（8）逐层缝合切口：递圆针7号丝线逐层缝合肾周筋膜及腰背筋膜及各层肌肉组织。

（9）缝合皮下、皮肤：递酒精纱球消毒皮肤，圆针1号丝线间断缝合皮下组织；递酒精纱球消毒皮肤，角针1号丝线间断缝合皮肤；酒精纱球消毒皮肤，干纱布覆盖伤口及引流管口。

（四）巡回护士的配合

（1）手术前一日访视患者，了解患者病情、手术体位、手术用物等手术相关信息，消除其恐惧和紧张心理。

（2）接患者时核对患者携带物品及磁共振片数目，严格执行三查七对。

（3）解除患者紧张情绪，得到患者配合，严格执行《手术安全核查制度》后，开放静脉。

（4）配合麻醉医生，协助做好麻醉护理，以保证工作有条不紊地进行。

（5）手术常采用侧卧位（肾手术专有体位），患者肾部位要对应手术床腰桥处，与手术医生、麻醉医生核对无误后共同摆好体位，并妥善固定。

（6）根据手术的情况，必要时在麻醉后给患者进行导尿。

（7）协助刷手护士上台，共同清点物品，并填写各种手术护理记录单。

（8）手术中密切观察患者生命体征及尿量。

（9）手术中随时调整灯光，使手术野清晰，便于手术的顺利进行。

（10）对饱胃的患者，在进行腹腔探查时，巡回护士应加强心理护理；对出现呕吐者，尽快处理呕吐物，防止发生误吸及反流。

（11）手术中保证外周静脉通畅，防止液体外渗。

（12）术毕再次与刷手护士清点物品并监督留取病理。

（13）根据手术需要备好各种型号带气囊的尿管或双"J"管，做好引流管护理。

三、手术后患者的护理

（一）护理措施

1. 卧床休息

肾切除术后需卧床休息2～3天，肾修补术、肾部分切除术或肾周引流术后需卧床休息2～4周。

2. 饮食

一般术后需禁食2～3天，待肠蠕动恢复后开始进食；减少产气类食物的摄入，以减轻患者的腹胀。

3.病情观察

密切观察患者生命体征，尿液的颜色和量；定时监测血常规、尿常规和肾功能情况。肾切除者，输液速度不宜过快。

4.引流管护理

妥善固定肾周围引流管，执行引流管的护理常规，一般术后3~4天拔除；若出现感染或尿瘘，应适当延长拔管时间。

5.并发症的观察

尿瘘时应保持引流通畅和局部清洁，防止感染，加强营养，促进愈合。

（二）健康教育

1.心理健康教育

肾损伤患者往往由于遭受意外，生命受到威胁，心理创伤极大，情绪波动明显。护士要以同情、理解的态度，耐心倾听患者的主诉，引导其正视现实，树立战胜疾病的信心；同时指出情绪的波动可直接影响人体血液循环，引起神经、内分泌系统的紊乱和免疫力低下，会对肾损伤后的治疗和康复有负作用。

应指导患者通过听音乐、谈心、看书、休息等方式来分散注意力；嘱家属以平和、友善、体贴的态度影响和照顾患者，使他们具备良好的心态，配合治疗和护理。

2.疾病知识教育

（1）大部分肾挫裂伤患者经非手术疗法可痊愈，绝对卧床休息是因为肾组织脆弱，损伤后4~6周肾挫裂伤才趋于愈合，过早活动易使血管内凝血块脱落，发生继发出血。恢复期2~3个月不宜参加体力劳动或竞技活动。

（2）严重损伤致肾切除后，患者应注意保护对侧肾，尽量不服用对肾有损害的药物，如氨基糖苷类抗生素。必要时在医生指导下服药，以免造成健侧肾功能损害。

3.饮食健康教育

因较长时间的卧床致患者胃肠功能减弱、食欲不佳。应根据患者饮食习惯与其家属商讨饮食种类、营养配方、注意事项，嘱其进食易消化、营养丰富的食品，多食水果和粗纤维食物，以保持大便通畅；必要时口服缓泻药，防止因大便干燥，患者排便时腹部用力而再次引起血尿。

4.出院指导

向患者进行出院后有关休息、营养、用药、复诊等知识的教育。出院后2个月内应避免体力劳动，不能骑自行车及做使腹压增高的运动，散步要缓慢；并注意多饮水，注意观察尿液颜色变化，如出现血尿，应立即卧床休息并尽快就医。注意定期复查。

第二章　血液透析护理

第一节　血液透析适应证和禁忌证

一、适应证

（一）慢性肾衰竭

（1）具有尿毒症的症状且非透析治疗无效，尿素氮≥28.6 mmol/L（80 mg/dL）。血肌酐≥707.2 μmol/L（8 mg/dL）。内生肌酐清除率＜10 mL/min。

（2）下列情况考虑早期透析。肾衰竭进展迅速，全身状态明显恶化，有厌食、恶心、呕吐等明显尿毒症表现。并发周围神经病变，血细胞比容＜15%。

（3）下列情况需要紧急透析。①药物不能控制的高血钾（血清钾≥6.5 mmol/L）。②药物不能纠正的代谢性酸中毒 HCO_3^-≤16.7 mmol/L，pH＜7.2。③药物不能控制的明显的水潴留、少尿、无尿、高度水肿并发心力衰竭、肺水肿、脑水肿、高血压等。④并发尿毒症性心包炎、消化道出血、中枢神经系统症状（如神志恍惚、嗜睡、昏迷、抽搐、精神症状等）。

（二）急性肾衰竭

血液透析治疗急性肾衰竭的主要目的有以下几点。

（1）清除体内滞留过多的水分和毒素。

（2）纠正体内电解质失衡和酸碱平衡紊乱，维持机体内环境稳定。

（3）为患者用药及营养治疗创造条件。

（4）避免多脏器功能障碍综合征等并发症的发生，促进肾功能恢复。一般高分解代谢状态患者（每日血尿素氮上升14.3 mmol/L，血肌酐上升177 μmol/L以上或血钾上升1～2 mmol/L以上）应立即进行透析。非高分解代谢状态者如无尿持续48小时以上，并有以下情况之一者，需进行急诊透析：

1）血尿素氮≥21.4 mmol/L。

2）血肌酐≥442 μmol/L。

3）血钾≥6.5 mmol/L。

4）血 HCO_3^-＜15 mmol/L，CO_2 CP＜13.4 mmol/L。

5）有明显水肿、肺水肿、恶心、呕吐、嗜睡、躁动或意识障碍。

6）各种原因所致溶血且游离血红蛋白≥12.4 mmol/L。

（三）急性药物或毒物中毒

现常用血液净化的方法抢救中毒和药物逾量，根据不同的毒物和药物，可采用血液透析、腹膜透析、血液灌流和血浆置换。下列之一的情况被认为是透析治疗的指征。

（1）相对分子质量相对小、水溶性、蛋白结合率低、危及生命的毒物或药物，非手术治疗无效，临床症状进行性恶化。

（2）严重中毒，患者生命体征异常。

（3）血药浓度已达到致死剂量。

（4）因中毒严重，或患有慢性疾病，药物正常排泄障碍。

（5）药物代谢后产生毒性更大的物质或产生延迟性中毒的物质。

（6）可能致死的药物存留在消化道而继续被吸收。

（7）昏迷时间较长者。

（8）中毒者原患有慢性支气管炎、肺气肿，加重了昏迷的危险。

（四）其他疾病

单纯的严重水、电解质和酸碱平衡紊乱，采用常规治疗无效者；肝性脑病或肝肾综合征、肝硬化顽固性腹水、高胆红素血症、高尿酸血症者，可试用血液透析治疗。

二、禁忌证

（一）绝对禁忌证

（1）婴幼儿（可采用腹膜透析）。

（2）患晚期肿瘤等系统性疾病导致的全身衰竭。

（3）严重的缺血性心脏病。

（4）升压药不能纠正的严重休克。

（5）不能配合治疗的相应人群。

由于技术和设备的进展，有些禁忌证已经变成相对禁忌证。

（二）相对禁忌证

（1）心肌病变导致的肺水肿或心力衰竭。

（2）严重感染伴有休克。

（3）非容量依赖性高血压，收缩压＞200 mmHg。

第二节　血液透析的剂量选择

一、首次透析患者（诱导透析期）

透析前应有肝炎病毒、HIV 和梅毒血清学指标，以决定透析分区治疗。同时，治疗前患者凝血状态评估和抗凝血药物的选择可参照血液净化的抗凝治疗章节。

（一）抗凝方案

（1）普通肝素：一般首剂量为 0.3～0.5 mg/kg，追加剂量为 5～10 mg/h，间歇性静脉注射或持续性静脉输注（常用）；血液透析结束前 30～60 分钟停止追加。应依据患者的凝血状态个体化调整剂量。

（2）低分子肝素：一般选择 60～80 U/kg，推荐在治疗前 20～30 分钟静脉注射，无须追加剂量。

（3）局部枸橼酸抗凝：枸橼酸浓度为 4%～6%，以临床常用的 4% 枸橼酸钠为例，4% 枸橼酸钠 180 mL/h 滤器前持续注入，控制滤器后的游离钙离子浓度为 0.25～0.35

mmol/L；在静脉端给予 0.056 mmol/L 氯化钙生理盐水（10% 氯化钙 80 mL 加入 1000 mL 生理盐水中）40 mL/h，控制患者体内游离钙离子浓度为 1.0～1.35 mmol/L，直至血液净化治疗结束。重要的是，临床应用局部枸橼酸抗凝时，需要考虑患者实际血流量，并应依据游离钙离子的检测相应调整枸橼酸钠（或枸橼酸置换液）和氯化钙生理盐水的输入速度。

（4）阿加曲班：一般首剂量 250 μg/kg、追加剂量 2 μg/（kg·min），或 2 μg/（kg·min）持续滤器前给药，应依据患者血浆部分活化凝血酶原时间的监测调整剂量。

（5）无抗凝血药：治疗前给予 4 mg/dL 的肝素生理盐水预冲、保留灌注 20 分钟后，再给予生理盐水 500 mL 冲洗；血液净化治疗过程每 30～60 分钟，给予 100～200 mL 生理盐水冲洗管路和滤器。

（二）透析期间管控

（1）确定每次透析治疗时间：建议首次透析时间不超过 2～3 小时，以后每次逐渐延长透析时间，直至达到设定的透析时间（每周 2 次透析者 5.0～5.5 小时 / 次，每周 3 次者 4.0～4.5 小时 / 次，每周总治疗时间不低于 10 小时）。

（2）确定血流量：首次透析血流速度宜适当减慢，可设定为 150～200 mL/min，以后根据患者情况逐渐调高血流速度。

（3）选择透析器：首次透析，要选择使用小面积、低效率，并且合成膜（生物相容性好）的透析器来适应。需要时可以做一段时间诱导透析。透析器面积选择主要依据个人的体表面积、身体情况、肌酐尿素的量等因素。透析器面积分为大（1.8 m² 以上）、中（1.0～1.8 m²）、小（1.0 m² 以下）三类。通常 0.8～2.1 m² 面积的透析器较为常用。儿童及心血管状态不佳者宜选用血室容量小的透析器，以减轻对血流动力学的影响。

（4）透析液流速：可设定为 500 mL/min，通常不需调整。如首次透析中发生严重透析失衡表现，可调低透析液流速。

（5）透析液成分：常不做特别要求，可参照透析室常规应用。但如果患者严重低钙，则可适当选择高浓度钙的透析液。

（6）透析液温度：常设定为 36.5 ℃左右。

（7）确定透析超滤总量和速度：根据患者容量状态及心肺功能、残肾功能等情况设定透析超滤量和超滤速度。建议每次透析超滤总量不超过体重的 5%，存在严重水肿、急性肺水肿等情况时，超滤速度和总量可适当提高。在 1～3 个月内逐步使患者透析后体重达到理想的"干体重"。

（8）透析频率：诱导透析期内为避免透析失衡综合征，建议适当调高患者每周透析频率。根据患者透前残肾功能，可采取开始透析的第 1 周透析 3～5 次，以后根据治疗反应及残肾功能、机体容量状态等，逐步过渡到每周 2～3 次透析。

二、维持透析患者

维持透析患者每次透析前均应进行症状和体征评估，观察有无出血、测量体重、评估血管通路，并定期进行血生化检查及透析充分性评估，以调整透析处方。

（一）超滤管控

（1）干体重的设定：干体重是指透析后患者体内过多的液体全部或绝大部分被清除

时的体重。由于患者营养状态等的变化会影响体重，故建议每2周评估1次干体重。

（2）计算起滤量：每次透析前根据患者既往透析过程中血压和透析前血压情况、机体容量状况及透析前实际体重，计算需要超滤量。建议每次透析超滤总量不超过体重的5%，存在严重水肿、急性肺水肿等情况时，超滤速度和总量可适当提高。

（3）设定超滤速度：根据透析总超滤量及预计治疗时间，设定超滤速度。同时在治疗中应密切监测血压变化，避免透析中低血压等并发症的发生。

（4）确定透析治疗时间：依据透析治疗频率，设定透析治疗时间。建议每周2次透析者为5.0～5.5小时/次，每周3次者为4.0～4.5小时/次，每周透析时间至少在10小时以上。

（5）掌握透析治疗频率：一般建议每周3次透析；对于残肾功能较好[Kru 22 mL/（min·1.73 m^2）以上]、尿量2000 mL/d以上且透析间期体重增长不超过3%，心功能较好者，可给予每周2次透析，但不作为常规透析方案。

（6）控制血流速度：每次透析时，先给予150 mL/min血流速度治疗15分钟左右，如无不适反应，调高血流速度至200～400 mL/min，要求每次透析时血流速度最低在200～250 mL/min。对于存在严重心律失常的患者，可酌情减慢血流速度，并密切监测患者治疗中心律的变化。

（二）透析液设定

每次透析时要对透析液流速、透析液溶质浓度及温度进行设定。

1. 透析液流速

一般设定为500 mL/min。如采用高通量透析，可适当提高透析液流速至800 mL/min。

2. 透析液溶质浓度

（1）钠浓度：常为135～140 mmol/L，应根据血压情况选择。顽固性高血压者可选用低钠透析液，但应注意肌肉抽搐、透析失衡综合征及透析中低血压或高血压发生的危险；反复发生透析中低血压者可选用较高钠浓度透析液，或透析液钠浓度由高到低的序贯钠浓度透析，但易并发口渴、透析间期体重增长过多、顽固性高血压等。

（2）钾浓度：为0～4.0 mmol/L，常设定为2.0 mmol/L。对慢性透析患者，根据患者血钾水平、存在心律失常等并发症或输血治疗、透析模式（如每日透析者可适当选择较高钾浓度透析液）等情况，选择合适钾浓度透析液。过低钾浓度透析液可引起血钾下降过快，并导致心律失常，甚至心搏骤停。

（3）钙浓度：常为1.25～1.75 mmol/L，透析液钙浓度过高易引起高钙血症，并导致机体发生严重异位钙化等并发症，因此当前应用最多的是钙浓度1.5 mmol/L透析液。当存在高钙血症、难以控制的继发性甲状旁腺功能亢进时，选用低钙透析液，但建议联合应用活性维生素D和磷结合剂治疗；血甲状旁腺激素（iPTH）水平过低时也应选用相对低浓度钙的透析液；当透析中反复出现低钙抽搐、血钙较低、血管反应性差导致反复透析低血压时，可短期选用高钙透析液，但此时应密切监测血钙、血磷、血iPTH水平，并定期评估组织器官的钙化情况，防止出现严重骨盐代谢异常。

3. 透析液温度

透析液温度一般为35.5～37.5 ℃，常设定为36.5 ℃。透析中常不对透析液温度进行调整。但如反复发作透析低血压且与血管反应性有关，可适当调低透析液温度。对于高

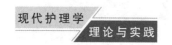

热患者，也可适当调低透析液温度，以达到降低体温的作用。

第三节　血液透析充分性评估、影响因素及措施

对终末期肾病患者进行充分的血液透析治疗，是提高患者生活质量，减少并发症，改善预后的重要保证。从理想化的角度来讲，透析充分意味着该患者的生存质量和预期寿命能够恢复到未患肾病时的水平，但这在临床实践中是很难实现的。广义的透析充分性指患者通过透析治疗达到并维持较好的临床状态，包括血压和容量状态、营养、心功能、贫血、食欲、体力、电解质和酸碱平衡、生活质量等。狭义的透析充分性指标主要是指透析对小分子溶质的清除，常以尿素为代表，即尿素清除指数（Kt/V）和尿素下降率（URR）。

一、评估指标

（一）充分性评估标准

达到如下要求即可认为患者得到了充分透析：

（1）患者自我感觉良好。

（2）透析并发症较少，程度较轻。

（3）患者血压和容量状态控制较好。透析间期体重增长不超过干体重的 5%，透析前血压 < 140/90 mmHg，透析后血压 < 130/80 mmHg。

（4）血液电解质和酸碱平衡指标基本维持于正常范围。

（5）营养状况良好。

（6）血液透析溶质清除较好，小分子溶质清除指标单次血液透析 URR 达到 65%，Kt/V 达到 1.2；目标值 URR 70%，Kt/V 达到 1.4。

（二）评价指标

（1）临床综合指标：临床症状如食欲、体力等，体征如水肿、血压等，干体重的准确评价，血液生化指标如血肌酐、尿素氮、电解质、酸碱指标，营养指标包括人血白蛋白等，影像学检查如心脏超声波检查等。

（2）小分子毒素清除的测定方法：Kt/V 和 URR。Kt/V 是评价小分子溶质清除量的重要指标。Kt/V 是基于质量守恒定律，即任何物质在体内的蓄积是生成与清除（包括透析和残余肾功能）之差，主要是根据尿素动力学模型，通过测定透析前后尿素氮水平并计算得来。目前常用的是 $spkt/V$（单室 Kt/V），因其计算相对简单而应用较广。

1）尿素动力学模型：在这个模型中，尿素的分布假定为单室模型（$spkt/V$），K 为析器的尿素清除率（L/min），是透析器体外测量所得。t 为透析时间（min），V 代表尿素分布容积（体重 ×0.58），用 L 表示。可以通过一次透析前后尿素浓度、透析时间、超滤量计算，是衡量透析充分性较为有用的指标，公式如下：

$spKt/V$ = ln[透后尿素氮 / 透前尿素氮 −0.008× 治疗时间] ＋（4−3.5× 透后尿素氮 /透前尿素氮）×（透后体重−透前体重）/ 透析后体重。

2）尿素下降率测定（URR）：尿素下降率是指单次透析清除尿素的分数。美国肾病

基金会透析充分性临床指导纲要（NKF-DOQI），推荐值（URR）＞70%。它不涉及透析时间、超滤率（量），以及患者身高和体重，但与 Kt/V 著相关，是最简单的评价血液充分性的方法。

URR ＝（1－透析后尿素值／透析前尿素值）×100%

Kt/V 与 URR 之间并非严格的直线关系，目前主张将两者结合判断。

（3）中、大分子毒素清除的测定方法：β_2-微球蛋白（β_2-MG）相对分子质量为11818，对流清除大于弥散清除，β_2-MG 下降率测定反映中、大分子物质的清除效率。

β_2-MG 下降率（%）＝（透析前 β_2-MG －透析后 β_2-MG）／透析前 β_2-MG

（4）干体重的评估：清除透析间期的容量负荷是透析治疗的主要目的之一。确定水分的清除标准是干体重或目标体重，其定义是患者可以耐受的最低体重，透析结束时无低血压。临床上干体重的确定依据患者的水肿状态、心脏大小、肺淤血的症状和体征以及透析间期的体重增量综合确定。干体重评估方法包括以下几种：

1）放射学评估：透析后心胸比＜0.5，则表明患者基本达到干体重。

2）超声评估：计算下腔静脉直径与体表面积之比（VCD），反映中心静脉压，达干体重时 VCD 在 8～15 mm/m^2，VCD ＞ 11.5 mm/m^2 表明容量负荷过多，VCD ＜ 8 mm/m^2 表明容量负荷过低。

3）总体水（TBW）检测：放射性核素法最为精确，但方法复杂，临床较难常规开展。皮皱测量或用体重 ×0.58，方法简单，但不够准确。生物电阻法使用不同频率测定人体电阻率，然后计算出 TBW 和细胞外液量，方法简单，其准确性需进一步研究。

二、影响因素及相关措施

（一）影响因素

影响血液透析充分性的因素有很多，包括透析方式、血流量、透析液流量、治疗频率、治疗时间、超滤量、蛋白分解率、残余肾功能、血管通路再循环、透析后尿素反跳、血容量及血压控制、透析器能涉及其他。

（二）相关措施

为提高患者透析充分性，可采取以下措施。

1. 一般措施

（1）加强患者教育，提高治疗依从性，以保证完成每次设定透析时间及每周透析计划。

（2）控制患者透析间期容量增长。要求透析间期控制钠盐和水分摄入，透析间期体重增长不超过干体重的5%，一般每日体重增长不超过 1 kg。

（3）定期评估和调整干体重。

（4）加强饮食指导，定期进行营养状况评估和干预。

（5）通过调整透析时间和透析频率、采用生物相容性和溶质清除性能好的透析器、调整透析参数等方式保证血液透析对毒素的有效充分清除。

（6）通过改变透析模式（如进行透析滤过治疗）及应用高通餐透析膜等方法，努力提高血液透析对中、大分子毒素的清除能力。

（7）定期对心血管、贫血、钙磷和骨代谢等尿毒症并发症或并发症进行估评，并及时调整治疗方案。

2. 留取血标本

采取准确的抽血方法是保证精确评价患者 Kt/V 的前提。根据患者血管通路及抽血时间等的不同，操作规程如下：

（1）透前抽血：①动、静脉内瘘者于透析开始前从静脉端内瘘穿刺针处直接抽血；②深静脉置管者于透前先抽取 10 mL 血液并丢弃后，再抽血样送检；③避免血液标本被肝素封管溶液等稀释。

（2）透后抽血：为排除透析及透后尿素反弹等因素影响尿素氮水平，要求在透析将结束时，采取如下抽血方法：①方法一：首先设定超滤速度为 0，然后减慢血流速度至 50 mL/min，维持 10 s，停止血泵，于 20 s 内从动脉端抽取血标本；或首先设定超滤速度为 0，然后减慢血流速度至 100 mL/min，15～30 s 后从动脉端抽取血标本。②方法二：首先没定超滤速度为 0，然后将透析液设置为旁路，血流仍以正常速度运转 3～5 min 后，从血路管任何部位抽取血标本。

3. Kt/V 监测

对于透析稳定患者，建议至少每 3 月评估 1 次；对于不稳定患者，建议每个月评估 1 次。对 Kt/V 未达标者，首先应寻找原因，并根据原因予以纠正。

第四节　血液透析的血管通路技术及护理概述

一、血管通路的发展史、分类及选择

在透析治疗开始的早期，每次透析均穿刺动、静脉，透析结束时再做血管结扎。当时透析仅限于抢救急性肾衰竭和中毒患者。1960 年，美国的昆顿（Quinton）和斯克里博纳（Scriboner）创建了动、静脉外瘘技术，首次建立了动、静脉的连续血液循环，是血管透析通路发展的第 1 个里程碑。由于其易形成血栓（尽管可以接受取栓术），经过几周或几个月后很快就失去功能。而对于所有非生物材料而言，外瘘管总是易于感染，最终必须去除。

1961 年，英国的沙顿（Shaldon）等采用塞尔丁格（Seldinger）技术在同一侧股静脉插入导管，建立静脉通路进行血液透析，为通过中心静脉留置导管建立通路开了先河。此种导管后来统称为 Shaldon 导管。

1966 年，赫雷西亚（Hrescia）及奇明（Cimin）报道了 13 例桡动脉 - 头静脉内瘘取得成功，使血液透析及血管通路技术进入了新纪元。自体动、静脉内瘘作为一种最重要的永久性血管通路一直沿用至今，是血液透析通路发展的第二个里程碑。但是也有两个主要缺点：一是老年人和肥胖患者很难找到理想的静脉回路血管以建立成功的内瘘；二是自体内瘘需要较长时间的"成熟期"才能应用。为了解决上述的技术问题，制作成功有效的血管通路，促进了对移植血管内瘘的研究。

1970 年，吉拉德（Girardet）首先进行了移植血管内瘘成形术。移植血管内瘘的发展为那些需要长期透析又不能建立自体血管内瘘的患者提供了帮助。1978 年，甘贝尔（Gambell）报道了聚四氟乙烯（PTFE）人造血管在临床中的应用，并在 20 世纪 70～80

年代的美国，几乎代替自体血管内瘘而成为最常用的血管通路。但 PTFE 搭桥与静脉吻和部位很容易发生血栓，这成了限制移植物血管使用的最主要的原因。其平均使用期限只有 2～3 年。

而在 20 世纪 80 年代后期，半永久性皮下隧道带涤纶套的留置导管被用于血液透析通路，并发挥越来越重要的作用。其缺点是血流量不足，反复感染和中心静脉狭窄等。

1988 年，施瓦布（Schwab）首先报道了带涤纶套（Cuff）的中心导管明显延长了导管的使用寿命，使中心静脉导管的应用更加广泛。

血管通路的建立是个多学科的问题，及时制作和合理使用可以减少其并发症发生率、患者住院率，透析有症状的发生率和相应的费用。而对于肾内科医生，要维持患者长期血管通路通畅的挑战远胜于制作血管通路。

急（慢）性肾衰竭患者在进行血液透析时首先应建立一条血管通路，即把血液从体内引出来进入体外循环净化后再回到体内的途径。血管通路能否保证足够的血流量是影响透析成功与否的重要因素。血液透析患者死亡的第一原因是血管通路引起的并发症。血液透析反复使用的血管通道是长期透析患者的重要环节。长期血液透析所要求的血管通路条件的重要性也是显而易见的。因此，建立一条稳定通畅的血管通路，是顺利进行血液透析的基本保障。良好血管通路的基本要求如下：血流量充分、安全、手术成功率高、不浪费血管、足够的血管穿刺部位、快捷、长期通畅率高、尽量不限制透析者活动。

二、建立血管通路前的患者评估

评估方法见表 2-4-1。

表 2-4-1　血管评价的内容和相关性

病史	相关问题
既往有颈内静脉或锁骨下静脉插管史	可引起中心静脉狭窄，影响内瘘功能
应用非惯用侧手	减少对生活质量的负面影响
血管通路建立史	应了解以往血管通路的部位、失功能的原因及再次建立血管通路对患者的影响
严重的充血性心力衰竭	建立自体动、静脉内瘘和移植血管内瘘可导致血流动力学及心排血量的改变
糖尿病病史	糖尿病可导致血管系统的损害
前臂、颈部及胸部手术史	前臂、颈部及胸部手术可对相应部位的血管造成创伤
起搏器应用史	长期的起搏器应用可造成中心静脉狭窄
凝血功能紊乱	高凝状态可引起中心静脉留置导管及内瘘血栓形成

第五节　临时性血管通路技术及护理

临时性血管通路包括动、静脉直接穿刺和中心静脉留置导管。

一、直接动、静脉穿刺

直接动、静脉穿刺适用于急性中毒、急（慢）性肾衰竭，没有内瘘或内瘘不成熟的首次透析患者。其优点是操作简单、不需手术、费用低，另一方面为临时急需血液透析患者提供快捷的血液透析，争取抢救时间。但也存在一些不足，如穿刺难度高，拔针后止血较困难，透析后并发症多，如早期的血肿和大出血，后期的假性动脉瘤，且易损伤血管，影响日后内瘘的建立。因此，临床的使用受到严格的限制，较适用于没有中心静脉插管条件的透析单位。

（一）适应证

（1）急性肾衰竭。

（2）慢性肾衰竭（动、静脉内瘘未成熟）。

（3）急性充血性心力衰竭需紧急透析。

（4）高钾血症或中毒。

（5）动、静脉内瘘失败等待重建或修补。

（6）维持性腹膜透析者暂时中断腹腔灌液。

（7）其他临时性体外循环治疗，如血液灌流、血浆置换等。

（二）禁忌证

（1）有明显出血倾向。

（2）不能耐受穿刺疼痛。

（3）浅表动、静脉纤细，穿刺较难成功。

（4）透析者神志障碍，躁动。

（三）动脉穿刺方法

用穿刺针直接穿入动脉作为血管通路进行透析。常用的动脉有桡动脉、足背动脉。其优点是操作简单且血流量大，可以立即使用。缺点是穿刺难度大、成功率低，透析中和透析后并发症多，如血肿和大出血；止血较困难，有动脉硬化者止血尤为困难；透析中和透析后患者活动受限。对于慢性肾功能不全的患者，反复穿刺导致血管损伤，周围组织粘连，给以后制造内瘘带来困难，故应尽量限制使用，或保留一侧肢体供将来造瘘用。

1. 桡动脉穿刺法

患者平卧，穿刺侧肢体放松平伸，手心向上，手下垫治疗巾，先按常规方法穿刺静脉并遵医嘱推注抗凝血药首剂量。腕部垫高约 5 cm，使患者手腕充分向手背方向弯曲，以暴露穿刺部位，使局部皮肤拉紧，桡动脉尽量拉直，血管固定不易滚动；触及桡动脉弹性好、搏动最明显处，按要求严格消毒穿刺部位皮肤、操作者左手示指及中指，左拇指固定腕部皮肤，右手持内瘘穿刺针，以 15°～30° 沿血管走向刺入动脉，见搏动性回血冲击针管，此时有鲜红的血液喷射至针蒂，表明穿刺针已进入动脉；再进针约 2 mm，使针头斜面也进入动脉内，此时一手固定穿刺针，另一手用准备好的胶布固定穿刺针的飞机翼、穿刺点等处。因穿刺的是动脉，故穿刺针一定要固定好，以免随着动脉搏动使穿刺针滑出血管外，引起局部出血及血流量不足等。

桡动脉穿刺适用于各年龄组，桡动脉穿刺的特点有：脉搏搏动明显，穿刺部位表浅；血管充盈膨大、搏动清晰、触摸方便；肌腱间隙周围脂肪少，血管不易滑动，穿刺容易；患者创伤少、痛苦小、拔针后易压迫止血。

但如果在此处反复进行定位、定点、定向的穿刺，局部可形成假性动脉瘤。假性动脉瘤形成的外观标准：穿刺部位动脉扩张，局部皮肤明显隆起，形成 1~2.5 cm 大小，触之弹性好、波动有力的皮丘。假性动脉瘤可作为永久性动脉血路，静脉血路采用任意表浅粗大的血管，连接动、静脉管路即可透析。

2. 足背动脉穿刺法

患者平卧，被穿刺侧下肢伸直，常规戴手套，铺治疗巾，严格消毒皮肤，先穿刺静脉推入首剂抗凝血药做回路；穿刺足背动脉时，护士以左手中、示指触及足背动脉明显处，常规消毒皮肤，左手固定足背下压，拇指绷紧足背皮肤，右手持内接穿刺针距明显搏动点 1 cm 处，以 15°~30° 刺入皮肤，向前推进直刺足背动脉。见有动脉血液冲入针管即停止进针，固定穿刺针，连接管路行血液透析。

足背动脉穿刺的特点有：位置表浅、皮下无脂肪、周围组织少、穿刺方便、止血相对容易，血流可达 200~250 mL/min。但其容易出现血管痉挛，且患有糖尿病的尿毒症患者不能选择下肢血管穿刺。

3. 肱动脉穿刺法

肱动脉的位置较深，穿刺时不易掌握进针方向，成功率低；血流压力较高，拔针后难以止血，容易造成上臂血肿及骨筋膜室综合征。相比较而言，桡动脉和足背动脉穿刺更安全、可取。

4. 正确的拔针方法

透析结束下机前 15 分钟，先消毒穿刺点，放一小块吸收性明胶海绵，外加创可贴保护针眼，透析结束拔针时，用无菌纱布叠成 3 cm×4 cm×3 cm 的小纱布球，于动脉穿刺点上方，以适度力量按压穿刺部位，拔出穿刺针，而后再用透析专用止血带扎紧，并用手点压 15~30 分钟，无渗血后方可离开透析室；并嘱患者休息，保持局部清洁、干燥以防感染，注意观察；避免穿刺侧肢体测量血压和静脉穿刺等操作；动脉穿刺点包扎 7~8 小时可松解，视情况 5 小时左右可适当放松，静脉穿刺点一般是 3~4 小时可松解。

若穿刺部位出现肿胀、疼痛，按压局部硬结、疼痛加重，则出现皮下血肿，即采取下列措施控制血肿的扩大，减轻疼痛：①若透析期间出现皮下血肿，即更换穿刺部位，局部加压包扎止血，若透析完毕后出现则可能是过早放松包扎，压力不足或按压部位不对，应重新加压包扎。②局部肿胀部位立即用冰敷，冷敷可使毛细血管收缩，从而减轻局部充血和出血。③局部肿胀部位用喜疗妥软膏或万用镇痛膏涂搽，以减轻疼痛及肿胀。④ 24 小时后可用 50% 硫酸镁溶液湿敷，并在浸有 50% 硫酸镁纱布外置热水袋，使之一直处于湿敷状态，直至血肿消退。因 50% 硫酸镁可吸收组织中的水分，使毛细血管扩张而减轻疼痛及肿胀；热能降低痛觉神经兴奋性，改善血液循环，减轻局部肿胀，解除局部神经末梢的压力，使肌肉、肌腱和韧带等组织松弛，从而缓解疼痛。

（四）静脉穿刺

四肢显露的表浅静脉血流量少，可作为中心静脉插管或最初使用内瘘者的血管通道的回路，如肘正中静脉和大隐静脉。股静脉血流量可达到 200~300 mL/min，可作为血管通路的出路直接穿刺，一般由医生完成。

（五）动、静脉直接穿刺的护理

（1）穿刺者尽量做到一针见血，不宜进行反复穿刺，反复穿刺极易引起出血、血肿。

如穿刺失败,应另选部位,不可在同一部位反复穿刺。

(2)动、静脉穿刺成功后,立即用胶布固定,连接管路。血液透析过程中应严密观察穿刺部位,穿刺肢体严格制动,对于神志障碍不合作者,使用约束带或由家属协助固定穿刺侧肢体,经常查看穿刺针固定的胶布是否因出汗或躁动而松开,造成针尖移位或脱出,引起血流不足或出血。

(3)血流量应从小开始,从50～100 mL/min逐渐加大。因为刚穿刺时,患者可由于紧张及穿刺疼痛导致血管痉挛,若血流量过快,将加重血管痉挛,以致血流不足。患者血液透析0.5～1小时心情逐渐平静后,血流量可调节到150～250 mL/min。血液透析的血流量直接影响血液透析的效果,最少要达到150 mL/min,如果达不到,要再找原因及时处理,如穿刺位置不当,针尖移位或患者本身血容量不足等。

(4)透析期间应严密观察穿刺局部有无血肿及渗血,如出现皮下血肿,立即更换穿刺部位,局部加压包扎止血,并给予冰敷。

(5)透析结束拔针后,要以适当力度按压针眼处,弹性绷带固定4小时;期间逐渐放松,同时注意观察患肢手部皮肤颜色、温度、桡动脉搏动情况,密切观察穿刺部位有无渗血或皮下血肿,如有异常或有局部疼痛,应及时处理。

(6)对透析者进行宣教,对穿刺足背动脉者透析结束后,24小时内避免行走或泡足。如有出血及时按压。

二、中心静脉留置导管

在血液透析工作中,医务人员经常需要立即采用中心静脉留置导管,建立体外循环,以便于短期内多次实施血液透析治疗,如各种急性肾衰竭、慢性肾功能不全急性加重、药物中毒、尿毒症内瘘失败、放弃内瘘或内瘘未成熟的病例。穿刺部位通常有三种,即颈内静脉、锁骨下静脉以及股静脉。因为锁骨下静脉留置导管常可导致上肢静脉血栓、上肢疼痛或活动障碍;而股静脉留置导管需要限制下肢活动且因毗邻会阴容易感染。故临床上首选临时性颈内静脉留置导管,应用于短期内(2个月内)需要多次透析的患者。其优点是操作简便、安全,活动方便,栓塞、感染和脱管概率低,保留时间相对较长,血流量较大(血流速度常可达到250～300 mL/min),适合于高通量透析。

(一)适应证

(1)有透析指征的急性肾损伤(急性肾衰竭)。

(2)急性药物或毒物中毒需要急诊进行血液净化治疗的患者。

(3)有可逆因素的慢性肾衰竭基础上的急性加重。

(4)内瘘成熟前需要透析的患者。

(5)内瘘栓塞或感染需临时通路过渡。

(6)腹膜透析、肾移植患者因病情需要临时血液透析。

(7)其他原因需临时血液净化治疗。

(二)禁忌证

无绝对禁忌证,相对禁忌证如下:

(1)广泛腔静脉系统血栓形成。

(2)穿刺局部有感染。

（3）凝血功能障碍。

（4）患者不合作。

（三）术前评估

（1）患者能否配合。

（2）是否有可以供置管用的中心静脉，即颈内静脉、股静脉及锁骨下静脉。

（3）根据条件选择患者的体位和穿刺部位。

（4）必要时可采用超声定位或超声引导穿刺。

（5）操作可在手术室或治疗室内进行。

（6）操作应由经过培训的专业医生完成。

（四）导管类别

中心静脉留置导管分单腔、双腔和三腔导管三种，各种不同类型导管各有其优缺点。

1. 单腔导管

血流从单一管腔出入可行单针透析，目前已很少用，也可以将单腔导管作为引出血液通路，另外找周围静脉做回路。

2. 双（三）腔导管

"死腔"减少，再循环减少，导管相对较粗，穿刺难度增加。目前主要使用的是双腔导管。因为三腔导管感染机会增加，不推荐常规使用。

（五）通常的置管部位

常用置管部位有颈内静脉、股静脉及锁骨下静脉。

1. 颈内静脉置管术

（1）适用范围：见中心静脉临时导管置管术，但有明显充血性心力衰竭、呼吸困难、颈部较大肿瘤者不选用经皮颈内静脉置管术。

（2）颈内静脉穿刺部位选择：右侧颈内静脉较粗且与头臂静脉。上腔静脉几乎成一直线，插管较易成功，故选右颈内静脉为易。患者平卧，背后垫枕，头后仰，头低 $15°\sim30°$，并转向穿刺位置的对侧；心功能不全的患者可采用斜坡卧位，于床平面呈 $20°\sim30°$。根据穿刺点的不同分前、中、后三种路径，以中路最为常用。

1）前路法：①定位：胸锁乳突肌前缘向内推开颈总动脉，胸锁乳突肌前缘中点（即喉结/甲状软骨上缘水平）触及颈总动脉，旁开 $0.5\sim1.0$ cm。②进针：针干与皮肤冠状面呈 $30°\sim45°$，针尖指向同侧乳头，胸锁乳突肌中段后面进入颈内静脉。此路径位置高，颈内静脉深，合并气胸机会少，但易误入颈总动脉。

2）中路法：①定位：胸锁乳突肌三角（以胸锁乳突肌的锁骨头、胸骨头和锁骨形成的三角区）的顶端作为穿刺点，距锁骨上缘 $3\sim5$ cm，颈总动脉前外侧。②进针：锁骨内侧端上缘切迹作为骨性标志，颈内静脉正好经此而下行，与锁骨下静脉汇合。穿刺时左拇指按压此切迹。在其上方 $1\sim1.5$ cm进针。针干与皮肤呈 $30°\sim45°$，针尖略偏外。此路径颈内静脉较浅，穿刺成功概率大。

3）后路法：①定位：胸锁乳突肌外侧缘中、下 1/3 交点作为进针点（锁骨上缘 $3\sim5$ cm）。②进针：针干呈水平位，在胸锁乳突肌的深部，指向胸骨柄上窝。

（3）操作方法：①器材准备：$20\sim40$ mg/dL 肝素生理盐水冲洗穿刺针、扩皮器及双腔管。②体位：以右颈内静脉穿刺为例，患者去枕平卧，头转向左侧，肩背部垫一薄枕，取头低位 10°～15°。③穿刺点选择：中路法进针。④常规消毒，戴无菌手套，铺无菌洞巾，用 0.5%～1% 利多卡因做穿刺点局部麻醉。用含一定量生理盐水注射器连接穿刺针，穿刺针与皮肤冠状面呈 30°～45°，针尖指向同侧乳头，进针过程中边进边回抽。有突破感后如见暗红色回血，说明针尖已进入静脉内。⑤进针深度一般为 1.5～3 cm，肥胖者为 2～4 cm，男性置管长度为 13～15 cm，女性为 12～14 cm，小儿为 5～8 cm。保持穿刺针固定，由导丝口送入导丝。⑥导丝进入 15～20 cm 后拔出穿刺针，将导丝留在血管内；沿导丝将扩皮器送入皮下扩皮，如皮肤或皮下组织较紧，可以小尖刀侧切小口。⑦拔出扩皮器，将已预冲肝素生理盐水的导管沿导丝插入颈内静脉，导管进入后即拔出导丝，关闭静脉夹。⑧分别回抽导管动、静脉两端。观察回血是否顺畅，再于两端分别注入肝素生理盐水 3～5 mL，冲净残血。用 0.2～0.4 mg/mL 肝素生理盐水充满导管各腔，并盖好肝素帽。⑨用皮针与缝线将导管颈部的硅胶翼与皮肤缝合，固定导管，再以敷料覆盖包扎。⑩建议置管后行胸部 X 线片，了解导管位置。

2. 股静脉穿刺术

（1）适用范围：①操作较容易，所以适合新开展经皮中心静脉置管技术的单位或术者。②卧床及全身情况较差者。③锁骨下静脉、上腔静脉血栓形成或颈内静脉、锁骨下静脉插管有困难者。④无须长期留置导管或即插即用者。⑤插管后需紧急透析者。

（2）部位选择：穿刺点选在髂前上棘与耻骨结节连线的中、内 1/3 段交界点下方 2～3 cm 处，股动脉搏动处的内侧 0.5～1.0 cm。

（3）操作方法：①双腔管，导管长度 19～20 cm。②腹股沟穿刺处常规备皮。③体位：患者取仰卧位，屈膝、大腿外旋外展 45°，特殊患者如心力衰竭，不能平卧可采用半坐位。完全坐位或前倾位则不宜行股静脉置管。④穿刺点选择腹股沟韧带下 2～3 cm，股动脉内侧 0.5～1 cm 处。⑤其余操作步骤同颈内静脉穿刺操作方法。

（4）注意事项：①股静脉穿刺为有创性的治疗措施，术前应向患者及家属说明手术的必要性及可能出现的并发症等，征得患者同意并签字后方可进行。②如患者血管条件差，术前触摸不到股动脉，应做血管超声检查。如有条件，可在超声引导下操作。③预冲导管时应注意避免混入气泡。④如定位欠清晰或术者不熟练，穿刺前可给予 5 mL 注射器探查血管。⑤穿刺针刺入血管后如见暗红色血液，说明进入静脉的可能性大，如再推注压力小，则静脉的可能性更大。⑥如穿刺针误入动脉或难以确定是否为静脉，则应拔出穿刺针充分压迫。⑦导丝进入过程中如遇阻力，切勿强行推进，转动方向后再进。如仍有阻力，则需退出穿刺针和导丝，重新选择穿刺部位。⑧扩皮器扩皮时动作应轻柔，避免将导丝压折。⑨插导管前注意留在体外的导丝长度应长于导管，沿导丝插管时应及时打开静脉夹使导丝露出。⑩需要较长的导管，一般股静脉临时导管的长度至少应在 19 cm。由于股静脉影响患者活动，易感染，不宜长时间使用。

3. 锁骨下静脉置管术

由于该方法并发症严重，一般不推荐应用。

（1）部位选择：通常选用右侧锁骨下静脉，穿刺点定在锁骨内 1/3 处，距锁骨下缘 0.5～1.0 cm。

（2）操作方法：

1）锁骨下径路：①体位：上肢垂于体侧并略外展，头低足高15°，肩后垫小枕（背曲），使锁肋间隙张开，头转向对侧。②穿刺点定位：锁骨中、外1/3交界处，锁骨下1.0 cm。③皮肤消毒：按胸部手术要求消毒皮肤上至发际，下及全胸与上臂，铺洞巾。④穿刺：先用0.5%~1%利多卡因做穿刺点局部麻醉，右手持连接注射器之穿刺针，保持针尖向内偏向头端直指锁骨胸骨端的后上缘进针；针干与皮肤表面呈25°~30°，进针3~5 cm。其余步骤同前所述。

2）锁骨上径路：①体位：肩部垫小枕、头转向对侧、暴露锁骨上窝。②穿刺点定位：胸锁乳头肌锁骨头外侧缘，锁骨上约1.0 cm。③穿刺：针干与锁骨或矢状切面呈45°，在冠状面针干呈水平或略前偏15°，朝向胸锁关节进针1.5~2.0 cm，其余同前。

（3）注意事项：①尽量保持穿刺针与胸壁呈水平位，贴近锁骨后缘。②锁骨下静脉走行弯曲，扩张器扩皮时进入血管不宜过深，一般以2~3 cm为宜，以免损伤血管。③锁骨下静脉与颈内静脉成角较大，甚至接近直线，因而导丝容易进入头部颈内静脉。此时患者可能感觉到同侧颈部或耳部不适，此种情况下应退出导丝5~10 cm，再轻柔地重新插入。④如有条件，可用超声引导插管，以增加成功率，减少并发症。

（六）中心静脉留置导管并发症及处理

1. 感染

感染为最常见的并发症，导管相关性感染包括：①导管内微生物定植；②出口感染；③隧道感染；④导管相关血流感染。

感染多数由穿刺部位皮肤细菌所致，少数由管腔污染引起，对于管腔污染，穿刺及严格无菌操作可使其概率大大降低。导管出口部位感染需做拭子和血培养，如果血培养为阳性，则应拔除导管并应用敏感的抗生素；如果血培养阴性，则应用抗生素10~14天，根据拭子培养的结果选用抗生素。如证实真菌感染，则应拔除导管。隧道感染应拔管并抗菌治疗1~2周，必要时切开引流；导管伴菌血症，体温超过38 ℃，若对抗感染疗效差，要考虑血栓性静脉炎或转移性感染。尽管大部分研究观察到，相对于单纯肝素封管，抗生素封管在短期内（多为6个月内）可以减少CRBSI的发生率，但多数学者认为长期使用抗生素封管会带来细菌耐药风险。已有关于庆大霉素封管超过25天，耐药风险大大增加的报道。

2. 血栓形成

留置导管因使用时间长，患者高凝状态，肝素用量不足或导管受压扭曲等原因易引起血栓形成。

导管血栓的处理：护士操作前洗手、戴口罩、手套，铺孔巾，露出导管接口，碘伏消毒导管与管相连接处及管帽，然后打开管帽丢弃，用20 mL注射器抽吸导管内封管的肝素盐水及血凝块，直至无血凝块，用尿激酶5万U注入管腔内浸泡血栓，保留30分钟，回抽，若一次无效，可重复进行。在血栓形成的1周内，再通的可能性较大。如系沿管壁形成的血栓，管腔内抗凝血药可使之再通，如管腔被血栓完全堵塞，应将导管拔除。溶栓期间患者绝对卧床休息，避免运动，尽量避免和减少不必要的搬动；注意保暖，室温保持在25 ℃左右，防止室温过低致血管痉挛；严禁冷敷、热敷，热敷可促进局部组织代谢，增加耗氧量，加重组织缺血，冷敷可使血管收缩；观察药物的不良反应，注意有无出血倾向。对患者做好宣教，置管肢体活动幅度不宜过大和防止肢体受压，避免因血液反流导致出血或血栓形成；高凝状态患者，根据医嘱服用阿司匹林片 100 mg/d，减少血栓的发生率；指导患者合理饮食，限制饱和脂肪酸和胆固醇的摄入比例。

3. 血流量低

临时性深静脉导管容易出现血流量不足，原因有：导管过长或过短，导管尖端不到位；导管附壁；导管内部血栓形成；导管扭曲。置管前根据患者自身情况选择合适的导管；导管附着血管壁时，可以适当调整导管位置来预防，即把导管抽出或者深插少许，或者短时间停止血泵，快速输入少量生理盐水即可解决问题。调整导管位置时不可大幅度地转动导管，以免导管扭曲。如果是导管内部血栓形成，用 20 mL 以上注射器给予大负压抽吸，一般小血栓均可抽吸出来；大血栓则需要 20 mg/mL 浓肝素盐水浸泡 20 分钟左右再进行抽吸，或者在医生指导下进行溶栓疗法后再行血液透析。

4. 导管脱出

导管脱出是临时性深静脉置管常见的并发症，与患者活动时不注意有关，也可以在夜间熟睡时发生。要及时提醒患者平时减少颈部大幅度的活动，对于股静脉留置导管的患者，规劝患者尽量少活动，脱衣服时要特别注意，以免把导管拉出。导管的固定线断开时要及时缝线固定。如前端完全脱出血管外，应拔管，局部按压，以防止局部血肿或出血。

5. 中心静脉狭窄（CVS）

其病因尚不明确，可能与下列因素有关：

（1）损伤因素：最常见的是临时或长期血液透析插管导致中心静脉狭窄，锁骨下静脉插管后狭窄发生率高，左侧颈静脉汇入右心房夹角较右侧为大，因此左侧置管更易发生 CVS。

（2）解剖因素：如胸廓出口综合征，左头臂静脉受压，静脉分叉部位、瓣膜部位。

（3）动、静脉血液透析通路持续的高流量，增加了剪切应力，使血小板聚集，导致上述易损部位内膜增殖，引起中心静脉狭窄。

（七）中心静脉留置导管护理

（1）股静脉置管透析者应尽量卧床，禁止长时间坐位，以防止导管打折扭曲。

（2）做好个人卫生，保持局部清洁干燥。

（3）透析前观察插管处有无红肿及渗出等，若有上述情况，应及时处理。

（4）使用纯肝素或肝素盐水封管时要严格遵守三步封管法。每次透析结束，直接从第三步开始即可。一般建议纯肝素封管，纯肝素封管可隔日封管 1 次。每周透析 2 次的患者建议在间隔 3 日的中间 1 日来医院封管 1 次。

第一步：用 5 mL 注射器将导管内原有的肝素或肝素溶液抽出，连同注射器一起弃掉。

第二步：用 10 mL 注射器分别向动、静脉管腔内弹丸式注入生理盐水 3～5 mL，冲净管腔内血液。

第三步：用 5 mL 注射器根据动、静脉管腔容量注入纯肝素或肝素溶液，关闭导管夹。

（5）每次换药都要严格无菌操作，一般每周换药 2～3 次，如有渗血、渗液，应及时更换。

（6）避免使用留置导管输血、输液或采血。

（7）留置导管者应选择合适体位，穿舒适的衣服，避免搔抓局部，防止导管脱出。特别是颈内静脉和锁骨下静脉置管的患者，尽量穿宽松对襟的上衣，既可避免牵拉静脉置管，又利于护士操作。患者穿脱衣服时应特别注意，避免牵拉将静脉导管拔出。

（8）教会患者如何监测置管处是否感染。每日观察穿刺处有无渗血渗液、红、肿、热、痛，体温异常。若有，应立即通知医生，给予对症处理。

（9）若患者在家中不慎将导管拔出，应立即压迫止血，然后到就近医院处理。

（10）对于高凝的透析患者，应定期用尿激酶管内溶栓，可有效防止管腔内血栓形成，延长导管使用寿命。

（11）颈静脉置管的患者，上、下机时，戴口罩。

（12）注意观察皮肤、黏膜、牙龈、胃肠道有无出血，定期复查血常规、尿常规、大便隐血，监测出、凝血时间和凝血酶原时间。

第三章 肿瘤疾病的护理

第一节 肿瘤专科护理的特点及发展

一、特点

肿瘤护理，作为护理学的一个专门学科，为世界所公认仅有 20 余年的历史。肿瘤护理的历史和发展是伴随着肿瘤学、生理学、病理学、药理学、预防学等医学学科，和心理学、社会学、伦理学边缘学科，以及与肿瘤护理密切相关的营养学、康复学的发展而发展起来的。

（一）肿瘤护理是一门多学科的护理专科

随着现代医学科学技术的发展，肿瘤护理实践范围及工作内容也随之不断扩展及延伸。肿瘤护士除了在外科治疗、化学治疗、放射治疗（以下均简称为化疗、放疗）、免疫治疗等各种癌症治疗中起着重要作用外，还需要适应现代医学模式。随着护理模式的转变及人类社会的进步，癌症患者心理、社会护理、康复护理、临终关怀等边缘学科也逐渐渗透在护理专业中。肿瘤护理专业除涉及生理学、基础医学、护理学、有关临床学科基础知识和各专科护理理论及技术外，并与社会学、心理学、伦理学、营养学、康复学、老年护理学等多种学科密切相关。对肿瘤专科领域护士的要求，必须是经过系统的专业培训，对本专科的相关知识了解全面，掌握肿瘤护理理论及技能，并运用于临床实践。

（二）重视心理、社会因素对癌症患者的影响

社会、心理及精神因素对肿瘤发生、发展和转归的过程具有十分重要的影响。因为癌症而带给人的精神压力并产生不良心理情绪较其他疾病的影响更强烈、巨大。癌症不仅破坏机体正常功能，造成患者形象改变以及在家庭、社会中角色的转变，还会影响患者及其家庭的正常生活。因此，癌症对人们的心理、社会和情感的稳定性影响很大。负性情绪加重了恐惧、焦虑、抑郁、愤怒、罪恶、绝望等心理反应，严重影响患者的治疗、预后和康复。

（三）重视提高肿瘤患者的生活质量和治疗后连续护理

生存质量包括总体生活质量（global quality of life，GQOL）和与健康相关的生活质量。生活质量在医学方面的应用最早是从肿瘤领域开始的，然后逐步向肿瘤放疗、化疗、肿瘤症状控制（如疼痛的控制），以及向综合治疗、康复中渗透。但对于肿瘤放、化疗患者而言，肿瘤患者的治疗后连续护理，遵循 WHO 提出的关于"健康"新概念，对与癌症患者较长时间的治疗过程，为了尽可能帮助癌症患者恢复到患病前的状态或努力提高他们的生活质量，癌症患者治疗后连续性护理不容忽视。肿瘤护理专业就是拓展护理服务范围，重视康复护理，通过指导术后功能锻炼，再造器官自理训练等，使癌症患者恢复正常自理能力，帮助患者重新适应在家庭、社会中的角色；对于癌症终末期患者，实施

临终关怀，尽可能为晚期癌症患者提供舒适环境、减轻痛苦，使其保持良好的功能和较高的生活质量，维护临终患者的尊严，帮助他们平静、无痛苦地走完生命的最后旅程。

（四）重视癌症并发症的处理

癌症患者治疗除了要面对心理和社会方面的问题，在放疗、化疗过程中常常给患者生理方面带来挑战；药物使用过程中不可避免的并发症，如骨髓抑制、胃肠道反应等远远多于癌症本身所致的症状，导致患者生存意志和生活质量下降。如何有效减轻患者的并发症，是决定治疗预后和后续患者生活质量的关键。

二、国外肿瘤护理发展现状

（一）肿瘤护理专业机构和作用

20世纪70年代，为鼓励更多的护士从事肿瘤护理工作，国际抗癌联盟（UICC）和美国癌症协会（ACS）联合为不少国家培训肿瘤专科护士。1974年，美国癌症护理协会成立（ONS），1976年，英国Royal Marsden医院和美国Sloar Kettering Menorial（国际上两所最早的肿瘤专科医院）携手，决定在伦敦召开国际肿瘤护理会议，出版刊物，以加强国际肿瘤专科护士的协作。1978年，第一届国际肿瘤护理会议在伦敦召开，同年（癌症护理）杂志出刊。1978年和1980年，UICC、WHO和ICN两次举行会议，研究制订肿瘤护理教育计划，明确肿瘤护士在肿瘤防治中的作用。1984年，国际肿瘤护士协会（International Society of Nurses in Cancer Care，ISNCC）成立，它的基本任务是推动和发展国际肿瘤护理事业，传播肿瘤理论知识，协助世界各国建立肿瘤护理组织，召开国际肿瘤护理会议，出刊《癌症护理》和《通讯》，促进交流；与其他国际组织协作，提供咨询。现在，ISNCC已成为联合国（UN）、WHO、UICC、国际护士学会（ICN）的非政府团体成员。

（二）肿瘤护理专业机构的发展方向

UICC每四年举行一次世界肿瘤大会，开始不设护士席位。1978年，第12届世界肿瘤大会在布宜诺斯艾利斯召开，由大会主席、阿根廷医生阿巴尔·卡诺尼科（Abal Canonico）博士倡导，第一次邀请护士代表参加。1980年，在第13届大会上，护士代表第一次报告论文，提出对癌症患者实施"整体护理"的发展方向。WHO也从两个方面考虑癌症护理：①在癌症的预防、早期诊断工作中发挥作用；②为晚期癌症患者提供社会服务。为此，欧洲的晚期癌症患者的支持疗法开展迅速，护士起了很大作用。

三、我国肿瘤护理的发展

（一）建立与肿瘤相关的医院

创建于1931年的上海中比镭锭治疗院（上海肿瘤医院的前身）是最早专治肿瘤的医院。而在20世纪30年代，北京协和医院已设有肿瘤科。1952年成立肿瘤科的天津人民医院，现在是天津市肿瘤医院、肿瘤研究所。1958年中国医学科学院建成我国第一所肿瘤专科医院（原日坛医院），1961年改为肿瘤研究所、肿瘤医院。70年代后，全国各省、市及一些肿瘤高发区相继建立肿瘤医院或肿瘤研究所，一些综合性医院成立肿瘤科。近年来，全国各地出现不少公办或民办康复医院，上海、大连成立了护士之家，不少肿瘤医院开设家庭病床。

（二）护士的功能和角色特点

20 世纪 60 年代初，护士在癌症预防和控制中显示出应有的作用，护士开始参与食管癌高发区流行病学和病因学调查，宫颈癌普查、普治，乳腺癌筛查以及指导妇女自检等。随着医学科学的发展，肿瘤诊断治疗技术的提高，许多癌症患者的生存时间明显延长，癌症已从过去被认为不可治愈的疾病成为一种慢性病，肿瘤护理随之逐步转向专科方向发展。肿瘤专业护士的功能和角色内涵也发生了很大变化。其功能为：积极宣传防癌知识，提高公众识别癌症早期信号的意识，开展防癌普查，促进人们建立健康的生活理念和生活方式；为肿瘤患者提供系统的护理和有效的症状管理，预防和减轻治疗过程中的并发症；为患者治疗和康复过程提供连续的关怀和照护；为患者提供治疗后身体功能和心理适应的整体康复；为肿瘤患者家属提供人性化的支持；利用社会资源，为肿瘤患者提供各方面的支持，提高肿瘤患者的生活质量。

目前，我国专科护士的发展起步不久，国家对专科护士未予明确的概念，无统一培养模式。《中国护理事业发展规划纲要（2005—2010）》中明确指出要提高护理队伍综合素质，不仅要加强在职护士继续教育，也要加快专科护士的培养。

（三）肿瘤专业委员会的成立和意义

（1）为推动肿瘤护理事业的发展，1987 年，中华护理学会外科护理专业委员会成立了肿瘤护理专业组，并组织召开首届全国肿瘤护理会议；1989 年，经全国科学技术协会批准，中华护理学会正式成立肿瘤专业委员会。在专业委员会的大力支持和倡导下，肿瘤护理事业的发展蓬勃、有序，至今已组织六届全国肿瘤护理学术交流会和三期全国肿瘤护理进展学习班。

（2）1991 年在第十届亚太国际肿瘤会议上组织了肿瘤护理专题会议和中日双边护理讨论会，论文选题广泛，涉及心理护理、疾病护理、症状护理、患者教育、临终关怀、新技术、新药物使用、肿瘤预防、康复、社区护理等。各省市也相应组织了肿瘤护理新业务、新技术学术交流，活跃了肿瘤专科护理的学术气氛。

（3）肿瘤专业委员会组织为了了解肿瘤患者之身心需要，探索与患者沟通的有效途径，曾对肿瘤患者做过问卷调查。各医院重视对患者的知识宣教，如放疗、化疗、术前及术后、特殊治疗，采用口头宣教和知识问答、录音、录像等形式进行指导，使患者对疗效及不良反应有所了解。例如，乳腺癌手术后康复指导和喉癌术后发声训练都取得很好的效果，增加了对治疗的信心。

肿瘤科护士通过研究肿瘤患者易感因素，寻找对策，在控制感染率方面做了很多有益的工作。

为积极推广世界卫生组织提出的癌症三阶梯止痛方案，肿瘤专业委员会多次举办讲座，编写教材。例如，《缓解疼痛——医务人员的职责》一书，系统介绍三阶梯止痛方案和麻醉止痛剂用药知识以及癌症非药物止痛法，如治疗仪、行为疗法、心理治疗等，大力普及癌症止痛知识，为肿瘤护理工作提供了指南。有些护理工作者凭借这些理论，在工作中创新和思考，自行设计疼痛治疗记录单，详细记录用药止痛情况。而有的医院已将疼痛等级记录设在体温单上，随时记录。

肿瘤护理专业委员会曾介绍国外乳腺癌和肺癌的护理程序，编写了我国肺癌护理程序，对推动全国肿瘤专科护理向科学化、现代化模式发展，起了重要作用。

第二节 肿瘤的预防与控制

一、我国癌症防治的进展与不足

我国癌症防治工作于 20 世纪 50 年代后期开始，主要工作是：基本提供了我国癌症流行情况及发展变化趋势；建立了癌症防治网；在全国主要癌症高发现地，建立了多学科的综合防治研究点；在全国试点地区开展了肿瘤发病死亡登记报告，对某些癌症的防治工作具有较高水平。70 年代，我国完成了 8.5 亿人口的死亡回顾调查，绘制出中国恶性肿瘤地图，基本摸清了中国癌症死亡情况和地理分布。我国死亡率最高的九种癌症顺序为：胃癌、食管癌、肝癌、宫颈癌、肺癌、大肠癌、白血病、鼻咽癌、乳腺癌，其中前三种癌症的死亡数占全部癌症死亡的 64.45%。到 90 年代，肺癌的发病率和死亡率在一些大城市和某些工矿地区已上升到第一位。

通过流行病学和病因学调查，已明确食管癌、胃癌的发病与亚硝胺、霉菌、毒素以及营养素缺乏有关；肝癌的发病与乙型肝炎病毒、黄曲霉素和某些微量元素缺乏有关；鼻咽癌与 EB 病毒感染有关；肺癌与吸烟、空气污染（包括厨房的煤烟、油烟）有关。这种研究结果为肿瘤防控提供了方向。

在上消化道肿瘤方面，建立了包括食管癌在内的初筛方法，可以发现直径小于 0.5 cm 的微小食管癌；应用甲胎蛋白免疫测定诊断原发性肝癌，阳性率达 70%～90%；应用免疫诊断方法使鼻咽癌的早期诊断提高到 92% 以上，并可提前 8～10 年做出诊断。

二、国外癌症防治借鉴

自 20 世纪 30 年代开始，美国的癌症发病率和死亡率一直呈上升趋势，通过实施干预措施，从 90 年代开始下降，5 年生存率已超过 50%。其策略主要有：确立了"癌症可以预防的观念"，并予以实施，成功地控制吸烟，使男性肺癌的发病及死亡率持续下降；实施"早诊早治"，对宫颈癌、前列腺癌、胰腺癌及结直肠癌的筛检应早诊早治，使这些癌症的死亡率明显下降；持续而大量的资金投入，并以立法保证，使实施、管理、评估及监督相互促进及制约，保证了用于癌症研究及防治资源的有效整合及利用；重视基础研究，将基础研究转化为有效的癌症预防及诊治方法；有健全的信息收订系统，癌症发病登记的覆盖人口已达全国的 26%，这些精确的数据及相关分析为制定癌症研究及防治策略和计划、评价各种防治措施的效果提供了科学的依据。

三、肿瘤的初级预防

肿瘤的一级预防（primary prevention）是指控制或消除肿瘤的危险因素，预防肿瘤的发生和促进健康，减少癌症的发病率。因为除了少数癌症是由于遗传因素外，大多数癌症是由饮食和文化习惯等生活方式在内的各种环境因素引起。因此，大多数癌症是可以预防的。预防的含义是：对个人和群体危险因素进行评估，提出降低和消除这些危险因素的措施，使人们自觉改变不良饮食、卫生习惯和行为，避免不良的生活方式和减少暴露于促使癌症发生和发展的环境因素中，使发病率下降。它包括两项主要内容：①针对环境的措施：主要是控制和减少有害因素对人群健康的危害，如防止和消除环境污染，普及卫生设施，改善环境卫生条件，开展健康教育；②针对机体的措施：进行预防接种，纠正不健康的行为，如戒烟。在美国，公认有效的恶性肿瘤预防措施为戒烟和防止阳光暴晒。

（一）病因学预防

已有的研究结果表明，肿瘤病因中 1/3 与吸烟有关，1/3 与不合理的膳食有关，其余 1/3 与感染、职业暴露及环境污染等有关，与遗传因素有关的仅占 1%～3%。

1. 控制吸烟

香烟焦油中含有多种致癌物质和促癌物质，如多环芳香烃、酚类、亚硝胺等。当烟草燃烧的烟雾被吸入时，焦油颗粒便附着在支气管黏膜上，经长期慢性刺激，可诱发癌变。据统计，在引起癌症的各种危险因素中，吸烟占 30%～32%。吸烟者比不吸烟者患癌症的死亡率高 2 倍，吸烟人群肺癌死亡率比不吸烟人群高 10～20 倍，吸烟时间越长，每日吸烟量越多，开始吸烟的年龄越小，患肺癌的机会就越大。每日吸烟一包以上者比不吸烟者癌症发生率高 3～4 倍。吸烟还可增加唇癌、鼻咽癌、胰腺癌、膀胱癌、肾癌、喉癌和食管癌的危险。

吸烟不仅危害本人健康，并且污染环境，危及周围不吸烟的人，即被动吸烟。在本人不吸烟的妇女中，丈夫吸烟比丈夫不吸烟者，肺癌的发生率高 2 倍以上。

根据我国 1984 年全国吸烟状况的抽样调查结果，15 岁以上青少年平均吸烟率为 33.88%，30 岁以上男性吸烟率为 75%。1996 年的调查结果显示，全国人群成年男性吸烟率为 63%，女性为 4%；与 1984 年相比，15～25 岁年龄组吸烟率上升最快，开始吸烟的平均年龄也在提高，每日吸烟的数量有所增加。据推测，30 年后，我国每年因吸烟死亡的人数将增加到 200 万人。因此，应积极宣传吸烟的危害，开展控制吸烟运动。停止吸烟不仅是消除致癌危险因素的最有效的办法，而且对减轻我国总的疾病负担也有重要作用。戒烟以后，可减少大约 80% 以上的肺癌和约 30% 的其他癌症死亡，肺癌的发病率会逐年下降，戒烟 10 年以上就和不吸烟的人群基本相同。控制吸烟的措施：一是鼓励个人戒烟；二是加大控制吸烟宣传力度，通过健康教育逐步改变人们的不良生活方式和习惯。

2. 改变不良饮食和生活习惯

据统计，30%～35% 癌症的发生与饮食有关，饮食中缺乏新鲜蔬菜、水果，动物脂肪过高与许多癌症的发生有关。

90% 的胃癌和大肠癌的发生与饮食有关。河南林州市食管癌高发区居民食用的酸菜含有强烈致癌物亚硝胺及其前体物，烟熏食物含致癌的多环芳香烃，食物烹调过程中，过分高温、油炸蛋白质会产生致癌物，饮食中缺乏维生素的人易患口腔癌、鼻咽癌、喉癌。研究表明，许多黄绿色蔬菜、水果富含维生素 C 和胡萝卜素，具有防癌作用；维生素 C 可抑制亚硝胺在体内的合成，与食管癌、胃癌的发生呈负相关。因此，对于胃肠道癌，提倡饮食结构平衡，强调多吃黄绿色蔬菜和水果，保持食物新鲜，减少盐摄入，少吃含糖多的食物和煎、熏、腌制品。

食用的霉变食物中分离出的菌株具有强烈致突变作用，并可促进亚硝胺在体内的合成。因此，对于肝癌，提倡加强饮食卫生，对食物防霉、去毒。我国在 20 世纪 80 年代开始为所有的新生儿接种乙肝疫苗的工作，对 21 世纪原发性肝癌的发生有降低作用。预计到 2026 年，肝癌发病率将下降 70%～80%。

宫颈癌的发生与多种因素有关，包括早婚、早育、多产，而性生活混乱可传播一种或多种病毒，如人类乳头瘤病毒、疱疹病毒是宫颈癌的危险因素之一。对于宫颈癌，提倡性卫生及生殖器官的清洁卫生，关心妇女健康，定期进行妇科检查，及时治疗宫颈糜烂等妇科疾病。

西方国家乳腺癌、大肠癌、前列腺癌、子宫内膜癌高发，与所进高脂肪饮食，特别是动物脂肪有密切关系。近年西方国家的研究表明，肥胖和超重可能与恶性肿瘤的发生有关。随着我国人民生活水平提高，这些癌症的发病率呈上升趋势。一项对 244 例乳腺癌患者与非肿瘤患者膳食关系的调查结果表明，每日脂肪平均摄入 100 g 者，患乳腺癌的危险为平均摄入小于 60 g 者的 7.07 倍。因为过量动物脂肪的代谢产物有致癌、促癌作用，在肠道缺乏纤维素的情况下，会使这些致瘤物与肠黏膜接触的时间延长，增加患癌的危险性。需要指出，许多防癌措施的效果均未得到证实。研究发现，补充富含 β- 胡萝卜素饮食不能预防吸烟者患肺癌。使用抗氧化剂、草药、补充硒、补充维生素防癌的效果都不能令人信服。抗幽门螺杆菌感染预防胃癌仍有争议。

3. 限制饮酒

饮酒是致癌危险因素之一，约占 4%。长时间大量饮酒，会增加口腔癌、喉癌、食管癌的危险，特别是口腔癌和喉癌的风险。肝硬化是肝癌的危险因素之一，其发生与饮酒有密切关系，间接增加了肝癌的危险性。酗酒不但影响人体营养的吸收和免疫功能，并且会降低肝脏对各种化学致癌物的解毒作用。妇女饮酒可增加患乳腺癌的危险。

4. 加强职业防护和环境保护

随着各国工业化的发展和自然生态环境的破坏，环境污染情况日趋严重。在各种致癌危险因素中，职业危险因素占 4%～5%，工作场所的化学、金属、粉尘、纤维和电离辐射等均为致癌物。例如，石棉工人患肺癌的危险性比一般人高 3 倍。因此，对职业因素采取改善、治理、监杆和检查等措施，预防电离辐射，加强个人防护，对生产致癌物质或在生产过程中产生含致癌物质的废气、废水、废液严格治理，防止对大气、土壤、作物、水源的污染等对于癌症的预防非常重要。1987 年，国际癌症研究中心（IAUC）颁布了 28 种可引起人类癌症的化学致癌剂及 12 种可能致癌的下业生产。环境污染治理已纳入我国基本国策并颁布了相关法律（《职业病防治法》）。

5. 避免日光过度照射

受日光紫外线的过度照射，可引起皮肤癌，因此在强烈的日光下应予遮挡。

6. 控制感染

与感染有关的肿瘤是肝癌、宫颈癌、胃癌及鼻咽癌，全世界约占 20%，我国约占 40%。HPV 感染与宫颈癌的归因危险性达 90%，如全面控制 HPV 感染、加快 HPV 疫苗的研制和应用，即可有效地控制宫颈癌等流行。对全体新生儿进行乙肝疫苗接种，切断母婴传播，可以有效地减少乙型肝炎和肝硬化的发病，对肝癌的发生起到一定的控制作用。

7. 重视某些药物增加患癌的危险

现已证实，有些抗癌药物虽然可以治愈，但有诱发第二种痛的危险，烷化剂、代谢药可引发白血病和恶性淋巴瘤，放射元素可引发骨肉瘤。应用雌激素治疗绝经期症状，用量较大，时间较长，发生宫体癌的危险性很大。美国在 20 世纪 40～50 年代用己烯雌酚预防先兆流产的妇女，到 70 年代发现他们的子女，女孩发生较少见的阴道癌，男孩长大后丧失生育功能，睾丸发育异常。因此，在用这些药物时，要充分考虑利弊。

（二）基因预防

恶性肿瘤的发生不仅是外因的作用，肿瘤基础科研方面的进展启发人们在恶性肿瘤的内因上寻找防癌措施，其中较引人注目的是检测 BRCA1、BRCA2 等恶性肿瘤相关基因以预防肿瘤。

BRCA1、BRCA2 属于抑癌基因，由其编码的蛋白对肿瘤生长起抑制作用。若 2 个 BRCA1 或 BRCA2 的等位基因由于遗传和后天的原因均发生了导致基因产物功能丧失或降低的突变，就可能导致乳腺癌或卵巢癌的发生。据研究，在遗传性乳腺卵巢癌综合征家族中，一个 BRCA1 突变携带者一生发生乳腺癌风险为 85%，卵巢癌的风险为 50%。而一个 BRCA2 突变携带者一生发生乳腺癌的风险与 BRCA1 突变携带者相同，发生卵巢癌的风险为 10%。在携带 BRCA1 或 BRCA2 胚系突变的妇女中，卵巢癌与乳腺癌的发病风险大大提高。在 40 岁、40～49 岁、50～70 岁三个年龄段，与 BRCA1 有关的卵巢癌发病率分别为 57%、46% 和 21%。BRCA1 突变携带者也同样高发其他肿瘤，尤其是前列腺和结肠癌。BRCA2 突变携带者中男性乳腺癌的发病风险有所增加，而 BRCA1 携带者则没有。因此，对遗传性乳腺癌卵巢癌综合征（HBOC）家族中有 BRCA1、BRCA2 突变者做乳房、卵巢的预防性切除或密切随访，可能避免乳腺癌及卵巢癌的发生。

检测 BRCA1、BRCA2 等恶性肿瘤相关基因预防肿瘤的研究还处于起步阶段，在检测过程中涉及许多伦理和社会问题。而且，缺陷基因携带者毕竟不是 100% 都会发生恶性肿瘤，预防性切除健康的器官有可能会带来严重的后果。因此，其实际应用价值有待进一步临床验证。

四、肿瘤的二级预防

肿瘤的一级预防虽然最为理想，但多数癌症病因尚未明确，有些遗传因素或家族史并非一级预防所能控制，因此，仍需要早期发现，早期诊断，即为二级预防。肿瘤的二级预防（secondary prevention）是对高危人群进行的筛查，对肿瘤进行早期发现、早期诊断和早期治疗，阻断疾病向更严重的方向发展，提高肿瘤的治愈率和生存率。当前，90% 以上早期癌症可以治愈，而进展期癌预后就差，一般每差一个瘤期，如Ⅰ期与Ⅱ期、Ⅱ期与Ⅲ期、Ⅲ期与Ⅳ期，其 5 年生存期相差 10%～20%。在肿瘤病因及发病机制的查明在相当时间内难以实现的背景下，做好肿瘤的二级预防可能是提高恶性肿瘤治愈率最现实的选择。

第三节　肺癌的护理

肺癌发生于支气管黏膜上皮，近 50 年来肺癌的发病率显著增高，在欧美工业发达国家和我国的一些工业大城市中，肺癌发病率在男性恶性肿瘤中已居首位，女性发病率也迅速增高，占女性常见恶性肿瘤的第 2 位或第 3 位。肺癌成为危害生命健康的一种主要疾病。

一、症状体征

肺癌早期多无症状，几乎 2/3 的肺癌患者在就诊时已是晚期（Ⅲ期或Ⅳ期），95% 的患者可有临床检查结果，原发瘤、转移瘤、全身症状或肿瘤伴随症状均可是患者的首诊症状。

原发肿瘤引起的首发症状占 27%，症状与原发肿瘤的部位有关。中心型肺癌表现为刺激性干咳，憋气，反复发作的同一部位的肺炎，咯血或哮喘，喉返神经、膈神经压迫症状或上腔静脉压迫综合征。周围型肿瘤更常见胸痛、憋气或胸腔积液等症状。大的周围型病灶、中心坏死、空洞最终出现类似肺脓肿的表现。

远处转移病灶引起首发症状者占 32%，常见的远处转移部位有淋巴结、肾上腺、肝、骨、肺、脑和胸壁，产生一些相应的症状，说明肺癌已到达晚期。例如，近纵隔面的肿瘤可侵犯膈神经，引起同侧膈肌麻痹，在透视下显示膈肌位置升高和反常呼吸运动；侵犯同侧喉返神经，引起声音嘶哑，同侧声带麻痹并固定在正中位；压迫上腔静脉，引起头面部及上肢水肿，静脉怒张；侵犯胸膜，引起胸膜腔大量血性积液，加重气促症状，或直接侵入胸壁，引起剧烈胸痛。上叶尖部肺癌正处在胸廓入口处，又称肺上沟癌，可侵犯和压迫臂丛神经、颈交感神经节、锁骨下动（静）脉，产生一系列特有的症状，如同侧上肢发麻、疼痛，逐渐加剧难以耐受；肌肉和皮肤呈现萎缩性改变，上肢静脉怒张和水肿；同侧上睑下垂、瞳孔缩小、眼球内陷、面部无汗等颈交感神经综合征。

10%～20% 的肺癌患者伴有肿瘤伴随综合征，最常见伴随此类症状的是小细胞肺癌和鳞癌，常见的瘤伴综合征有肺源性骨关节病综合征（杵状指、骨关节肿痛、骨膜增生等）、SIADH（抗利尿激素分泌异常综合征）、高钙血症等，还有库欣综合征、重症肌无力或男性乳腺增大等情况，约 16% 的患者伴有神经肌肉症状。部分患者合并皮肤病，如硬皮病、黑色棘皮病。

二、病理病因

（一）吸烟

1922 年，哈梅林（Hampeln）发现持续吸烟和吸入灰尘，可刺激支气管上皮诱发癌症。1924 年，莫勒（Moller）用焦油涂在兔背部，发现其肺癌的发生率略有增加。目前认为吸烟是肺癌的最基本高危因素，烟草中有超过 3000 种化学物质，多链芳香烃类化合物（如苯并芘）有很强的致癌活性，能作用于人体组织（特别是肺组织）内的某些特殊的酶，产生细胞分子结构（如 DNA）的突变，可能有 K-ras 的突变。

（二）职业和环境接触

估计有高达 15% 的肺癌患者有环境和职业接触史，有足够证据证实以下 9 种工业成分增加肺癌的发生率：铝制品的副产品、砷、石棉、二氯甲醚、铬化合物、焦炭炉、芥子气、含镍的杂质、氯乙烯。长期接触铍、镉、硅、福尔马林等物质也会增加肺癌的发病率。另外，空气污染，特别是工业废气都是肺癌的高危因素。

（三）放射

铀和氟石矿工接触惰性气体氡气、衰变的铀副产品等，较其他人的肺癌发生率明显要高，但是接触电离辐射的人员不会增加肺癌的发生。

（四）肺部慢性感染

如肺结核、支气管扩张症等患者，支气管上皮在慢性感染过程中可能化生为鳞状上皮，终致癌变，但这类情况较为少见。

（五）内在因素

家族、遗传和先天性因素以及免疫功能降低，代谢、内分泌功能失调等也可能是肺癌的高危因素。

三、诊断

（一）肺结核

肺结核特别是肺结核瘤（球）有时很难与周围型肺癌相鉴别。肺结核瘤（球）较多见于 40 岁以下青年患者，病程较长，少见痰带血，血沉变化少，有 16%～28% 患者痰中发现结核菌。胸片多呈圆形，见于上叶尖或后段，体积较小，一般不超过 5 cm 直径，边界光滑，密度不匀可见钙化，16%～32% 病例可见引流支气管影指向肺门，较少出现胸膜皱缩，增长慢，如中心液化出现空洞，多居中薄壁且内缘光滑。结核瘤（球）的周围常有散在的结核病灶，称为卫星灶。周围型肺癌多见于 40 岁以上患者，痰带血较多见，痰中癌细胞阳性者达 40%～50%。X 线胸片肿瘤常呈分叶状，边缘不整齐，有小毛刺影及胸膜皱缩，生长较快。在一些慢性肺结核病例，可在肺结核基础上发生肺癌，因此在慢性肺结核的成年患者，如果肺部出现异常团块阴影，肺门阴影增多或经正规抗结核药物治疗后，病变不见吸收好转反而增大时，都应怀疑肺癌的可能性。此类患者必须进一步做痰液细胞学和支气管镜检查，必要时施行剖胸探查术。

（二）肺部炎症

老年患者支气管肺炎有时难以与肺癌阻塞支气管引起的阻塞性肺炎相鉴别。阻塞性肺炎常按支气管分支做扇形分布，而一般支气管肺炎则呈不规则片状阴影。但如肺炎多次发作在同一部位，则应提高警惕，应高度怀疑由肿瘤堵塞所致，应取患者痰液做细胞学检查和进行纤维光导支气管统检查。在有些病例，肺部炎症部分吸收，剩余炎症被纤维组织包裹形成结节或炎性假瘤时，很难与周围型肺癌鉴别。在可疑病例，应施行肺叶切除术，以免延误治疗。

（三）肺部良性肿瘤及支气管腺瘤

肺部良性肿瘤如结构瘤、软骨瘤、纤维瘤等都较少见，但都须与周围型肺癌相鉴别。一般良性肿瘤病程较长，增长缓慢，临床上大多没有症状；X 线摄片上常呈圆形块影，边缘整齐，没有毛刺，也不呈分叶状。支气管腺瘤是一种低度恶性肿瘤，常发生在年龄较轻的女性患者，多起源于较大的支气管黏膜，因此临床上常有支气管阻塞引致的肺部感染和咯血等症状，经纤维支气管镜检查常能做出诊断。

（四）纵隔恶性淋巴瘤（淋巴肉瘤及霍奇金病）

患者临床上常有咳嗽、发热等症状，X 线片显示纵隔影增宽，且呈分叶状，有时难以与中央型肺癌相鉴别。如果有锁骨上或腋窝下淋巴结肿大，采取活组织做病理切片常能明确诊断。淋巴肉瘤对放射治疗特别敏感，对可疑病例，可试用小剂量放射治疗，达到 5～7 Gy 时，常可使肿块明显缩小。这种试验性治疗也有助于淋巴肉瘤的诊断。

四、检查方法

（一）实验室检查

1. 痰脱落细胞学检查

此方法简便易行，但阳性检出率不过 50%～80%，且存在 1%～2% 的假阳性。此方法适用于在高危人群中进行普查，以及肺内孤立影或是原因不明咯血之确诊。

2. 经皮肺穿刺细胞学检查

此方法适用于外周型病变且由于种种原因不适合开胸的病例，其他方法又未能确立组织学诊断时。目前倾向与 CT 结合用细针，操作较安全，并发症较少。阳性率在恶性肿瘤中为 74%～96%，良性肿瘤则较低（50%～74%）。并发症有气胸 20%～35%（其中约 1/4 需处理）、小量咯血 3%、发热 1.3%、空气栓塞 0.5%、针道种植 0.02%。胸外科因具备胸腔镜检、开胸探查等手段，应用较少。

3. 胸腔穿刺细胞学检查

怀疑或确诊为肺癌的患者，可能会有胸腔积液或胸膜播散转移，胸腔穿刺抽取胸腔积液的细胞分析可明确分期，对于某些病例，还可提供诊断依据。对于伴有胸腔积液的肺癌来说，支气管肺腺癌有最高的检出率，其细胞学诊断的阳性率达 40%～75%。如果穿刺获得的胸腔积液细胞学分析不能做出诊断，可考虑选择进一步的检查手段，如胸腔镜等。

4. 斜角肌和锁骨上淋巴结活检

对于肺癌患者，常规活检不可扪及的斜角肌或锁骨上淋巴结很少发现转移；可扪及锁骨上淋巴结的患者，诊断率近乎 90%。活检术偶见气胸、大出血等并发症，即便很少有并发症，对于在斜角肌或锁骨上可触及淋巴结的病例，目前提倡应行细针抽吸活组织检查（FNAB）而保留淋巴结的手术活检。常规组织学和适当的免疫组化检查有助于细胞分型的诊断。

5. 血清肿瘤标志

已发现很多种与肺癌有关的血清肿瘤标志，这些标志物可能提示致癌因素增强，或"解毒"某些致癌原的程度。肺癌血清肿瘤标志物可能成为肿瘤分期和预后分析的有价值的指标，并可用于评价治疗效果。肿瘤标志物检测结果必须综合其他检查结果，不能单独用于诊断癌症。

6. 单克隆抗体扫描

采用单克隆抗体普查、诊断和分期是目前的一个试验领域，用放射物质标记的抗癌胚抗原（MoAb）的免疫荧光影像已有报道。目前一般采用的是 ^{111}In 或 ^{99}Tc 做标记，分别有 73% 的原发肿瘤和 90% 的继发肿瘤吸收放射性标记的抗体，抗体的吸收还受肿瘤大小和部位的影响。

（二）其他辅助检查

1. X 线诊断

X 线为诊断肺癌最常用之手段，其阳性检出率可达 90% 以上。肺癌较早期的 X 线表现有：①孤立性球形阴影或不规则小片浸润；②透视下深吸气时单侧性通气差，纵隔轻度移向患侧；③呼气相时出现局限性肺气肿；④深呼吸时出现纵隔摆动；⑤如肺癌进展堵塞段或叶支气管，则堵塞部远端气体逐渐吸收，出现节段不张，这种不张部如并发感染则形成肺炎或肺脓肿。较晚期肺癌可见：肺野或肺门巨大肿物结节，无钙化，分叶状，密度一般均匀，边缘有毛刺，周边血管纹理扭曲，有时中心液化，出现厚壁、偏心、内壁凹凸不平的空洞；倍增时间短；当肿物堵塞肺叶或总支气管时出现肺叶或全肺不张，胸膜受累时可见大量胸液，胸壁受侵时可见肋骨破坏。

2.CT检查

在肺癌的诊断与分期方面，CT检查是最有价值的无创检查手段。CT可发现肿瘤所在的部位和累积范围，也可大致区分其良、恶性。以往认为钙化是良性病变的影像学特征，但在小于3 cm的肺阴影中，7%的恶性肿瘤也有钙化。CT还可以清晰显示肺门、纵隔、胸壁和胸膜浸润，用于肺癌的分期。腹部CT对于观察腹内诸脏器如肝、肾、肾上腺等有无转移非常有帮助。

3.磁共振成像（MRI）

MRI在肺癌的诊断和分期方面有一定价值。其优点在于可以在矢状和冠状平面显示纵隔的解剖，无须造影清晰地显示中心型肿瘤与周围脏器血管的关系，从而判断肿瘤是否侵犯了血管或压迫包绕血管，如超过周径的1/2，切除有困难，如超过周径的3/4，则不必手术检查。肿瘤外侵及软组织时，MRI也能清晰显示，对肺上沟瘤的评估最有价值。在检查肺门和纵隔淋巴结方面，MRI与CT相似，可清晰显示肿大的淋巴结，但特异性较差。

4.支气管镜检查

支气管镜检查的阳性检出率达60%～80%，一般可观察到4～5级支气管的改变如肿物、狭窄、溃疡等，并进行涂刷细胞学、咬取活检、局部灌洗等。这种检查一般比较安全，也有报道，9%～29%活检后并发出血。遇见疑似类癌并直观血运丰富的肿瘤应谨慎从事，最好避免活检创伤。

5.发射型计算机断层扫描仪（ECT）检查

ECT骨显像能比普通X线片提前3～6个月发现病灶，可以较早地发现骨转移灶。如病变已达中期，骨病灶部脱钙达其含量的30%～50%以上，X线片与骨显像都有阳性发现。如病灶部成骨反应静止，代谢不活跃，则骨显像为阴性，X线片为阳性，二者互补，可以提高诊断率。

6.纵隔镜检查

当CT可见气管前、气管旁及隆突下等处组淋巴结肿大时，应全麻下行纵隔镜检查。在胸骨上凹部做横切口，钝性分离颈前软组织到达气管前间隙，钝性游离出气管前通道，置入观察镜缓慢通过无名动脉之后方，观察气管旁、气管支气管角及隆突下等部位的肿大淋巴结，用特制活检钳解剖剥离取得活组织。临床资料显示总的阳性率为39%，死亡率约占0.04%，1.2%发生并发症如气胸、喉返神经麻痹、出血、发热等。

7.全身正电子发射体层像（PET）检查

PET可以发现意料不到的胸外转移灶，能够使术前定期更为精确。胸外转移病例中无假阳性率，但是在纵隔内肉芽肿或其他炎性淋巴结病变中，PET检查有假阳性发现，需经细胞学或活检证实。

五、发病机制

（一）直接扩散

癌肿不断增长，可阻塞支气管管腔，同时还向支气管外的肺组织内扩展。靠近肺外围的肿瘤可侵犯胸膜和胸壁，中央型或靠近纵隔的肿瘤更可侵犯其他器官。巨大的肿瘤可发生中心部分缺血性坏死，形成癌性空洞。

（二）血行转移

血行转移是肺癌的晚期表现。癌细胞随肺静脉回流到左心后，可转移到体内任何部位，常见转移部位为肝、脑、肺、骨骼系统、肾上腺、肾和胰。

（三）支气管内播散

肺泡细胞癌病例，细支气管和肺泡壁上的癌细胞很容易脱落，癌细胞可以经支气管管道扩散到邻近的肺组织中，形成新的癌灶。

（四）淋巴转移

肺的淋巴引流有一定的规律。右肺上叶流向右肺门及右上纵隔淋巴结。右肺中叶流向中、下叶汇总区淋巴结，隆突下及右上纵隔淋巴结。右肺下叶流向中、下叶汇总区，隆突下淋巴结，下肺韧带以及右上纵隔淋巴结。左肺上叶流向主动脉弓下（Bottallo）淋巴结、左前上纵隔淋巴结。左肺下叶淋巴流向上、下叶汇总区，隆突下淋巴结以及跨越纵隔到右上纵隔淋巴结。

肺癌的组织学分类：主要的肺癌病理类型被分为小细胞肺癌和非小细胞肺癌两大类。WHO组织病理学分类是基于光镜指标并参考组化、免疫组化、电镜等辅助检查结果。

六、治疗

肺癌的治疗有外科治疗、放射治疗、化学疗法和免疫疗法。外科治疗已被公认为治疗肺癌的首选方法，要依据肺癌临床分期选择治疗方案。根治性切除到目前为止是唯一有可能使肺癌患者获得治愈从而恢复正常生活的治疗手段。术前必须评估患者是否耐受手术。这些检查通常包括临床物理检查、肺通气功能、血液检查等。对于边缘患者，应采用肺灌注扫描以更准确评估肺功能，或采用耐力试验和冠状动脉造影来评估心脏功能。

手术适应证：①临床分期为Ⅰ期、Ⅱ期及ⅢA期的非小细胞肺癌，也就是T级不大于3，肿瘤仅仅侵及膈肌、胸壁、胸膜、心包、接近隆突伴有全肺不张时。淋巴结上限为N2，同侧纵隔内有转移，而尚未扩到更远处时，M为0，尚无远处转移。②小细胞肺癌的适应证要求更严，即分期限于Ⅰ期及Ⅱ期。至于手术中确立的N2病变，如果尚能达到根治性切除，则不应放弃手术努力。小细胞肺癌术后一律辅助化疗。③尚无细胞病理佐证的肺内阴影，根据病史、体检、影像学等表现癌的可能性较良性病变为大时，应手术探查，如开胸后宏观仍不能肯定性质，可做快速病理或细胞学检查。④虽然病期已经偏晚，T达到4级，N达到3级，甚至M为1（如孤立的脑转移时）时，对于无法控制的肺内并发炎症高热不退或肺不张影响到换气功能产生血氧合低下者，为了减轻症状，也可以施行姑息性手术。

手术禁忌证：①远处转移，包括肝、脑和骨骼系统以及锁骨上和腋下淋巴结转移；②广泛肺门和纵隔淋巴结转移，在临床上产生上腔静脉受压，同侧喉返神经麻痹或服神经麻痹；③已侵入胸膜引起血性胸膜腔积液，且积液中找到癌细胞，或已侵入胸壁组织或同一叶内另有结节；④患者一般情况差，有较严重的并发症如肺部慢性感染、肺气肿、通气换气功能低下、心功能不足、心力衰竭，3 个月以内的心绞痛发作史及或心肌梗死史，3 个月以内的脑血管意外、肾功能不佳等，难于耐受手术。

（一）非小细胞肺癌的治疗

非小细胞癌（NSCLC）对化疗的反应不理想，因此手术是最佳的治疗选择，但除了局限的肿瘤以外，手术疗效较差。放疗对少数病例有效，且可姑息治疗多数病例。化疗对晚期病例可一般改善生存期，且能缓解症状。

1. Ⅰ期非小细胞肺癌

手术治疗为主，采用的切除方式依据肿瘤的部位和大小，肺叶切除是切除完整的肺叶，段切除是切除支气管肺段，楔形切除用于小的周边肿瘤，楔形切除肺组织，袖状切除用于累及主支气管的肿瘤。手术可采用开胸或胸腔镜（VAT）方式。临床试验并未证实化疗可延长Ⅰ期非小细胞肺癌生存期和无瘤存活时间。

2. Ⅱ期（N1）非小细胞肺癌

Ⅱ期肺癌占 NSCLC 的 12%～19%，现在采用的是治疗性手术切除为主，但因有淋巴结转移，肺癌已属全身性疾病，常规采用肺叶切除加淋巴结清扫术式，再辅助化疗或放疗以控制淋巴结微小残留病灶。中心型肺癌累及主支气管或主肺动脉干时，肺门转移淋巴结粘连或侵犯主支气管时，应做全肺或袖式切除。如果患者不能耐受或其他原因不能接受完整解剖的肺切除术，也可采用更小范围的切除术式。纵隔淋巴结清扫不仅有益于术后病理分期，还可能延长ⅡA 期术后存活时间。

3. Ⅱ期（T3）非小细胞肺癌的治疗

T3 期胸壁侵犯多采用整块切除术治疗，配合术前放疗可缩小原发瘤体积、增加手术切除率、减少术中种植转移的可能性。因瘤体大、局部切除困难、部分淋巴结转移者等局部切除不满意时，可选择术后放疗。T3 期中心型肺癌即主支气管内肿瘤距隆突不足 2 cm，但未侵及隆突，多行全肺袖式切除术，但手术治疗难度较大。

4. ⅢA 期肺癌的治疗

ⅢA 期肺癌采用的治疗方案是化疗、放疗或两者结合，辅以有选择的手术切除术，有助于延长生存期。而不能手术的ⅢA 期肺癌，只能选择放疗或化疗，其放疗的 5 年生存期为 5%～10%。术后新辅助化疗方案为卡铂、紫杉醇化疗方案，然后纵隔放疗，共照射 28 次，总剂量为 50.4 Gy。肺上沟瘤直接侵犯胸壁，宜采用手术切除。

5. ⅢB 期肺癌的治疗

此期肺癌的最佳治疗是单独采用化疗和放疗或联合治疗，也有人对有选择的患者采用手术切除（主要针对 T4），这要依赖于肿瘤的部位和特性。联合治疗可减少死亡率，罕有长期存活的病例。

6. Ⅳ期肺癌的治疗

本期以化疗为主，根据病情选用姑息性放疗、免疫治疗、皮质甾体类药物、镇痛药和抗生素治疗，可延长生存期和缓解症状。

（二）小细胞肺癌（SCLC）的治疗

1. 局限期 SCLC 的治疗

仅 1/3 的 SCLC 患者在诊断时属局限期，化疗是治疗局限期 SCLC 的主要手段，现在多选择联合化疗和胸部放疗：① EC：依托泊苷（鬼臼乙叉苷）+ 顺铂 +4000～4500 cGy 的胸部放疗。② ECV：依托泊苷（鬼臼乙叉苷）+ 顺铂 + 长春新碱 +4500 cGy 胸部放疗。完全缓解的患者也应给予预防性颅脑放疗（PCI）以防止 CNS 转移；有肺功能损害或疗效较差的患者，联合化疗（做或不做 PCI）；对高选择性的病例，在化疗或化疗加胸部放疗后，行外科切除（做或不做 PCI）。

2. 弥漫期 SCLC 的治疗

弥漫期 SCLC 患者的化疗方案，类似于局限期患者所使用的方案。因此期病变已广泛转移，故一般很少采用胸部放疗。文献报道有较好疗效的联合化疗（做或不做 PCI）方案为：① CAV：环磷酰胺 + 阿霉素 + 长春新碱。② CAE：环磷酰胺 + 阿霉素 + 依托泊苷（鬼臼乙叉苷）。③ EP 或 EC：依托泊苷（鬼臼乙叉苷）+ 顺铂。

七、护理

（一）一般护理

保持室内空气新鲜，每日上午、下午分别开窗通风 30 分钟，但应避免冷风直吹患者。室内温度、湿度应适宜，环境安静，无噪声，避免一切不良刺激，保证患者充足的休息，一般每天保证睡眠 7～9 小时。疼痛严重或伴呼吸异常及手术后应及时给予氧气吸入。

（二）饮食护理

饮食应以高热量、高蛋白质、丰富的维生素和微量元素、适量脂肪为原则。食物以清淡、易消化、无刺激性、营养丰富为宜。

（1）可选用被认为有抗癌作用的蔬菜、水果，如花椰菜、包心菜、胡萝卜、番茄、青椒、菠菜、柠檬、柿子、杏、芽菜等；主食以富含纤维素及微量元素的全谷类、豆类为好；同时此类患者因机体消耗较大，应注意热量及蛋白质的补充。红薯可以作为预防阿片类药物引起的便秘的推荐食物。

（2）若疼痛明显，宜适当多吃鱼、鹌鹑、蟹、鲫鱼、油菜、丝瓜、猕猴桃、核桃、荞麦、杨桃、杏仁、茄子、芥菜、金橘等，这些食物被认为具有一定的协助镇痛作用。

（3）放射治疗、化学治疗及手术后的患者，宜多吃海参、甲鱼、禽肉、鱼、乳类、豆类、猪蹄、大枣、花生、核桃、黑木耳、胡萝卜、芝麻、鹿茸、人参、灵芝、蜂蜜、骨头汤、动物血等，以提高机体免疫力，有助于提升白细胞水平。

（4）化学治疗、放射治疗引起恶心、呕吐、上腹疼痛、食欲差者，可食用具有开胃作用的食品，如山楂、扁豆、山药、白萝卜、香菇等，同时要细嚼慢咽、少食多餐。若进食时恶心、呕吐，可口服鲜姜汁 3～5 mL，不宜喝过多的汤类。

（5）忌食生葱、生蒜、母猪肉、南瓜、煎炒、油炸、烟熏、腌制、荤腥、厚味、陈腐等食品。

（6）忌烟、酒、咖啡、可可、浓茶及辛辣等刺激性食物。

（三）病情观察

严密观察病情变化，注意疼痛的部位、性质及程度变化，并按医嘱定时进行疼痛评估和记录，注意疼痛是否有规律性，疼痛发作和缓解与药物、情绪和其他因素是否存在一定的关系，同时注意观察疼痛时有无伴随症状。严密观察记录体温、脉搏、呼吸、血压的变化。如有病情加重或出现突发性疼痛，应及时报告医师，并协助医师进行紧急处置。

手术后的患者应严密观察术后并发症，常见的有呼吸困难、缺氧、高碳酸血症、张力性气胸、纵隔移位、反常呼吸、出血、血胸、低血容量性休克、心律失常、心力衰竭、心肌梗死、呼吸心搏骤停、肺栓塞、胸膜残腔、支气管胸膜瘘、肺不张、肺炎、急性肺水肿、皮下气肿、感染、腹胀等。若发现异常，应及时报告主管医师，并给予妥善处理。

（四）止痛治疗的观察与护理

（1）当确定患者应用镇痛药物治疗时，在接受治疗前，对患者的疼痛认真进行综合评估、准确记录。在用药后的 0.5 小时、1 小时、2 小时、4 小时、6 小时、24 小时，分别观察、记录患者的精神状态、表情、意识、睡眠等，并注意疼痛缓解情况及伴随症状的变化，如果第一次给药后患者即出现嗜睡，且疼痛已缓解或给药 24 小时后仍未达到满意的效果，应及时报告医师。在镇痛药的增减过程中，更应注意观察患者的反应及药物的疗效，特别应重视药物过量及戒断症状的出现。护理过程应认真做好记录，为满意的治疗提供有力的依据。

（2）镇痛药物的应用，应严格按照国际疼痛协会（IASP）规定的三阶梯治疗原则，严格遵医嘱按时给药，及时评估。熟悉三阶梯止痛治疗原则的基本内容，充分理解"按时给药，按阶梯给药，个体化给药、注意细节"的重要意义，并向患者详细解释三阶梯给药的方法及按时给药的重要意义；同时应向患者解释应用镇痛药常出现的不良反应，如恶心、呕吐、便秘、胃刺激症状等，使患者消除焦虑、恐惧心理，积极配合医护人员进行治疗和不良反应的预防。

（3）应用阿片类药物还可出现头晕、幻觉、精神错乱、过度镇静、嗜睡、直立性低血压、呼吸抑制等不良反应，应加强观察，注意识别。同时应向患者解释，不是所有应用阿片类药物的患者都一定会出现这些不良反应，而是个体差异很大，每个人的反应不尽相同。

（4）肿瘤患者应用的化学治疗药物、镇痛药物及放射治疗，均可能引起恶心、呕吐、便秘等，应注意区分镇痛药、化学治疗药或放射治疗等其他因素引起的不良反应。一般情况下，阿片类药物引起的恶心、呕吐多在 4~7 天自行减轻或缓解，或在应用阿片类药物的同时给予甲氧氯普胺或多潘立酮等药物时会明显减轻。便秘常是阿片类药物最常见的不良反应，也是患者不可耐受的。若出现便秘，应向患者解释，让患者了解这是阿片类药物所引起，同时指导患者在医护人员的帮助下自觉加以预防和积极进行治疗。如多饮水，适当活动；进食含纤维素丰富的食物，多吃蔬菜水果，指导患者每日晨起饮蜂蜜水或柠檬水 200 mL；下腹部顺时针按摩，每日早、晚各 30 分钟；养成定时排便的习惯，选择习惯的排便方式；避免情绪紧张等，对于预防便秘都可以起到积极的作用。必要时遵医嘱应用缓泻药，严重者应予以灌肠通便。

（5）呼吸抑制和过量中毒是阿片类药物最严重的不良反应。呼吸抑制发生率较低，往往出现在初次应用阿片类药物剂量较大，或剂量增加幅度过大，以及合并慢性哮喘、上呼吸道梗阻、肺源性心脏病、肺气肿等肺功能障碍的患者。因此，在应用阿片类药物前应注意询问疾病史，有阻塞性肺病史者应慎用或禁用。在用药的过程中，若发现患者瞳孔缩小如针尖样，呼吸频率减慢，通常每分钟不足 8 次，即说明发生呼吸抑制；若同时伴有心动过缓、血压下降、骨骼肌松弛、皮肤湿冷，甚至睡眠加深不易唤醒或已进入昏睡状态，甚至昏迷，此时应考虑吗啡过量。以上情况均应立即报告医师，并迅速遵医嘱给予氧气吸入，纳洛酮、呼吸兴奋药静脉应用，减少阿片类药物的用量等抢救措施，以尽快纠正呼吸抑制。

（6）使用多端吉透皮贴的患者，应正确使用。在使用前，详细阅读说明书，按说明书中的要求正确操作。一般选择活动影响小、皮肤较平坦的前胸、后背或大腿外侧，贴前应将局部皮肤清洗干净，使其干燥，局部皮肤无破损及皮肤病，不能使用任何洗剂及涂搽任何护肤剂，以免影响药物的吸收。透皮贴应平坦、无皱褶地与皮肤紧密贴合，避免被水、汗液、排泄物等污染。贴片局部也不能加压、加热等，以免改变药物的吸收速度，而影响治疗效果。每片贴剂有效时间为 72 小时，在更换贴片时，也要更换部位。一般情况下，从后背（或前胸）更换到前胸（或后背），以减少对局部皮肤的刺激，也有利于药物的吸收。在治疗过程中，有的患者出现皮肤潮红、瘙痒或皮疹等，多数在更换部位后自行消失，切勿用手抓、用力搓擦或涂乙醇等，以免损伤皮肤。个别患者也会出现过度镇静、呼吸减慢等情况，应及时观察，及时报告医师，防止药物过量中毒。

（7）患者自控镇痛（PCA）治疗的护理：PCA 给药途径包括静脉给药、皮下给药、硬膜外腔、神经干或神经丛给药，以皮下给药最为方便，易于管理，较为常用。使用时应注意在药物配制过程中严格无菌操作，严格执行"三查、七对"制度。药物配制后要注意排出储药囊和管路内的气体，将所用药物的名称、浓度、给药量和配制的容量标记在泵上。给药后注意检查接口与管路连接是否紧密，有无漏液现象。在使用该装置前，要认真阅读说明书，严格按说明书要求操作。在穿刺成功后，要妥善固定针头，防止脱出。在治疗过程中，注意观察泵的运行情况，注意药液控制是否准确，防止过快或过慢。同时注意观察患者的反应，及时评估止痛效果和不良反应，尤其应注意观察患者的呼吸情况，以便及时发现呼吸抑制或过量中毒现象。

（8）为了减少对患者的刺激，对于疼痛患者的治疗、护理要集中进行。操作时动作要轻柔、敏捷，不在患者面前谈论疾病及疼痛话题，不要经常询问患者的疼痛感受，要用轻松、自然、镇定的心态，引导患者转移注意力，以减少疼痛刺激。患者在如厕或下床活动时，应注意动作要缓慢，并注意扶持，防止引起直立性低血压而发生意外。

（9）在大剂量应用吗啡类药物镇痛时，特别是椎管内或蛛网膜下腔给药时，应严密观察患者的呼吸情况。当出现呼吸频率减慢，每分钟不足 10 次，伴有瞳孔缩小、血压下降、皮肤湿冷或伴有嗜睡等情况时，应首先考虑有发生呼吸抑制或药物过量的可能，应立即报告医师，给予吸氧，准备纳洛酮、呼吸兴奋药等遵医嘱应用。

（五）心理护理

疼痛是肺部肿瘤患者晚期较常见的症状，其疼痛程度与病变的部位密切相关。当出现疼痛时，几乎所有患者都会出现恐惧心理，有人甚至认为疼痛是死亡的先兆，只要出现严重的疼痛，说明疾病到了不能医治的程度。因此应及时评估患者的心理状态，针对患者的心理反应，耐心做好解释工作；同时要引导患者将注意力转移到疾病以外，如引导患者分散注意力，参加病区的健康教育活动，与患者谈心，让其回忆过去有意义的人和事，回忆过去工作的成就感，谈论患者感兴趣的话题，使患者能够正确认识疾病，正确认识人生的价值，正确面对现实，建立起与疾病做斗争的信心和勇气，达到用最小的镇痛剂量的药物控制疼痛，使患者处于无疼痛状态。

（六）健康教育

（1）向患者及家属解释疼痛的发生是由多种因素作用的结果，如疾病本身可引起疼痛，而疾病在治疗过程中又不可避免地带来疼痛，如手术、放射治疗、穿刺、注射等，但疼痛的程度与人的情绪和自身的斗志呈负相关。当你越怕疼痛时，疼痛就越加重，而当你勇敢面对，不去过多关注它时，它反而会离你远一些。

（2）指导患者学会疼痛程度的自我评估方法，在什么情况下将疼痛报告给医护人员，怎样正确描述疼痛等，并说明疼痛的正确评估和及时报告在疼痛治疗中的重要作用。

（3）教育患者及家属不要惧怕阿片类药物的不良反应，特别是传说中的"成瘾性"，向患者及家属解释，阿片类药物的"成瘾性"是身体对药物产生的一种心理依赖，在阿片类药物滥用（如吸食毒品、不正确的应用等）情况下才能产生。只要遵医嘱系统进行治疗，特别是在口服用药的情况下，一般不会发生这种现象，请患者及家属不必为此担心，可以放心治疗。但也应向患者说明，如果在治疗过程中出现用药后欣快感，或渴望再次用药现象，应及时报告给医护人员。

（4）指导患者注意疼痛发作的时间、部位，疼痛的发作与缓解有无相关因素，应用镇痛药物的疗效，并注意记录，以供治疗参考。

（5）向患者解释，使用非甾体解热镇痛药及阿片类镇痛药易出现的不良反应，如恶心、呕吐、便秘、头晕、尿潴留、嗜睡、直立性低血压等，有少数患者还可出现幻觉、精神错乱、呼吸费力等。指导患者当出现上述症状时及时向医护人员报告，在医护人员的指导下给予应对，切勿自行停药、减少药物剂量，更不能自行进行药物治疗，以免引起严重后果。

（6）使用自控镇痛泵及透皮贴的患者，一定要根据医嘱严格控制剂量，切忌私自加减剂量。若出现疼痛或其他异常情况，应及时与医生联系。

（7）使用阿片类药物镇痛的患者，应向其解释，如果出现心烦、坐卧不宁、打呵欠、流涕、出汗或渴望用药的感觉，应及时报告医护人员，不能坚持，也不要自行用药。若出现这些症状，要努力使自己改变环境，选择自己已往感兴趣的活动，尽量使自己的注意力指向外界，以减轻自我体验。

（8）指导患者学会自我掌控情绪的方法，如感觉疼痛、心烦意乱、恐惧不安、心悸、胸闷时，应及时转移注意力，或改变一下环境，或打开窗户，呼吸新鲜空气，观察室外景象，或选择静坐、深呼吸、听轻音乐、看电视等。这些方式都可以改善心情，减轻心理压力，减轻疼痛体验。

（9）指导患者建立健康的生活方式，如有规律的作息，保持良好的心理状态，不追逐名利，远离纷争，合理膳食，避免感冒，戒烟、忌酒及刺激性食物，适当活动，以提高机体免疫力，促进康复。

第四节　纵隔肿瘤的护理

一、概述

纵隔位于胸部正中，呈梯形，上窄下宽，是两侧胸膜腔之间的一个间隙。其前为胸骨，后为脊柱及邻近的后肋，上部为胸腔入口，下为膈肌。由于纵隔内组织器官较多，其胎生来源复杂，因此纵隔内的肿瘤来源迥异，种类繁杂。目前，已知纵隔肿瘤有70多类，最常见的有纵隔畸胎肿瘤、神经源性肿瘤、胸腺肿瘤、血管瘤、脂肪瘤、淋巴瘤等。纵隔肿瘤也可分为原发性肿瘤和继发性肿瘤，其肿瘤的性质多以良性为主，占70%～90%，其余为恶性肿瘤。良性肿瘤对身体的危害较轻，恶性肿瘤多以压迫症状、胸痛、咳嗽、气短等为常见。

二、特殊检查

纵隔内的肿瘤，由于发病部位较复杂，其诊断所用的特殊检查往往不确定。

（一）X线检查

（1）胸部X线透视：可从各个角度观察肿块阴影的形态、大小以及与周围的关系，肿块是否随体位和呼吸运动而改变形态、有无搏动等。

（2）胸部X线摄片：将透视观察到的肿块情况进行记录，有利于临床分析。

（3）CT扫描检查：可显示X线透视和摄片不能显示的胸腺肿瘤。观察纵隔内部解剖关系和病灶部位，测定肿物的密度，帮助判断肿物的性质，分辨瘤内体液、脂肪、钙化斑、骨质等，并能观察肺门淋巴结是否肿大以及此处的实质肿块。

（4）MRI检查：主要是帮助检查血管受肿瘤侵犯的程度，较容易区分血管、肿块、淋巴结，不需要使用造影剂，较CT清晰。

（5）计波摄影：可显示肿物有无搏动及搏动的形式，有利于区分主动脉肿瘤与其他纵隔肿瘤。

（6）上消化道钡剂：主要了解肿瘤是否来自食管、食管有无移位等。

（7）气管、支气管造影：主要了解气管、主支气管管壁有无受累、受压、移位等情况，有无狭窄、缺损，以及肿物与气道的关系。

（8）血管造影和DSA：主要是通过奇静脉、腔静脉或胸主动脉造影来区分肿物是否来自血管及与血管的关系。

（9）核素 ^{131}I扫描：主要是用来诊断胸内甲状腺肿瘤。

（二）超声诊断

近年来，应用B超能得到与CT相似的纵隔横断层图像，可了解肿物的大小、部位、囊性或实性，以及与周围的关系。

（三）活体组织检查

在X线、CT或B超引导下穿刺肿物，对吸取物进行活体组织检查，是肿瘤确诊最可靠的方法。也可通过纵隔镜对淋巴瘤、类肉瘤和肿大的淋巴结进行鉴别诊断。

（四）放射治疗诊断

对纵隔中生长较快的肿瘤，可试用组织量20 Gy照射，若肿块明显缩小或消失，即可诊断为对放射线敏感的肿瘤，如恶性淋巴瘤。

（五）气管镜、食管镜检查

气管镜和食管镜可以了解肿块与气管、食管的关系，观察有无受压及受侵犯情况，还可对纵隔肿瘤或囊肿进行诊断或鉴别诊断。

三、护理

（一）纵隔肿瘤患者如何进行心理治疗

纵隔肿瘤患者的首发症状往往是胸部憋闷、咳、喘、透不过气来等，常让人有一种十分恐惧的濒死感。再加上这类患者大都须行开胸术，且有复发之危险，故人们对其恐惧也情有可原。因此，作为心理治疗的首要环节，就是纠正患者对纵隔肿瘤的极度恐惧之认识，告诉他们大多数这类病症患者经过中西医学的合理综合治疗是可以康复的，让他们首先具有战胜疾病的勇气与信念，能积极配合治疗。

这类患者的兼症很多，如恶性贫血、重症肌无力、胸腔积液等，患者常因此而极度悲观、失望、沮丧。其实这类癌症有许多成功控制的案例。因此，首先要让患者在认识上有正确看法，信念上要积极、坚定。

本病的治疗周期较长，如何帮助患者保持思想娴静、开朗乐观、形成热爱生命的平和心境，也很重要，它有利于促进患者康复，防止复发和转移。

（二）常见的酸性食物和碱性食物

（1）强酸性食品：蛋黄、奶酪、白糖做的西点或柿子、乌鱼子、柴鱼等。

（2）中酸性食品：火腿、培根、鸡肉、鲫鱼、猪肉、鳗鱼、牛肉、面包、小麦、奶油、马肉等。

（3）弱酸性食品：白米、落花生、啤酒、酒、油炸豆腐、海苔、文蛤、章鱼，泥鳅。

（4）弱碱性食品：红豆、萝卜、苹果、甘蓝菜、洋葱、豆腐等。

（5）中碱性食品：萝卜干、大豆、红萝卜、番茄、香蕉、橘子、番瓜、草莓、蛋白、梅干、柠檬、菠菜等。

（6）强碱性食品：葡萄、茶叶、海带芽、海带、柠檬等。

第五节　食管癌的护理

一、基本概念

食管癌主要是指来自食管黏膜鳞状上皮细胞的恶性肿瘤，是威胁人类健康的常见恶性肿瘤之一。其发病年龄以 40 岁以上多见，且随年龄增长而发病率上升。发病率与饮食习惯有关，区域性明显，男性发病明显高于女性，据统计，两者之比为（2～4）：1。

二、发病因素

目前，食管癌的确切病因尚不清楚，但被认为与下列因素密切相关。

（一）物理化学因素

目前，研究者认为长期进食过快、食物过热、吸烟、饮酒等可造成食管黏膜损伤，引起局部炎性反应及上皮细胞增生，继而发生恶变。

（二）硝酸盐类食物刺激

现在，食管癌被公认的病因是食物中含有较高的硝酸盐物质的长期作用，可诱发食管癌。此外，食物中含有较高的黄曲霉毒素、黑曲霉毒素、镰刀菌毒素、甲苄亚硝胺、肌氨酸乙酯亚硝胺、甲戊亚硝胺和二乙基亚硝胺等均是诱发食管癌的主要因素。上述这些物质主要存在于腌制的食品中，特别是肉、禽、鱼等食物中，也可存在于不新鲜的蔬菜、水果，发霉的玉米、花生以及谷类食物中。

（三）免疫功能缺陷及细胞基因变异的作用

调查表明，食管癌患者有家庭集聚现象；也有资料证明，免疫功能缺陷、细胞基因变异与食管癌发生有一定的关系。

三、临床表现

食管癌起病隐匿，早期多无症状。进展期部分患者有食管内异物感，或食物通过时缓慢或有哽噎感，也可表现为吞咽时胸骨后烧灼、针刺样或牵拉样疼痛。有少数患者时有胸骨后不适感、紧缩感、胀闷感，特别是进食时有摩擦不畅感。若出现进行性吞咽困难、食物反流、胸骨后及背部正中有持续性疼痛，提示食管癌已进入进展期。病变晚期因长期摄食不足可伴有明显的营养不良、消瘦、恶病质，并可出现癌转移、压迫等并发症，如癌肿压迫喉返神经引起声音嘶哑、骨转移引起疼痛、肝转移引起黄疸等。肿瘤侵犯邻近器官并发穿孔时，还可引起突然剧烈的腹痛、纵隔脓肿、肺炎等，部分患者在上腹部偶可摸到质硬的腹部包块，或触到锁骨上肿大淋巴结。

四、特殊检查

（一）X线检查

一般情况下，食管癌早期常不易发现；当观察到黏膜皱襞增粗、纤曲、中断、局限性充盈缺陷、管腔变窄、蠕动减弱或消失时，往往已到中晚期。

（二）内镜检查

此方法是食管癌确诊最有效的检查方法，可以观察到微小的病变，明确病变部位，初步分辨良、恶性，但不能分期。内镜可以钳取病灶组织进行病理检查。

（三）食管钡剂造影

本方法主要用于不适合做胃镜的患者，可以观察到病灶部位、形状，是否有食管外转移或扩散等。

五、疼痛特点

食管癌的患者早期多无疼痛，个别患者可有前胸部烧灼样不适。随着病情进展，逐渐出现吞咽时胸骨后烧灼、针刺样或牵拉样疼痛，胸骨后及背部正中持续性隐痛，逐渐加重，定位一般不确切。有的可向颈肩部放散，若出现上腹疼痛则提示有胃小管或腹腔转移。肿瘤侵犯邻近器官并发穿孔时，可出现较剧烈的疼痛。若引起纵隔脓肿、肺炎等，可出现胸痛。骨转移引起的疼痛多位于转移部位，可为钝痛、酸麻胀痛，若侵犯脊椎骨，引起脊髓压迫症状时，可出现严重的神经根性疼痛。

六、疼痛评估

详细询问病史，认真进行体格检查，进行必要的辅助检查，根据患者的主诉及疼痛的综合评估，用语言测定评分法（VRS）将疼痛分为轻度、中度和重度疼痛。再让患者用数字疼痛评分法（NRS）对疼痛程度进行自我评估，然后根据 VRS 与 NRS 的对应关系，将疼痛确定为轻度疼痛 1~3 分，中度疼痛 4~7 分，重度疼痛 8~10 分。根据评估结果，选择治疗方案。

七、治疗方案

（一）抗肿瘤治疗

1. 手术治疗

早期食管癌病变在 5~6 cm，无远处转移是手术治疗最好的适应证。手术的种类一般分为根治性切除术、姑息性切除术和减轻症状手术。需要进行哪类手术常根据病情发展的不同阶段而制订治疗方案。一般情况下，病变早期进行根治性切除术后，患者 5 年生存率 100%。

2. 放射治疗

放疗适用于术前以及患者拒绝手术和不能手术的患者。因食管癌多为鳞状细胞癌，对放射治疗较敏感。常采用 ^{60}Co、直线加速器、感应加速器等在体外或食管内进行照射。据有关资料表明，近期疗效可达 90% 以上。

3. 化学治疗

化疗常与手术、放射治疗联合进行，常用的药物有顺铂、长春新碱、丝裂霉素、博来霉素等，其中 2~3 种联合应用疗效较好。

4. 内镜下治疗

内镜下治疗的方法较多，如内镜使用 Nd：YAG 激光治疗、氦氖激光治疗、微波治疗、电化学治疗、铜蒸气激光动力学治疗，或先用上述治疗使食管梗阻解除后放置记忆支撑支架等。

但有专家介绍用"三联疗法"治疗效果优于上述治疗方法。"三联疗法"即先用铜蒸气染料激光照射，再用微波治疗后，最后行局部注射化学治疗药物：氟尿嘧啶 500 mg ＋丝裂霉素 8 mg，注射时根据病灶大小进行多点注射。但上述三种治疗方法可根据病变类型由临床医师有选择性地进行顺序安排，并不是上述顺序固定不变。

5. 其他治疗

如中医中药治疗、免疫微生物治疗等，常与上述治疗采取综合疗法，可起到互补作用。

（二）止痛治疗

（1）轻度疼痛（疼痛评分≤3 分）：①心理治疗：根据患者的心理状态及情绪反应，选择暗示疗法、松弛疗法、认知疗法等，帮助患者消除焦虑、恐惧心理，平稳心态，常起到减轻疼痛的作用。②阿司匹林：0.3~0.6 g，每 6~8 小时 1 次。③泰诺林控释片：650~1300 mg，每 8 小时 1 次。④意施丁：25 mg，早、晚各 1 次。⑤双氯芬酸：25~50 mg，每 6~8 小时 1 次，每日量不超过 300 mg。⑥美舒宁：50~100 mg，每日 2 次，或 200 mg 栓剂，直肠给药，每日 1~2 次。⑦赖氨酸阿司匹林：0.9~1.8 g，每日 1~2 次，肌内或静脉给药。⑧积极预防和治疗不良反应。⑨24~72 小时后再评估。

（2）中度疼痛（疼痛评分 4~7 分）：食管癌患者大多为轻度疼痛，应用第一阶梯药物常能有效止痛。当出现病灶周围浸润或远处转移时，可出现较严重的疼痛。此时可根据情况选择加用以下药物。①可待因：30~60 mg，每 4~6 小时 1 次。②曲马朵：

50～100 mg，每 4～6 小时 1 次。经口、肌内、静脉或皮下给药，或直肠给药，每日不超过 400 mg。③洛克曲：1～2 片，每 8～12 小时 1 次，经口或舌下含化。④氨酚待因：1 片，每日 3 次。⑤氨酚：1 片，每日 3 次。⑥路盖克：1～2 片，每 4～6 小时 1 次；或 0.5～1 片，必要时使用。⑦心理治疗：根据患者的心理状态，有针对性地选择暗示疗法、松弛疗法、认知疗法、认知 – 行为疗法等，转移注意力，分散疼痛感知 – 疼痛心境 – 疼痛反应的轴线，改变患者的思想观念和行为状态，提高疼痛阈，减少镇痛药物的用量。⑧积极预防和治疗不良反应。⑨ 24～72 小时或以后再评估。

（3）重度疼痛（疼痛评分＞7 分）：食管癌患者的重度疼痛主要发生在晚期及转移癌。临床上可根据具体情况选择加用下列方案。

①吗啡：10～30 mg，每 4 小时 1 次。经口、皮下或静脉给药。②吗啡：5～30 mg，每 4 小时 1 次；5～15 mg，必要时使用。经口、皮下或静脉给药。③美施康定：10～30 mg，每 12 小时 1 次；吗啡 5～10 mg，必要时使用。经口、皮下或静脉给药。④多瑞吉贴剂：2.5 mg，外贴，每 72 小时 1 次；吗啡 5～10 mg，必要时使用。经口、皮下或静脉给药。⑤心理 – 社会支持治疗：多采用松弛疗法、认知疗法、行为疗法及必要的社会支持，如亲人的关爱、单位领导的关心、亲朋好友的探望，治疗费用的保障等，使患者达到身心放松，无心理压力，端正态度，正确面对人生，积极配合治疗及护理，最大程度地减轻痛苦。⑥积极预防和治疗不良反应。⑦ 24 小时后再评估。

（4）经治疗 24～72 小时后，对治疗效果及患者的反应进行全面评估，分析疼痛不缓解的原因，依据评估结果，调整治疗方案。①再评估疼痛＞7 分：评估诊断，再滴定短效阿片类药；药物剂量均增加 50%～100%。继续加强心理社会支持。24 小时后再评估。②再评估疼痛 4～7 分：评估诊断，再滴定短效阿片类药；药物剂量均增加 25%～50%；继续加强心理、社会支持。24～72 小时后再评估。③再评估疼痛为 3 分：评估诊断，再滴定短效阿片类药，药物剂量均增加 25%；继续加强心理、社会支持；24～72 小时后再评估。

（5）直至疼痛程度≤2 分，将即释片改为缓释片，即释片备用。根据情况加用辅助药物，如抗惊厥药、抗焦虑药、抗抑郁药等。特别对于骨转移引起的神经病性疼痛，如电击样、撕裂样或烧灼样疼痛，阿片类药加抗惊厥药或抗抑郁药有良好的止痛效果。据有关临床资料表明，非甾体类解热镇痛药与阿片类药物联合应用能显著增强止痛效果。同时要加强心理社会支持治疗，积极防治药物不良反应，每 3～7 天再评估。

（6）经手术治疗、放射治疗或化学治疗等抗肿瘤治疗后，疼痛可明显减轻或缓解。在镇痛药减量或停药时，亦应遵循逐渐递减的原则。若出现暴发痛或疼痛复发情况，应及时评估、诊断，调整治疗方案。

（7）对于发生溶骨性骨转移及高钙血症的患者，应根据血清钙浓度，及时给予降血钙治疗，避免发生高血钙危象而危及患者生命，同时，对于转移性骨痛的治疗有积极的作用。临床常用的降血钙药物及常用的治疗方案有以下几种，可根据患者的实际情况选用：①降钙素：50～200 U，皮下或肌内注射，每日或隔日 1 次，或根据情况静脉应用。②屈磷酸钠：200 mg，每日 2 次，两餐之间服用。③氯屈磷酸钠：300 mg，先静脉滴注 3～5 天，然后改 1200 mg 胶囊经口服用，每日 2 次。④帕米磷酸二钠：60～90 mg，缓慢静脉滴注，每日 1 次。⑤阿仑磷酸钠：10 mg，每日 1 次，早餐前 30 分钟用 200 mL 温开水送服。⑥降钙素与化疗药物经皮骨转移灶供血动脉灌注，据有关资料表明，止痛有效率可达 76.1%。

八、护理方案

（一）一般护理

休养环境应安静、温馨、舒适、空气新鲜，室内每日上午、下午开窗通风 2 次，每次 20~30 分钟；避免对流风直接作用于患者，防止感冒。减少一切不良刺激，保证患者良好的休息和充足的睡眠。

（二）饮食护理

饮食应以高热量、高蛋白质、丰富的维生素及微量元素，适量的脂肪为原则。此类患者无论手术与否，都应注意食物一定要软、滑、无刺激性。

（1）食物以清淡、易消化、营养丰富的流质、半流质、软食为主，少量多餐。

（2）对含粗纤维的食物，如五谷类、绿叶蔬菜等，可将其切细、煮烂，切忌生、冷、硬、黏滞、辛辣、过热的食物。

（3）食用鱼、禽类及动物肉时，严禁鱼刺、动物骨碎片等进入食管，以免引起损伤。

（4）食物宜选用具有增强免疫功能、富含维生素的食物，如五谷类、红薯、黑木耳、菌菇类、豆制品、胡萝卜、绿叶蔬菜、木瓜、青椒、丝瓜、杏仁、葡萄、猕猴桃、柑橙类、芽菜类等。

（5）避免烟熏、油炸、烧烤、腌制的食物，以及不新鲜的蔬菜和水果，尽量少食精加工的食品。食物在烹调过程中尽量避免使用添加剂、色素、调味剂等。不宜食用霉变的谷类、花生、大豆、玉米、麦类，以及生芽的马铃薯和花生等，以减少致瘤物质的摄入，防止刺激体内原癌细胞发生癌变。

（6）接受放射治疗及化学治疗的患者，应选用具有清热、滋润、生津、止渴作用的食物，如西瓜、水梨、水蜜桃、杨桃、甘蔗、菠萝、西红柿、黄瓜、蜂蜜、苦瓜、鲜藕、莴苣、木耳、菌菇类、大白菜等。

（7）食物的烹调方法宜选用蒸、煮、炖、煲等，使食物熟烂后，再根据患者的喜好调节口味，以增进食欲。

（8）烹调的方法及食物的种类应多样化，一日三餐花样多变，根据营养需求合理搭配荤素、海鲜、蔬菜等。目的是既要保证营养供给，又不要使患者产生厌食的心理。

（9）若患者进食有阻力，可将食物搭配好后，用豆浆机打成糊状，便于下咽。

（10）在手术期间或姑息治疗的晚期不能从食管进食的患者，可选用肠外营养，以补充营养素，维持机体的正常代谢。

（11）对于行食管放射治疗的患者或不能从食管进食的患者，可留置鼻胃管；对于形成食管梗阻的晚期患者，可行胃造口实施肠内营养。

（12）营养液的选择，一般情况下，可将选择好的食物按每日需要量搭配合理后，根据每日给予的次数分成若干份，每次给予前可用豆浆机将其打成糊状，用注射器注入胃肠内。也可根据情况，选择要素膳、非要素膳及特殊膳等，遵医嘱给予。

（三）病情观察

注意观察患者疼痛的部位、程度、性质及伴随的症状改善情况。特别应注意观察胸骨后突然发生的剧烈疼痛，伴有进水呛咳、呕吐鲜血或带有血块的呕吐物等情况，这是食管穿孔的典型表现。一旦发现上述症状应立即报告医师，并迅速做好术前准备。

对于术后患者，应注意观察并发症，常见的如呼吸困难、胸闷、烦躁、多汗、皮下气肿、吻合口瘘、乳糜胸等。若发现异常应及时报告医师。

（四）止痛治疗的观察和护理

在应用镇痛药物治疗时，应熟悉治疗方案与常用药物的药理作用、药物的常用量、极量及致死量，准确掌握给药途径，遵医嘱按时、准确地给药。在给药前对患者进行综合评估，给药后 0.5 小时、1 小时、2 小时、4 小时、6 小时、24 小时分别观察、评估患者疼痛的程度、性质的变化，注意患者用药后的反应，并及时、认真地进行评估、记录。在应用阿片类药物时，应特别注意观察呼吸频率，若发现呼吸频率变慢，每分钟小于 10 次，伴有瞳孔缩小、胸闷、心慌、嗜睡或昏睡，应及时报告医师，警惕呼吸抑制。同时应注意是否伴随骨骼肌松弛、皮肤湿冷、心动过缓、血压降低等症状，注意吗啡过量。若出现异常情况，除立即报告医师外，应迅速准备纳洛酮、呼吸兴奋药等，遵医嘱应用。另外在应用镇痛药时，常出现恶心、呕吐、腹胀、腹痛、便秘等情况，应及时向患者及家属解释，并指导其正确应对。

（五）心理护理

食管癌患者一旦出现临床症状则预示着疾病已进入进展期，或侵犯了邻近的组织结构，此时常伴有明显的吞咽困难、饮食受阻现象。患者常出现严重的焦虑、恐惧症状，有的表现为紧张不安、忧心忡忡、心烦意乱、坐卧不宁；有的表现为不思饮食、失眠多梦、对日常生活及周围的人和事失去兴趣；部分患者会怨天尤人，认为怎么会是自己被折磨，为什么老天爷这样不公平等。因此产生怨恨、情绪郁闷、易激惹、自暴自弃，甚至产生自杀倾向。此时应加强心理护理，主动接近患者，态度和蔼、语言谦逊，取得患者的信任，借此向患者讲解关于疾病与疼痛的知识，目前国际国内在治疗该病中的新观念、新技术，本病常采用的治疗方法及治疗效果等。引导患者转移注意力，指导患者学习以肌肉放松法、运动、静坐、深呼吸、听轻音乐、看电视等方法来缓解不良情绪和躯体不适。通过为患者做生活护理，如帮助患者梳头、洗脸、漱口、翻身、皮肤按摩等，来增进与患者的联系，将对患者的关心、支持、同情、理解表达出来，使患者感到温暖，减轻孤独、悲观、绝望的情绪反应。鼓励患者相信治疗效果，希望奇迹的发生。

（六）健康教育

（1）通过向患者及家属讲解疾病的相关知识及 WHO 关于疼痛治疗的三阶梯止痛原则，使患者及家属减轻焦虑、恐惧心理，积极配合治疗及护理。

（2）指导患者在应用镇痛药物治疗时，一定要遵医嘱用药，不要觉得疼痛缓解了，就可以停用镇痛药，或自行减少给药量，也不能因为无疼痛而忘记服药。因为这样极易引起疼痛复发，增加药物的耐受，使药物疗效降低，更容易发生不良反应。指导患者学会疼痛的自我评估方法，学习如何正确地报告疼痛，并说明正确的评估和报告疼痛在疼痛治疗中的重要作用。

（3）在应用阿片类药物时，应向患者及家属解释容易引起的不良反应，如便秘、恶心、呕吐、食欲差、嗜睡、头晕、精神错乱等。指导患者正确认识和正确面对，并说明不是所有接受治疗的患者都会发生这些不良反应，而是存在很大的个体差异。要遵医嘱进行正确的防范和治疗。如出现便秘，除遵医嘱应用药物治疗外，还必须进行自我调理，如多饮水，选择有润肠通便作用的食物，适当活动，早晚进行下腹部按摩，养成定时排便的习惯等。出现恶心、呕吐时，除了遵医嘱治疗外，还应保持口腔卫生，在呕吐后及时用凉开水漱口，减少异味残留引起的恶性刺激。注意调节饮食结构，避免不喜欢的食物和气味的刺激。食物要多样化，清淡易消化、质软、新鲜，根据自己的喜好调节饭菜的味道，以增进饮食，增强机体的免疫力等。

（4）指导患者学会自我放松技术，如在感到心情压抑、情绪不稳定、心情难以平静时，要努力克制自己的情绪，平卧于舒适的位置，让室内光线暗淡、环境安静，闭上眼睛，想象着自己漂浮在清澈、明静的水面，四周青山环抱、鸟语花香，尽情地享受着大自然的风光，慢慢地使紧锁的眉头打开，紧绷的肌肉放松，呼吸慢慢平静下来，达到身心放松，无任何负担。尽量使这种状态保持较长时间，以减轻不良的自身体验。

（5）指导患者学会自我掌控情绪的方法，如在遭遇疾病及疼痛的折磨时，或心情郁闷时，可选择户外活动，多关心周围的人和事，参加力所能及的康复训练及娱乐活动，或选择看小说、看有趣的电视节目、听轻音乐、看书报等，将自己不良的情绪转移。

（6）对于手术后近期或接受放射治疗者，应指导患者及家属注意选择低纤维素、质软、无刺激性、营养丰富的食物，避免引起食管损伤。

（7）接受放射治疗的患者会出现呼吸道黏膜干燥、刺激性干咳等，应指导患者保持室内空气新鲜、湿润，必要时可用加湿器加湿或雾化吸入等，以减轻刺激症状，并可预防呼吸道感染。

（8）指导患者建立遵医行为，希望患者能将自己的感受和想法及时与医护人员沟通，在医护人员指导下进行治疗、休养、康复训练，以提高生活质量。

（9）指导患者建立规律的生活方式，如按时作息，合理膳食、保持平稳的心理状态；不到人多的地方；避免终日卧床；根据天气变化，及时增减衣被，防止感冒及季节性传染病。

第六节　胃癌的护理

胃癌是胃原发性恶性肿瘤的总称，也是胃原发性肿瘤中最常见的恶性肿瘤，又是对人类危害最大的肿瘤。胃的原发性恶性肿瘤包括胃平滑肌肉瘤、胃恶性淋巴瘤、胃纤维肉瘤、胃脂肪肉瘤、胃纤维脂肪肉瘤、胃横纹肌肉瘤、胃血管肉瘤、胃黏液肉瘤、胃神经肉瘤及胃类癌等。

胃癌可发生于任何年龄，以20岁以后为多见，一般情况下，随年龄增长其发病率逐渐上升，男性多于女性，二者之比常为（1.5～3.6）：1。

一、症状体征

早期胃癌多无症状或仅有轻微症状。当临床症状明显时，病变已属晚期。因此，要十分警惕胃癌的早期症状，以免延误诊治。

（一）早期表现

上腹不适是胃癌中最常见的初发症状，约80%患者有此表现，与消化不良相似，如发生腹痛，一般都较轻，且无规律性，进食后不能缓解。这些症状往往不被患者所重视，就医时也易被误认为胃炎或溃疡病。故中年患者如有下列情况，应给予进一步检查，以免漏诊：①既往无胃病史，但近期出现原因不明的上腹不适或疼痛，经治疗无效；②既往有胃溃疡病史，近期上腹痛的规律改变，且程度日趋加重。如症状有所缓解，但短期内又有发作者，也应考虑胃癌的可能性，及时做进一步检查。

近50%的胃癌患者都有明显食欲减退或食欲不振的症状，部分患者是因进食过多会引起腹胀或腹痛而自行限制进食的。原因不明的厌食和消瘦很可能就是早期胃癌的初步症状，需要引起重视。早期胃癌患者一般无明显的阳性体征，大多数患者除全身情况较弱外，仅上腹部出现深压痛。

（二）晚期表现

当胃癌发展扩大，尤其在浸润穿透浆膜而侵犯胰腺时，可出现持续性剧烈疼痛，并向腰背部放射。癌肿毒素的吸收可使患者日益消瘦、乏力、贫血，最后表现为恶病质。癌肿长大后，可出现梗阻症状，贲门或胃底癌可引起下咽困难，胃窦癌引起幽门梗阻症状，腹部还可扪及肿块。癌肿表面形成溃疡时，则出现呕血和黑便。至于转移灶如直肠前触及肿块、脐部肿块、锁骨上淋巴结肿大和腹水的出现，更是晚期胃癌的证据。

二、诊断

（1）胃溃疡：胃溃疡和溃疡型胃癌常易混淆，应精心鉴别，以免延误治疗。

（2）胃结核：胃结核多见于年轻患者，病程较长，常伴有肺结核和颈淋巴结核。胃幽门部结核多继发于幽门周围淋巴结核，X线钡餐检查显示幽门部不规则充盈缺损。十二指肠也常被累及，而且范围较广，并可见十二指肠变形。纤维胃镜检查时可见多发性匍行性溃疡，底部色暗，溃疡周围有灰色结节，应取活检确诊。

（3）胰腺癌：胰腺癌早期症状为持续性上腹部隐痛或不适，病程进展较快，晚期腹痛较剧，自症状发生至就诊时间一般平均为3~4个月。患者食欲减低和消瘦明显，全身情况短期内即可恶化，而胃肠道出血的症状则较少见。

（4）胃恶性淋巴瘤：胃癌与胃恶性淋巴瘤鉴别很困难，但鉴别诊断有一定的重要性。因胃恶性淋巴瘤的预后较胃癌好，所以更应积极争取手术切除。胃恶性淋巴瘤发病的平均年龄较胃癌早些，病程较长而全身情况较好，肿瘤的平均体积一般比胃癌大，幽门梗阻和贫血现象都比较少见，结合X线、胃镜及脱落细胞检查可以帮助区别。但最后常需病理确诊。

（5）胃息肉：与隆起型胃癌有相似之处，但其病程长，发展缓慢，表面光滑，多有蒂或亚蒂，X线检查及胃镜检查容易区别，但须注意息肉癌变之可能，应通过组织活检判断。

（6）胃皱襞巨肥症可能与浸润性胃癌混淆，但其胃壁柔软，可以扩展，在X线或胃镜检查下，当胃腔充盈时肥厚的皱襞可摊平或变薄。

三、检查方法

（一）实验室检查

（1）胃液分析：正常胃液无色或浅黄色，每 100 mL 胃液中游离盐酸 0～10 U，总酸度 10～50 U。胃癌患者的胃酸多较低或无游离酸。当胃癌引起幽门梗阻时，可发现大量食物残渣，如伴有出血，则可出现咖啡样液体，对胃癌诊断具有一定的意义。

（2）大便隐血试验：持续性大便隐血阳性对胃癌的诊断有参考价值。

（3）细胞学检查：胃脱落细胞检查，由于方法的改进，诊断技术的提高，诊断胃癌的阳性率已达 80%～96%，目前临床取材方法有以下几种：

1）一般冲洗：检查前一天晚饭进流质食，当天早晨禁食，下胃管抽空胃液，再用生理盐水反复冲洗，并让患者更换体位，最后收集冲洗液。将冲洗液离心后，取沉淀物涂片、染色、镜检。

2）直视下冲洗法：用纤维胃镜在直视下对可疑病变进行冲洗，再用导管吸出冲洗液进行检查。

3）刷拭法：在纤维胃镜直视下，对可疑病变用尼龙细胞刷来回摩擦后取出涂片镜检。在刷片细胞学标本中，正常胃表面上皮细胞成丛状排列，细胞丛规则，伴有蜂窝状表现，单个细胞核呈圆形，染色质分布均匀。癌细胞通常单个或不规则小团块分布，细胞大，核扭曲深染，含有多个或巨大核仁。

4）印片法：纤维胃镜直视下活检，取出胃黏膜组织在玻片上涂片镜检。

胃脱落细胞学检查是诊断胃癌的一种比较好的方法，操作简单，阳性率高、痛苦少，患者易于接受。但它不能确定病变的部位，所以应与 X 线、胃镜等检查相结合应用。

（4）四环素荧光试验：四环素试验的方法很多，但基本原理都是根据四环素能与癌组织结合这一特点。如四环素进入体内后被胃癌组织所摄取，因而可以在洗胃液的沉淀中见到荧光物质。方法：口服四环素 250 mg，3 次/天，共 5 天，末次服药后 36 小时洗胃。收集胃冲洗液离心，将沉渣摊在滤纸上，温室干燥，暗室中用荧光灯观察，有黄色荧光者为阳性。阳性诊断率为 79.5%。

（5）胃液锌离子测定：胃癌患者中胃液锌离子含量较高，胃癌组织内含锌量平均为 11400 mg/kg，等于健康组织含锌量的 2.1 倍。因在胃癌患者胃液内混有脱落的癌细胞，癌细胞中的锌经过胃酸和酶的作用，使其从蛋白结合状态中游离出来，呈离子状态而混入胃液中，因此胃癌患者的胃液中锌离子含量增高。杭州肿瘤医院用二苯缩氨硫脲在胃液 pH 值 5.5 时做定性反应，在 88 例病理证实为胃癌的患者中，77 例阳性，阳性率为 87.5%。

（6）免疫学检查：检查的方法很多，在国内已开始用于临床。

1）胎儿硫糖蛋白抗原（FSA）：FSA 为胃液中 3 种硫糖蛋白抗原之一。此类抗原可存在于胃癌细胞及癌组织周围黏膜细胞内，胃癌患者的胃液中含量较高。哈基宁（Hakkinen，1969）用琼脂扩散法检测 78 例胃癌，75 例为阳性，阳性率为 96.1%。首都医院用此法检查 33 例胃癌，28 例阳性，阳性率为 84.8%。

2）胃癌抗原（GCA）：GCA 是一种肿瘤相关抗原，存在于胃癌患者的胃液中，是具有免疫活性的糖蛋白。北京生物制品研究所及上海市第六人民医院曾对 20 例胃癌患者的胃液用琼脂扩散法进行检测，阳性率分别为 85% 及 80%。

3）放射免疫显像（RII）：胃癌单克隆抗体经放射性碘标记后，事先用卢戈（Lugol）氏碘剂封闭了甲状腺的患者，48～72 小时后进行放射性扫描，可发现胃癌所在部位出现放射性浓集区。这一方法不但可以查出胃内原发瘤体，而且还可以发现胃癌在其他脏器和远处淋巴结的转移灶。

（二）其他辅助检查

1.X 线表现

X 线造影检查进展期胃癌按其大体形态可分为三型，即隆起型（增生型）、浸润型和溃疡型。

（1）隆起型：病变隆起高出黏膜面，表现为凸入胃腔的分叶状或覃伞状肿块病灶，肿块表面凹凸不平，在钡池中表现为不规则的充盈缺损。

（2）浸润型：浸润型胃癌可分为弥漫型与局限型两种。弥漫浸润的胃癌可累及胃的大部或全胃，X 线钡剂造影表现为胃黏膜皱襞平坦、消失，胃腔明显缩小，胃壁僵硬，蠕动消失，犹如革囊状，称为"皮革状胃"；或仅发现弥漫性黏膜皱襞异常，而误诊为慢性胃炎。局限浸润的胃癌可发生在胃的任何部位，X 线钡剂造影主要表现为局限性胃壁僵硬和胃腔局限性、固定性狭窄，严重时可呈管状狭窄，常见于胃窦部浸润型癌。

（3）溃疡型：双对比造影表现为较大的环状不规则影，周围有不规则环堤，形成"双环征"，外环为肿瘤的边缘，内环则为肿瘤表面溃疡的边缘。在充盈相加压照片，溃疡型胃癌可表现为典型"半月综合征"，包括龛影位于腔内，龛影大而浅，常呈半月形，龛影周围绕以宽窄不等的透亮带，即环堤，将其与邻近胃腔分开；龛影口部可见"指压迹征"和"裂隙征"，龛影周同黏膜皱襞中断破坏，少数溃疡型胃癌可表现为"镜面"溃疡。充盈相及双对比相均可清晰显示。

2.CT 检查

CT 检查前先口服一定量的 1% 泛影葡胺使胃扩张，它对胃癌的诊断价值首先是可以确定胃壁厚度。正常胃壁厚度一般在 2～5 mm，胃癌表现出局限性或广泛性胃壁不规则增厚，常超过 10 mm。胃癌时可见结节状、息肉样或分叶状软组织肿块向腔内或腔外突出，并可显示胃腔狭窄，软组织包块或溃疡影像。此外，通常能显示附近脏器如肝、胰、脾脏、胆囊、结肠、卵巢、肾上腺，可以判断胃癌蔓延转移的范围。

3. 内镜检查

由于纤维内镜技术的发展和普遍应用，早期胃癌的诊断率有了明显提高。早期胃癌手术后 5 年生存率可达 90% 以上，如能及早诊断，预后较好。

（1）早期胃癌：日本内镜协会把早期胃癌分为三型。

Ⅰ型（隆起型）：癌明显地隆起于周围正常黏膜，其隆起高度相当于胃黏膜厚度 2 倍以上，呈息肉样隆起，表面有白色或污秽状渗出物覆盖。

Ⅱ型（浅表型）：表面变化不显著，根据表面黏膜凹凸情况又分三个亚型。

Ⅱa 型（浅表隆起型）：表面有轻度隆起，癌区黏膜隆起的厚度不到黏膜层的两倍。

Ⅱb 型（浅表平坦型）：与周围正常黏膜高低一致，无凹凸，其主要改变是胃黏膜发红或色泽变淡，黏膜变色的区域分布不整齐。

Ⅱc型（浅表凹陷型）：表面轻度凹陷，或浅表性糜烂，糜烂底部发红或附着薄苔，病灶边缘不规则。

（2）中晚期（进展型）胃癌：一般在纤维胃镜直视下诊断困难不大。按Borrmann胃镜分类法，可分为四型：

Borrmann Ⅰ型（息肉样癌）：病变隆起于胃黏膜，边界清楚，表面有大小不等的结节，晚期表面可溃烂，周围黏膜常呈萎缩性改变，也可以是正常的胃黏膜。

BorrmannⅡ型（溃疡型癌）：癌溃疡一般较大，边缘呈厚壁，隆起，结节状，基底为灰白色或棕色的坏死物。

BorrmannⅢ型（溃疡浸润型癌）：在隆起浸润的肿块上发生溃疡。

Borrmann Ⅳ型（弥漫浸润型癌）：癌肿与周围健康组织之间无明显界限，癌还可见黄白色结节，糜烂或溃疡。

国内统计50336例胃镜检查的资料，胃癌检出总数为3061例，占6.1%；其中浅表型胃癌的检出率为222例，占胃癌总数的7.3%。郭孝达等报道经纤维内镜发现早期胃癌102例，其中直径在10 mm以下者22例（10～6 mm的小胃癌14例），占全部早期胃癌的21.6%，5 mm以下的微小胃癌8例。

4.超声内镜检查（EUS）

EUS是在内镜顶端安装一个微型超声探头，以达到在内镜下观察胃肠道黏膜表层病变的同时进行超声扫描，借以探查胃壁各层受侵犯的情况及胃外邻近脏器及淋巴结有无转移。这样可以扩大胃镜检查的范围，更全面地了解胃癌形态大小、浸润深度和转移范围，有助于发现黏膜下肿瘤及设计治疗方案和判断预后。

四、治疗

（一）手术治疗

手术切除仍是目前根治早期胃癌的唯一方案，也是治疗胃癌的主要手段。长期以来，由于发现胃癌较晚，大多数发现时已是晚期肿瘤，手术疗效欠佳，术后5年生存率一直维持在30%左右。因此，必须加强对早期胃癌症状的重视及高危人群的监测，提高早期胃癌的检出率。

对于所有的胃癌患者，只要患者的全身情况较好，又无远处转移的征象，均有手术探查的指征。至于术式的选择，需根据肿瘤的临床病理分期和术中探查发现，包括胃癌的部位、肿瘤大小、浸润的深度及淋巴结肿大情况，决定不同的手术方式。随意地扩大或缩小手术切除范围，造成脏器功能的过度破坏或术后肿瘤复发，均是不适当的。

1.早期胃癌

早期胃癌的治疗效果好，日本文献报道大量的早期胃癌病例，5年生存率超过95%，通常可以治愈。由于5%～6%的黏膜内胃癌及15%～20%的黏膜下胃癌有胃周淋巴结转移，因此对早期胃癌必须选择合适的手术方式。

（1）内镜黏膜切除术：在内镜下做肿瘤切除能否成功的关键取决于：病变早期，无淋巴转移且能在内镜下将病变完全切除。目前尚缺乏术前正确判断淋巴结是否有转移的方法，因此只能从对早期胃癌淋巴转移规律的认识，结合内镜下所见的病变加以判断。下列情况下的早期胃癌一般不会有淋巴转移：①直径＜5 mm的早期胃癌；②直径＜2.5 cm

的隆起型早期胃癌；③直径＜ 2 cm 的无溃疡凹陷型早期胃癌；④直径＜ 1.5 cm 的混合型早期胃癌；⑤某些有手术禁忌证的早期胃癌或患者坚决拒绝手术。

早期胃癌的内镜治疗包括切除法及非切除法，后者包括光敏治疗、激光治疗、局部注射法及组织凝固法。切除法可获得切下的黏膜标本，以供病理检查。该法先将内镜注射针经胃镜活检孔插入胃内达到病变边缘，向黏膜下注射含肾上腺素的生理盐水，使局部病变隆起，便于圈套，同时也可将病变与肌层隔离开来，保护肌层不受电凝损伤并防止出血；切下标本必须经病理检查，切端无癌细胞为完全切除。术后随访 2 年无复发可列为治愈，一般认为内镜下黏膜病变的完全切除率约为 70%。如切下标本发现切除不完全则可改用内镜下激光治疗，以消除残余癌灶，也可考虑手术，大部分病例在改用激光治疗后病变消失而痊愈。

（2）腹腔镜下局部切除：随着腔内外科及微创手术的发展，早期胃癌经腹腔镜下的全层切除部分胃壁已成为可能。由于此手术可不开腹，即将胃壁病变做全层切除，切除范围也远较内镜下黏膜切除为广，且可将邻近胃癌病灶周围的淋巴结一并切除，如活检发现有癌转移，可即中转剖腹做根治手术。患者术后早期可进食，住院期短，因此有其优越性，切除范围较内镜为广。该手术一般适用于胃前壁的病变，如病变位于后壁或近侧，则需经胃腔将病变部位黏膜切除或手术切除。

（3）D1 根治术：手术范围为切除原发病灶及周围足够范围的正常胃壁，并清扫第 1 站淋巴结。如不需切除小弯侧，应尽量保留迷走神经分支；胃底贲门癌或胃体癌，尤其是近大弯侧，允许保留幽门功能。

2. 进展期胃癌

随着人们对进展期胃癌特征及生物学行为的认识，外科手术得到进一步完善。目前对手术方式、原发病灶的切除范围、淋巴结清扫程度及邻近脏器切除与否均进行了大量的研究，5 年生存率已有所提高。

（1）根治性切除手术：彻底切除胃癌原发灶、转移淋巴结及受浸润的邻近脏器是胃癌根治手术的基本要求，也是目前可能达到治愈目的的主要手段。关于胃切除的范围，近年来意见已渐趋向一致，即胃切断线要求离肿瘤肉眼边缘不得少于 5 cm，远侧部癌应切除十二指肠第一部 3～4 cm，近侧部癌应切除食管下端 3～4 cm。由于在清除区域淋巴结时，常须在根部切断胃各供应动脉，全部动脉皆被切断后，势必做全胃切除。至于根治性淋巴清除范围，以往将根治手术时的淋巴结清除范围按站别划分，以 R（radical）来表示，分别以 R1、R2、R3、R4 表示清除第 1、2、3、4 站淋巴结，此种命名法常易引起一定程度的混淆。因此，当有第 3 站淋巴转移时（N3）施以 R2 术式仅是姑息性切除而并非根治性手术，为了避免这种混淆，现已决定用 D（dissection）代替 R。淋巴清除范围与手术的根治程度无关，至于是否根治手术或根治程度则须根据病变的范围或程度分为 A、B、C 三级。A 级的标准是指淋巴结清除范围超过已有转移的淋巴结站别，也即 D ＞ N；B 级的标准是 D ＝ N，淋巴结清除范围仅及已有癌转移的淋巴结站别；C 级则是指切缘已有癌浸润或有转移的淋巴结仍遗留在体内。因此，在胃癌做外科手术时应力争施行符合 A 级标准的根治术，这样才有可能提高胃癌的疗效。

1）D2 淋巴结清除根治术：该类手术适用于Ⅰ、Ⅱ、Ⅲa 期胃癌，可作为进展性胃癌的典型术式，我国近年来大力推广 D2 术式，使胃癌的疗效有较大幅度的提高。该类手术的要点是必须在根部结扎切断血管，才能保证相应区域的淋巴结彻底清除；术时施行网膜囊外剥离技术，即胃远侧部癌必须将大网膜连同横结肠系膜前叶以及胰腺被膜一并整块地从相应脏器上剥下，这样才有可能在根部结扎胃左及胃网膜右血管。小弯侧的解剖也需从贲门沿肝脏面切开肝胃韧带直至肝十二指肠韧带，连同其前叶一并向胃侧解剖，才有可能在根部结扎胃右血管及清除贲门右淋巴结群。肝总动脉干更需切开包绕其外的神经纤维，才有可能清除该组淋巴结群。另外，做远侧胃癌切除时，必须强调切除十二指肠第一部 3~4 cm。因十二指肠黏膜下的淋巴网虽然较少，但浆膜下的淋巴网甚为丰富，故肿瘤一旦侵及胃远侧部的浆膜，就很容易向十二指肠浸润。

2）淋巴结扩大清除术：近年来，为了提高进展期胃癌的疗效，常对Ⅲb、Ⅳ期胃癌施行淋巴结扩大清除术（D3），清除包括肝十二指肠韧带、肠系膜上动脉、腹主动脉旁，甚至包括膈肌及纵隔淋巴结。目前对 D3 手术的适应证意见不一致，一般认为如术时已发现腹主动脉旁淋巴结有明确的转移时，已不宜做 D3 手术。有第 2 站淋巴结转移，并侵及浆膜的远侧胃癌才是 D3 手术的适应证。由于腹腔动脉旁的神经节常难于与淋巴结鉴别。因此，在淋巴结扩大清除时常易将该部位的神经节一并切除，从而导致患者发生腹泻、腹痛及营养不良等并发症。近期的研究发现，D3 虽能更多地清扫转移淋巴结，但并未能证实有提高患者生存率的作用，因此对 D3 仍停留在研究阶段，有待时间和实践的考验。

3）联合脏器切除术：该类手术一般用于胃癌直接侵犯到邻近组织或器官，或为了使淋巴清除更彻底而不得已同时切除相应脏器。该类手术技术目前已日臻成熟，适应证也更宽。为了清除脾动脉周围及脾门淋巴结，过去常规须将远侧部胰腺及脾脏一并切除，这样不但增加了术后膈下脓肿的并发症，而且也易发生术后糖尿病；而保留胰的脾动脉及脾脏切除术，使这类并发症从原来切胰时的 39.4% 降到保留胰腺的 19.6%，病死率从 3.1% 降到 1.6%，而且使Ⅱ、Ⅲ期胃癌的 5 年生存率，也分别从原来的 54.6% 及 32% 提高到 70% 及 53%。此手术的技术操作关键是在脾动脉根部结扎切断脾动脉，将脾动脉连同其周围淋巴结与脾脏一并切除而保留脾静脉。因脾静脉与胰腺实质间有较多分支，而胰实质内不论通过淋巴墨汁显像或碘油造影均未能发现有淋巴转移，因此仅在脾门处离断脾静脉即可。某些恶性度较高的胃癌，常有围绕左肾血管及左肾上腺的癌转移，因此对进展较快的胃癌，常建议将左肾游离且切除左肾上腺，以保证淋巴结的彻底清除。

全胃切除术后的重建方式很多。食管十二指肠吻合操作较简便，但有反流性食管炎并发症的缺点。食管空肠吻合（Lahey 法）应用最广，而 Roux-en-Y 型吻合可完全防止胆汁、胰液的反流和避免食管炎的发生。

（2）姑息性手术：姑息性手术包括两类，一类是不切除原发病灶的各种短路手术，另一类是切除原发病灶的姑息性切除术。前一类虽手术较小，但一般并不能改变胃癌的自然生存曲线，仅能起到解除梗阻缓解部分症状的效果。而姑息性切除则有一定的 5 年生存率。因此，胃癌患者只要全身情况许可，而又无广泛远处转移，凡局部解剖条件尚能做到胃大部切除的，应力争将其原发病灶切除。做姑息性胃大部切除术不但可以消除肿瘤出血、穿孔等危及生命的并发症，尤其在切除术后配合药物治疗，有的仍可获较长的生存期。

五、护理

（一）一般护理

保持室内环境安静，床铺舒适，温湿度适宜，空气新鲜，保证患者良好的休息和充足的睡眠。睡眠时间以每日 7～9 小时为宜。避免一切不良刺激，保证患者情绪稳定。

（二）饮食护理

饮食应以高蛋白质、高热量、适量脂肪及丰富的维生素和微量元素为原则，以清淡、易消化、营养丰富、无刺激性的饮食为宜。

（1）行胃全切除或部分切除术后的患者，饮食应遵循下列原则：术后禁饮食，待肛门排气、排便、无腹胀等情况后再开始进食。一般情况下，术后 3 天开始进温开水，若无不适，逐渐开始进清流质食物。6 天后开始进流质食物，如米汤、蛋花汤、菜汤、果汁等。9 天后开始给予半流质食物，如米糊、面片、馄饨、面条等。12 天后进软食，如软米饭、肉泥、鱼泥、煮烂的绿叶蔬菜等，以后逐渐过渡到普通饮食。但胃癌术后早期不宜进富含纤维素及易产气的食物，如豆类、奶类、糖类、粗纤维的蔬菜等。术后 2～3 周，部分患者进奶类、糖类等，易发生"倾倒综合征"，表现为进食后出现心慌、出汗、头晕、恶心、上腹饱胀不适等症状。术后 2 个月内，应适当选用易消化的咸味食物，控制进食速度，进食后卧床休息 15～20 分钟。2 个月后，逐渐尝试着适应餐后不卧床或少卧床。进食逐渐过渡到少渣、低糖、半流质为主，每天进食 5～6 次，每餐 50 g 左右。以后根据消化、吸收情况，逐渐增加食物的种类及每餐量，以进食后无不适感为宜。一般情况下，术后 1 年逐渐恢复至正常水平。

（2）胃手术术后，因为纳量及消化功能受到严重的影响，因此进食一定要注意细嚼慢咽，严格控制进食速度及进食量，切忌暴饮暴食。

（3）食物的选择以健康食品为宜，可选用被认为有抗癌作用的食物，如木耳、胡萝卜、菠菜、甘薯、谷类、芦笋、菜花、番茄、卷心菜、薏苡仁、牡蛎、海蜇、黄鱼、海参、蟹、茯苓、山药、大枣、菌菇类、核桃等。避免食用不新鲜的蔬菜、水果及生芽的花生或马铃薯等。术后 1 个月内应限制豆类、奶类、糖类等易产气的食物。每餐应适当限制水及汤类的量，避免过饱。

（4）食物的烹调方法以煮、炖、煲、蒸等为主，保证食物质软、烂、易消化。防止过硬、过酸、过甜、过咸、过冷、过热、过于黏滞的难以消化的食物．

（5）在疼痛时，宜选用被认为具有止痛作用的食物，如鲫鱼、鹌鹑、蟹、猕猴桃、金橘、核桃、荞麦、丝瓜、茄子、油菜等，有利于疼痛的缓解。

（6）禁烟、忌酒，避免辛辣、油腻、油炸、烧烤、熏制、腌制的食物。不吃不新鲜的蔬菜、水果与霉变的谷物、花生、豆类、玉米等。尽量少吃含有防腐剂、食品添加剂、色素及调味剂的食物，以减少致癌物质的摄入。

（7）对于胃癌晚期合并梗阻的患者，可采用鼻肠营养管或十二指肠造口、空肠造口等，实施肠内营养。营养液的选择可根据医嘱给予要素膳、非要素膳、组件膳、特殊膳等，以保证机体代谢所必需的营养供给。

（三）病情观察

注意观察疼痛的程度、部位及性质的变化。注意应用止痛治疗后疼痛缓解情况及伴随症状的变化。多数患者术后疼痛逐渐缓解,但疾病晚期的患者或不能行手术治疗的患者,往往疼痛较重,治疗也较困难。因此,应加强观察,注意并发症的发生。

1. 出血

由于病灶溃破大血管,可能引起呕血或柏油样便,若出血量大,可出现面色苍白,脉搏细数,血压下降,皮肤湿冷,尿量减少,甚至出现休克。因此,应注意疼痛性质的变化及伴随的症状,发现异常应及时报告医师。

2. 梗阻

若病灶靠近贲门或幽门部,由于新生物的阻塞或挛缩,极易引起梗阻。若出现进食困难,进食后立即呕吐时,应考虑贲门梗阻。若出现恶心、呕吐,呕吐物为隔餐或隔夜食物时,应考虑幽门梗阻。

3. 穿孔

由于病灶破溃胃壁,可引起急性胃穿孔,主要表现为突发性上腹部撕裂样疼痛,伴有恶心、呕吐、面色苍白、烦躁不安、血压下降、皮肤湿冷等休克症状。同时出现腹肌紧张、压痛、反跳痛等腹膜刺激症状。此时应立即报告医师,给氧吸入,做好术前准备,建立静脉通路等,并遵医嘱给予药物治疗。

(四)止痛治疗的观察和护理

(1)详细了解病情,进行疼痛综合评估,掌握止痛治疗方案及药物的种类,药理作用、常用量、极量、致死量及药物的不良反应。

(2)熟悉 WHO 三阶梯止痛治疗的原则及"按时给药、按阶梯给药、个体化给药、注意细节"的基本内容,准确及时遵医嘱给药。

(3)在止痛治疗开始前对患者进行疼痛的综合评估,给药后 0.5 小时、1 小时、2 小时、4 小时、6 小时、24 小时分别观察、记录和评估治疗效果和患者的反应。若给药 24 小时后疼痛仍不能缓解或反而加重,应及时报告医师。

(4)注意观察药物的不良反应,如非甾体类解热镇痛药,常见的不良反应主要有胃肠道刺激症状,表现为恶心、呕吐、消化不良、腹痛、腹胀、胃黏膜损伤,严重者引起胃溃疡、出血、甚至穿孔。对肝脏的损伤主要表现为血清谷草转氨酶(SGOT)浓度升高。对肾脏的损伤主要是对肾功能的影响,可引起间质性肾炎及肾病综合征等。这些不良反应,在治疗量或短时间用药时,偶有发生并且较轻,只有在长期大量用药情况下才可能发生。因此,在用药过程中应加强观察,特别是对胃刺激较重的药物,应在严密观察下用药;若出现早期反应,应及时调整治疗方案。阿片类镇痛药主要的不良反应为便秘、恶心、呕吐、过度镇静、瘙痒、头晕、精神错乱、直立性低血压、呼吸抑制等。这些不良反应,以便秘为最常发生,而且是患者不能忍受的。在治疗过程中,医师会及时给予通便药物,治疗的目的是保持患者大便通畅,但不能引起腹泻,因此应加强观察,发现异常及时报告医师。若出现恶心、呕吐,应指导患者保持口腔清洁,每餐后及呕吐后及时漱口,每日刷牙 2~3 次;避免患者不喜欢的气味刺激,饭菜清淡、易消化,适合患者的口味,少食多餐,减少一切不良刺激等。对于胃刺激症状明显者,应及时报告医师,以便及时调整给药途径,以免出现严重不良后果。出现便秘时,应指导患者进有润肠通便作用的食物,如五谷类、绿叶蔬菜、红薯、香蕉、蜂蜜、西瓜、水梨等。养成定时排便的习惯,每天早、晚进行下腹部顺时针按摩，每次 20~30 分钟，适当活动、避免精神紧张等。配合药物治疗，常能减轻或消除便秘症状。

（5）根据疼痛的部位、性质，协助患者调整体位，以减轻疼痛。若无禁忌证，可指导患者行腹部热水袋热敷，对于轻度疼痛者可起到良好的作用。

（五）心理护理

患者对于疼痛，都会产生一种紧张、恐惧、焦虑的心理反应。护理的重点是向患者解释疼痛的相关知识及治疗方法，帮助患者认识疾病，对治疗充满希望。同时要经常主动地与患者沟通，了解患者的心理状态和潜意识，有的放矢地进行护理。对紧张、恐惧的患者，在与其交流的过程中，要镇静自若，对治疗、护理工作充满自信和乐观。对患者要倍加呵护，提供必要的生活护理，如帮助患者梳头、洗脸、剃须、清洁口腔、喂水、喂饭等，以取得患者的信任，使患者感受到关怀和温暖，帮助其减轻痛苦的体验。对焦虑的患者，除了上述护理外，还应帮助患者减轻症状，常用的方法是肌肉放松法，如让患者卧于舒适的位置，关闭门窗、拉上窗帘、使光线柔和、环境安静。这时可指导患者尽量放松肢体，听自己的口令，如让患者闭上眼睛、绷紧脸部肌肉，紧缩在一起，持续5~10 s 后，让其慢慢放松，重复练习，直至患者感到放松。以同样的方法指导患者按照下列顺序进行练习：脸部—牙—肩膀—手臂肌肉—手（握拳）—指部—腹部—腿—足趾等。每次练习以患者感到身心放松，能舒适休息为原则。配合解释性心理治疗、行为治疗、催眠治疗等，常能收到良好的效果。需注意的是，放松练习必须在药物治疗下患者疼痛能忍受或无疼痛的状态下进行。同时帮助患者树立正确的人生观，正确面对现实，面对疾病，增强与疼痛做斗争的信心。帮助患者树立起"我不怕痛，痛就会怕我，我要是怕痛，痛就不怕我"的信念，达到提高疼痛阈，减少镇痛药的用量，增强镇痛药疗效的目的。还要注意引导患者转移注意力，在轻度疼痛或伴有焦虑、恐惧心理时，通过与患者交流、拉家常，请患者讲曾经引以为豪的过去，讲熟悉的人和事，讲有趣的故事等，以分散注意力，从而分散疼痛感知 - 疼痛心境 - 疼痛反应的轴线，达到减轻症状的目的。

（六）健康教育

（1）教育患者及家属建立遵医行为，严格按医嘱应用镇痛药物，严禁痛时就用药，不痛时就停药的错误观念。

（2）教育患者不要惧怕阿片类药物的不良反应，特别是传说中的"成瘾性"，向患者及家属解释，只要按规范化的治疗方案用药，不会发生或极少发生"成瘾"。所谓的"成瘾"主要是由于阿片类药物的滥用（如吸食毒品）引起的，在正常的治疗过程中，不必担心，使患者及家属能积极配合治疗，并保持治疗方案的顺利进行。

（3）向患者及家属讲解常用药物的不良反应，如非甾体类、阿片类药物常见的不良反应，指导患者注意自我观察和体验。如有异常反应，应及时报告医护人员，以便及时给予应对，最大限度地减轻其痛苦。

（4）指导患者及家属正确选择食物及正确的进食，如按要求逐渐添加食物的种类及增加每餐食物的量。一般情况下，术后 1 年逐渐恢复至正常水平。

（5）教育患者学习疼痛的评估和报告方法，学习疼痛性质的描述和疼痛范围的表示方法；同时向患者及家属说明疼痛评估的重要性。

（6）指导患者学习自我掌握情绪和自我应对疼痛的方法，如学习肌肉放松法、运动、静坐、深呼吸、听轻音乐等，以转移注意力，减轻自我体验。

（7）对于实施肠内营养的患者，应指导患者及家属学习肠内营养管的护理及正确操作方法，为带管回家做好准备。

（8）指导患者建立健康的生活方式，如按时作息，戒烟、酒，注意个人卫生，适当活动、注意饮食卫生；保证充足的睡眠，远离纷争，避免劳累，保持情绪稳定；随天气变化及时增减衣被，预防感冒，以提高机体免疫力，增强与病痛做斗争的信心和力量。

第四章 神经内科疾病的护理

第一节 三叉神经痛的护理

三叉神经痛（trigeminal neuralgia，TN）又称原发性三叉神经痛或特发性三叉神经痛，是一种原因未明的三叉神经分布区内短暂的、反复发作的剧痛。其发作无预兆，骤然发生，突然停止，面颊、上下颌、舌部、口角、鼻翼等部位呈电击样、针刺样、刀割样、撕裂样剧烈疼痛，轻触可诱发。严重者伴有面部肌肉疼痛性抽搐，口角牵向患侧、面部发红、皮温增高、结膜充血和流泪等症状。

一、症状体征

三叉神经痛是位于三叉神经分布区域内的一种剧烈阵发性疼痛疾病，临床上根据其病因或发生部位进行分类。

（一）按病因分类

根据病因是否明确，分为原发性三叉神经痛与继发性三叉神经痛两类。

1.原发性三叉神经痛（特发性三叉神经痛）

临床上把找不到确切病因的三叉神经痛称为"原发性三叉神经痛"，以往认为占临床的大多数，是三叉神经分布区域内的发作短暂性剧烈疼痛，是无器质性损害可寻到的一种疾病。多见于40岁以上的中老年人，达70%～80%，最小年龄只有十几岁，最高年龄92岁。男女发病比数各家报道有所不同，据一份国内15家医院1454例的统计，男多于女，其中男788例，女666例。国内另一组4386例三叉神经痛发病情况显示女性多于男性，为3：2。

2.继发性三叉神经痛（症状性三叉神经痛）

继发性三叉神经痛是指由颅内外各种器质性病变引起的三叉神经继发性损害而致的三叉神经痛，多见于40岁以下的患者。与原发性三叉神经痛的不同点是：疼痛发作时间通常较长，或为持续性、发作性疼痛，而无扳机点。体格检查可查出三叉神经受累的客观表现及原发性疾病的体征，但亦可完全为阴性。经 CT、MRI 检查一般可明确诊断。

（二）按发生部位分类

TN 分为双侧性及单侧性三叉神经痛，又可进一步分为：第一支痛，第二支痛，第三支痛，第一、二支痛，第二、三支痛，第一、二、三支痛。发病部位右侧多于左侧。疼痛受累分别以二、三支同时受累最多见，单支受累较多者为第二支。

（三）临床特点

疼痛的发生为阵发性。除害怕疼痛延长外，在二次发作期间，患者无任何疼痛。发作时，则似闪电样刺入。疼痛发作常表现为骤发、阵发式，可持续15分钟或更长时间，发作频度从1天数次至1个月几次不等。

特点如下：

1.疼痛部位

疼痛不超出三叉神经支配范围，常局限于一侧。虽 3 支均可累及，但以第二、三支最常受累，约占 95%。

2.疼痛性质

疼痛呈发作性电击样、刀割样和撕裂样剧痛，突发突止。疼痛由颌面或牙槽开始，沿神经支配区放射，每次疼痛持续数秒至数十秒，亦可长达数分钟。发作常随病程的延长而变频、间歇期缩短和疼痛加剧。发作频繁者可影响进食和休息。

3.诱发因素及"扳机点"

疼痛发作常由说话、咀嚼、刷牙和洗脸等面部随意运动或触摸面部某一区域（如上唇、鼻旁、眶上孔、眶下孔和口腔牙龈等处）而被诱发。这些敏感区称为"扳机点"或触发点。

4.其他症状

疼痛发作时可伴有同侧面肌抽搐、面部潮红、流泪和流涎，这种特殊面容又称痛性抽搐。为了减轻疼痛，患者常用手揉擦同侧面部以求减轻疼痛（其实并不能减轻疼痛），久而久之面部皮肤变得粗糙、增厚，眉毛脱落。为避免发作，患者不敢吃饭、洗脸，面容憔悴，情绪抑郁。

5.体征

本病客观检查多无三叉神经功能缺损表现及其他局限性神经体征，偶可在其某一支的支配区内出现疱疹，系因半月神经节带状疱疹病毒感染所致。

继发性三叉神经痛指由各种病变侵及三叉神经根、半月神经节或神经干所致之三叉神经分布区域内的疼痛。其特点为疼痛发作持续时间较长，常达数分钟至数十分钟，或呈持续性疼痛，阵发性加重。查体可见三叉神经支配区内的感觉减退、消失或过敏，多累及第一、第三支。第一支受累可有角膜反射迟钝，第三支受累可见咀嚼肌无力和萎缩。另外，尚可伴有原发疾病的其他阳性体征。

二、病理病因

原发性（特发性）三叉神经痛的病因及发病机制尚不清楚，大多数病例无第 V 对脑神经或中枢神经系统的器质性病变，半月神经节有退行性或纤维性改变，但是改变的轻重差别太大，不能认为它们是病因。

原发性三叉神经痛的病因虽不明确，尚无统一认识，而从现代医学来看，其发病机制可能是一种致伤因素，使感觉根半月节和邻近的运动支发生脱髓鞘改变。有一些研究认为，大多数原发性三叉神经痛的患者有颅底血管对神经的反常压迫。

经临床证明，部分所谓原发性三叉神经痛，实际上还是可找到原因的，如在手术中发现供应神经的血管发生硬化，异位血管的压迫，增厚的蛛网膜，神经通过的孔发生骨膜炎、狭窄的骨孔等，而致神经根的压迫。

（一）原发性三叉神经痛的病因

在三叉神经痛时，外周神经和中枢神经都参与疼痛的产生与传递，因此根据现代临床实践及动物实验结果，原发性三叉神经痛的病因有以下几种学说：

1. 周围病原学说

三叉神经末梢到脑干核团的任何部位发生病变都可刺激三叉神经，使中枢神经系统发生生理功能紊乱和器质性改变，从而发生三叉神经分布区范围内的阵发性剧痛性的学说。

2. 中枢病因学说

三叉神经系统中枢部的脑内核团，三叉神经脊束核、丘脑及大脑皮质均可因周围病变刺激及中枢本身的伤害性刺激，而导致三叉神经痛。

3. 变态反应学说

1967 年，哈内斯（Hanes）根据三叉神经痛突然发作和可逆性，曾提出三叉神经痛可能是一种与变态反应有关的疾病。

4. 病毒感染学说

大脑皮质是周身感觉的最高中枢，对于三叉神经系统任何部位的病灶所致的疼痛，均是通过大脑皮质反映出来的。如疱疹和单纯疱疹的病毒感染，可沿三叉神经系统的通路而侵入三叉神经分布相应的大脑皮质，使三叉神经疼痛发作。

5. 家族遗传学说

在临床上曾有人报道，一个家庭兄弟姐妹 7 人中有 6 人患有三叉神经痛，其中 2 人患双侧性疼痛。另外一个家庭中，母亲及 6 个孩子中的 3 个孩子患有三叉神经痛，其中 2 人为双侧性疼痛，从而认为三叉神经痛可能与家族遗传有关。但多数学者认为本病与遗传因素关系不大，与人类种族无关。

6. 综合病因学说

上述各种学说均不能充分解释三叉神经痛的病因，以致多特（Dott，1951 年）认为三叉神经痛的起因在脑干内，动作或触动扳机点可引起短的冲动（short circuit）在脑干内迅速叠加，从而引起剧烈疼痛发作。

（二）继发性三叉神经痛的病因

近几年，通过临床实践和研究，特别是神经显微外科手术的应用和手术方式的不断改进，对继发性三叉神经痛的病因、发病率的认识有了更深入的了解和认识，发现三叉神经系统的所属部位或邻近部位的各种病灶均可引起三叉神经痛。

三、诊断

除继发性三叉神经痛外，原发性三叉神经痛应注意与以下几种疾病相鉴别。

（一）牙痛

牙痛也是一种非常疼痛疾病，有时特别是发病的初期，患者常常到口腔医院就诊，被误诊为牙痛，许多患者将牙齿拔掉，甚至患侧的牙齿全部拔除，但疼痛仍不能缓解。一般牙痛特点为持续性钝痛或跳痛，局限在齿龈部，不放射到其他部位，无颜面部皮肤过敏区，不因外来的因素加剧，但患者不敢用牙齿咀嚼，应用 X 线检查或 CT 检查可明确牙痛。

（二）三叉神经炎

三叉神经炎可因急性上颌窦炎、流感、额窦炎、下颌骨骨髓炎、糖尿病、梅毒、伤寒、酒精中毒、铅中毒及食物中毒等疾病引起。患者多有炎性感染的历史，病史短，疼痛为持续性的，压迫感染的分支的局部时可使疼痛加剧，检查时有患侧三叉神经分区感觉减退或过敏，可伴有运动障碍。

（三）中间神经痛

中间神经痛患者表现如下特点：

1. 疼痛性质

疼痛为发作性烧灼痛，持续时间长，达数小时，短者也有数分钟。

2. 疼痛部位

疼痛主要位于一侧外耳道、耳郭及乳突等部位，严重者疼痛可向同侧面部、舌外侧、咽部以及枕部放射。

3. 伴随症状

局部常伴有带状疱疹，还可有周围性面瘫、味觉和听觉改变。

（四）蝶腭神经痛

本症病因不明，多数人认为由鼻旁窦炎侵及蝶腭神经节引起。

（1）疼痛部位：蝶腭神经节分支分布区域的鼻腔、蝶窦、筛窦、硬腭、齿龈及眼眶等颜面深部位，疼痛范围较广泛。

（2）疼痛性质：疼痛为烧灼或钻样比较剧烈，呈持续性或阵发性的加重或周期性反复性发作，发作时一般持续数分钟到几小时。伴有患侧鼻黏膜肿胀，出现鼻塞、鼻腔分泌物增加，多呈浆液性或黏液性。可伴有耳鸣、耳聋、流眼泪、畏光及下颌皮肤灼热感和刺痛。疼痛可由牙部、鼻根、眼眶、眼球发生，而后扩展至齿龈、额、耳及乳突部，均为一侧性。严重者向同侧颈部、肩部及手部等处放射，眼眶部可有压痛。

（3）发病年龄：常在 40～60 岁，女性较多。

（4）本病可以用 1% 普鲁卡因做蝶腭神经封闭或用 2%～4% 丁卡因经鼻腔对蝶腭神经节做表面麻醉，可使疼痛缓解，即可确诊。

（五）偏头痛

偏头痛也称丛集性头痛，是一种以头部血管舒缩功能障碍为主要特征的临床综合征。病因较为复杂，至今尚未完全阐明。但与家族、内分泌、变态反应及精神因素等有关。临床表现特点：

（1）青春期女性多见，多有家族史。

（2）诱发原因：多在疲劳、月经、情绪激动不安时诱发，每次发作前有先兆，如视物模糊、闪光、暗点、眼胀、幻视及偏盲等。先兆症状可持续数分钟至半小时之久。

（3）疼痛性质为剧烈性头痛，呈搏动性痛、刺痛及撕裂痛或胀痛。反复发作，每天或数周、数月甚至数年发作一次。伴随有恶心、呕吐、大便感、流眼泪、面色苍白或潮红。发作过后疲乏嗜睡。

（4）查体时颞浅动脉搏动明显增强，压迫时可使疼痛减轻。在先兆发作时应用抗组胺药可缓解症状。

（5）偏头痛还有普通型、特殊型（眼肌麻痹、腹型、基底动脉型）偏头痛，均需要进行鉴别。

（六）舌咽神经痛

本病分为原发性和继发性两大类，是舌咽神经分布区域内的阵发性剧痛。发病年龄多在 40 岁以上，疼痛性质与三叉神经痛相似。临床表现有以下特点：

（1）病因可能与小脑后下动脉、椎动脉压迫神经进入区有关，除此之外，可由小脑脑桥角处肿瘤、炎症、囊肿、鼻咽部肿瘤或茎突过长症等原因引起。

（2）疼痛部位在患侧舌根、咽喉、扁桃体、耳深部及下颌后部，有时以耳深部疼痛为主要表现。

（3）疼痛性质为突然发作，骤然停止，每次发作持续数秒或数十秒，很少超过 2 分钟；亦似针刺样、刀割样、烧灼样、撕裂样及电击样的剧烈性疼痛。若为继发性的疼痛，则时间长或呈持续性，诱因和扳机点可不明显，且夜间较重。

（4）诱因常为吞咽、咀嚼、说话、咳嗽、打哈欠。

（5）50% 以上有扳机点，部位多在咽后壁、扁桃体舌根等处，少数在外耳道。若为继发性，扳机点可不明显，同时舌咽神经损害症状，如软腭麻痹、软腭及咽部感觉减退或消失等。

四、治疗

（一）药物治疗

可据病情选用：

1. 卡马西平

卡马西平对三叉神经痛有较好疗效。一般自小剂量开始，100 mg，口服 2 次/天，后逐渐增加至 200 mg，口服 3~4 次/天。可有嗜睡、恶心、呕吐、眩晕和药疹等不良反应，一般不严重，减量或停药后可自行消失。在监测血药浓度和密切观察临床中毒体征的情况下，亦可应用较大剂量。

2. 苯妥英（苯妥英钠）

100~200 mg，2~3 次/天。日剂量不宜超过 600 mg，不良反应有齿龈增生、共济失调和白细胞减少等。

3. 维生素 B 族药物

维生素 B_1、维生素 B_6 各 10~20 mg，口服 3 次/天；维生素 B_{12}，100~500 μg 肌注或弥可保 500 μg，口服 1 次/天。

4. 血管扩张药

山莨菪碱（654–2）10 mg，肌注 2 次/天，或 5~10 mg，口服 3 次/天；或烟酰胺 100 mg，口服，3 次/天。

（二）理疗

如间动电（疏密波）疗法或旋磁疗法，也可用氦氖激光照射半月神经节。

（三）射频电凝疗法

在 X 线或 CT 等的监视导向下，将射频电凝针极经皮插入半月神经节，通电加热至 65~75 ℃，1 分钟，可选择性地破坏三叉神经痛觉纤维，近期疗效可达 90% 以上，但易复发。本方法适用于老年人以及患有全身性疾病而不能手术者。

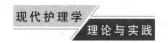

（四）神经阻滞或封闭疗法

若药物治疗无效或有不良反应，且疼痛严重，可行神经干或神经节阻滞疗法。既往常使用无水酒精，近年来多注射甘油。注射部位为三叉神经半月节或周围神经干。因感觉神经被破坏而止痛。止痛效果可持续数月、数年，也可复发。

五、护理评估

（一）个人及家族史

评估患者的发病年龄、性别、教育程度、居住地、职业、经济状况、饮食习惯、营养状况、睡眠、排泄、精神状态等情况。

（二）现病史

评估患者目前疼痛的部位、性质、严重程度、持续时间、间隔周期，以及是否昼夜发作、夜不成眠或醒后疼痛。了解患者有无面部肌肉反复性抽搐、口角牵向患侧，是否伴有面部发红、皮温增高、结膜充血和流泪等症状。询问是否有多发性硬化，了解每次面部疼痛是否存在因洗脸、刷牙碰及触发点，因咀嚼、打哈欠和讲话等诱发。

（三）治疗过程

了解已经完成的治疗及其效果，如镇痛药物的种类及效果，是否实行神经阻滞疗法及其疗效，是否进行手术治疗及其疗效。

六、主要护理问题

（一）疼痛

疼痛由三叉神经痛引起，致使面颊、上下颌、舌部、口角、鼻翼等部位呈电击样、针刺样、刀割样、撕裂样疼痛。

（二）焦虑

焦虑由三叉神经痛反复发作、剧烈疼痛，不敢正常进食、擤鼻涕、刷牙、洗脸、咀嚼、讲话、打哈欠等引起。

七、护理措施

（一）减轻疼痛

（1）指导患者用听音乐、阅读杂志、娱乐等方式分散注意力，做深呼吸运动、听舒缓音乐等方式减轻紧张情绪。

（2）保持环境安静，避免疼痛发生的诱因。用温水洗脸和刷牙，避免冷水刺激，洗脸、漱口时避免用力触碰面部，进食时避免猛烈咀嚼，外出时宜戴口罩，避免风吹和寒冷气候对面部的直接刺激。

（3）疼痛剧烈、频繁和入睡困难者，根据疼痛的程度，遵医嘱给予镇痛、催眠药物治疗。

（二）心理支持

由于本病为突然发作的、反复的、阵发性的剧痛，易出现焦虑、烦躁和情绪低落等心理反应，应主动向患者解释病情，配合治疗；关心、体贴、理解患者，帮助其减轻心理压力，增强患者战胜疾病的信心。

（三）治疗护理

（1）向患者介绍应用卡马西平治疗的不良反应，如头晕、嗜睡、口干、恶心、皮疹、白细胞减少等，告知患者停药后可恢复正常。如出现眩晕、走路不稳、再生障碍性贫血、肝功能障碍等严重不良反应则需立即停药,孕妇忌用。对长期服药的患者,需动态观察肝功能和血常规的变化,每 1～2 个月复查 1 次。

(2)根据医嘱单独或联合使用苯妥英钠、氯硝西泮巴氧芬、大剂量维生素 B_{12}、双氯酚酸(扶他林)、阿司匹林等药物。

(3)在将无水乙醇(酒精)、甘油、维生素 B_{12} 等药物注射到三叉神经上,行神经阻滞疗法时,可导致面部丧失感觉,注意观察不良反应,如角膜溃疡、失明、脑神经损害、动脉损伤等并发症。

(4)行射频热凝疗法的患者,询问其是否有面部麻木、感觉异常、角膜炎、咀嚼无力、复视、同侧角膜反应迟钝和带状疱疹等并发症。

(5)注意观察三叉神经微血管减压手术,有无并发症,如听力减退或消失、眼球运动神经的暂时麻痹、面部感觉减退和带状疱疹等。

(6)立体定向放射外科治疗适用于药物和神经阻滞治疗无效、手术治疗失败或复发及身体情况不适合手术者。

(四)健康指导

(1)指导患者有规律地生活、合理休息,减轻紧张情绪,保持环境安静,避免不良精神刺激。

(2)指导患者避免面颊、上下颌、舌部、口角、鼻翼等局部刺激,进食易消化、流质饮食,咀嚼时使用健侧;洗脸水温度适宜,不宜过冷或过热。

第二节 急性炎症性脱髓鞘性多发性神经病的护理

急性炎症性脱髓鞘性多发性神经病(acute inflammatorydemyelinating polyneuropathies,AIDP)又称吉兰–巴雷综合征(Guillain–Barre syndrome,GBS,格林–巴利综合征),也称急性感染性变态反应性多发性神经病。本病是多种原因所致的迟发性过敏性自身免疫性疾病,主要病变是周围神经广泛的炎性脱髓鞘,表现为突然出现颈、肩、腰和下肢剧烈的神经根疼痛,肢体对称性软瘫,感觉异常,如烧灼、麻木、刺痛和不适感等,双侧面神经瘫痪、延髓性麻痹及皮肤潮红、出汗增多,甚至窦性心动过速、直立性低血压、高血压、短暂性尿潴留等自主神经功能紊乱的表现。

一、护理评估

(一)个人及家族史

评估患者的发病年龄、性别、教育程度、居住地、职业、经济状况、饮食习惯、营养状况、睡眠、排泄、精神状态等。

(二)现病史

评估患者目前的症状、性质、程度、持续时间。评估肌无力特点,有无四肢完全瘫痪、呼吸肌麻痹等危及生命的表现。评估有无感觉异常,是否有感觉缺失呈手套、袜子形分布,有无烧灼、麻木、刺痛等感觉异常的特点。评估有无双侧面神经瘫、延髓性麻痹等脑神经麻痹症状。有无皮肤潮红、出汗增多、窦性心动过速、直立性低血压、高血压、短暂性尿潴留等自主神经功能紊乱的表现。是否在起病前有呼吸道感染、胃肠炎，有无疫苗接种史（如注射流感疫苗）。发病季节是否在夏秋季。

（三）治疗过程

了解患者已经完成的检查及其结果。如脑脊液检查是否有蛋白细胞分离的特征性改变；肌电图检查及神经电图 F 波检测，F 波的潜伏期是否明显延长；了解血常规、心电图检查的结果。了解已完成的治疗及其疗效，如应用血浆置换、免疫球蛋白、皮质类固醇等的疗效，了解呼吸机辅助呼吸治疗的效果。

二、主要护理问题

（1）呼吸困难：由病变侵犯呼吸肌导致呼吸肌麻痹引起。

（2）有误吸的危险：由病变致使脑神经麻痹，发生面、舌、喉肌麻痹引起。

（3）感觉异常：由周围神经损伤，产生肢体烧灼、麻木、刺痛等不适感觉引起。

（4）潜在并发症（压疮、失用综合征、深静脉血栓形成）：由运动神经脱髓鞘改变致长期卧床、四肢瘫痪、不能自行翻身和肢体活动引起。

（5）自理能力缺失：由病变导致肢体瘫痪、肌无力、生活不能自理引起。

（6）焦虑、恐惧：由患者出现肢体瘫痪、呼吸肌麻痹、呼吸困难、有濒死感，惧怕生命受到威胁、担心瘫痪的肢体会影响到今后的生活质量引起。

三、护理措施

（一）病情观察

严密观察患者有无呼吸肌麻痹、呼吸骤停的危险，监测患者的呼吸频率、深浅、呼吸形态变化，随时询问患者有无胸闷、气短、呼吸困难等不适；定时监测生命体征、血氧饱和度、氧分压、二氧化碳分压的变化。特别要加强患者发病第 1 周病情进展的高峰时期的病情观察。

（二）维持正常呼吸功能

（1）保持呼吸道通畅。让患者头偏向一侧；定时翻身、叩背、吸痰；及时排除呼吸道分泌物，预防肺不张和肺部感染。

（2）改善缺氧状态。根据患者的缺氧状态给予鼻导管或面罩吸氧，及时发现患者胸闷、气短、烦躁、出汗、发绀等缺氧症状，遵医嘱及时进行急救处理。

（3）准备好急救物品，做好气管插管、气管切开、呼吸机辅助呼吸的准备和配合。

（三）预防误吸

当患者出现喉肌麻痹致吞咽困难时，给予半流食；对延髓性麻痹的患者及早进行鼻饲营养，进食时及进食后 30 分钟宜取坐位或半坐位，及时清除呼吸道分泌物，避免食物和分泌物误入气管致肺部感染或窒息。

（四）感觉异常护理

（1）评估疼痛、麻木等异常感觉的分布、性质、程度，有无因感觉异常带来的烦躁、忧虑。

（2）防止感觉异常的肢体受压或机械性刺激，保持皮肤的清洁、干燥，保持床单的整洁、无渣屑。

（3）避免患者接触利器，感觉异常的肢体注意保暖；禁用热水袋，谨防烫伤；避免过冷的刺激，使用冰袋物理降温时，避免接触感觉异常的肢体；避免在感觉异常的肢体输液。

（五）安全护理

（1）防止坠床、跌倒等意外发生，瘫痪患者加床档，肢体无力患者行走时要有人陪同。

（2）教会患者使用床边呼叫器，告知患者有异常感觉及时呼叫，呼叫器置于易取处。

（3）危重、四肢瘫痪、咽喉肌麻痹无力的患者应设专人陪伴护理。

（六）预防并发症

（1）保护皮肤的完整性，使用气垫床等方式减轻受压部位的压力，保持患者皮肤、床单位的清洁、干燥，协助翻身、拍背、按摩骨突出部位，预防压疮、坠积性肺炎的发生。

（2）长期卧床患者，抬高下肢 20°～30°，穿弹力袜预防深静脉血栓形成。

（3）早期保持肢体的功能位，进行肢体被动活动，防止肌肉挛缩；使用夹板防止足下垂；肌力开始恢复时进行主动和被动结合的肢体功能训练，防止失用综合征的发生。

（七）生活护理

对卧床或生活不能自理者，协助其洗漱，进食，如厕，穿、脱衣服等生活起居，保持个人卫生。

（八）药物治疗护理

（1）行血浆置换疗法时，注意严重感染、心律失常、心功能不全及凝血系统疾病患者禁忌使用。

（2）应用大量免疫球蛋白时，从冰箱取出后在室温下放置 30 分钟后再应用。静脉滴注时速度不宜过快，输注中注意观察患者有无头痛、发冷、寒战、皮疹等过敏反应。

（3）应用免疫抑制药，如环磷酰胺、硫唑嘌呤、糖皮质激素时，注意观察并发症的发生。

（4）疼痛的患者遵医嘱及时给予卡马西平、阿米替林等非阿片类镇痛药，并观察药效。

（九）心理护理

由于患者神志清醒，当出现肢体瘫痪，特别是出现呼吸肌麻痹、严重呼吸困难时，会有一种濒死感，患者和其家属会产生焦虑、恐惧心理，惧怕生命受到威胁、担心瘫痪的肢体会影响到今后的生活质量。因此，一方面应采取积极的急救措施，解除呼吸困难，定时变换体位，保持卧位舒适；另一方面，应加强与患者的沟通，安慰鼓励患者，给予积极的心理疏导和支持，解除其顾虑，增强战胜疾病的信心。

（十）健康指导

（1）给患者讲解疾病的病因、病情发展过程和预后，该病与自身免疫有关，属自限性疾病，大部分能自愈。

（2）指导患者卧床期间患肢处于功能位，早期进行康复，做被动到主动的肢体功能训练，防止肢体挛缩、畸形，利于肢体功能的迅速恢复。

（3）指导患者在激素治疗过程中，严格遵医嘱用药，不可自行加减量、停药，停用前应逐渐递减。

第五章　呼吸内科疾病的护理

第一节　急性上呼吸道感染与急性气管 – 支气管炎的护理

一、概述

急性呼吸道感染包括急性上呼吸道感染和急性气管 – 支气管炎。急性上呼吸道感染是指鼻、咽、喉部位急性炎症的总称，一般病情较轻，病程较短，预后良好，发病率较高，有一定的传染性；全年皆可发病，冬春季较多。急性气管 – 支气管炎是由于感染或非感染因素（如物理、化学刺激）引起的气管、支气管黏膜的急性炎症。

（一）急性上呼吸道感染病因病机

70%～80% 的急性上呼吸道感染由病毒感染引起，主要有流感病毒、副流感病毒、呼吸道合胞病毒、腺病毒等。细菌感染可伴或继病毒感染之后发生，常见溶血性链球菌、流感嗜血杆菌、肺炎球菌等。当人体免疫力降低时，容易发病。又由于病毒类型较多，病毒容易发生变异，且没有交叉免疫，人体感染后产生的免疫力短暂且弱，容易反复发生感染。少数患者年老体弱，或原本有某种疾病的患者，免疫能力低下者，容易发生革兰氏阴性（G^-）杆菌感染。

（二）急性气管 – 支气管炎病因病机

1. 感染

感染是本病最常见的病因，可由病毒、细菌直接感染引起，也可由上呼吸道感染的病毒或细菌向下蔓延引起，也可在病毒感染的基础上继发细菌感染。常见的病毒为冠状病毒、腺病毒、流感病毒、副流感病毒、呼吸道合胞病毒等。常见细菌为流感嗜血杆菌、肺炎球菌、葡萄球菌等。

2. 物理、化学性刺激

如冷空气、粉尘、刺激性气体或烟雾吸入，使气管 – 支气管受到急性刺激和损伤，导致发病。

3. 过敏反应

吸入花粉、真菌孢子等过敏原，或对细菌蛋白质过敏，均可引起气管 – 支气管炎症。

二、护理评估

（一）健康史

1. 急性上呼吸道感染

询问患者是否有受凉、淋雨等病史；询问患者是否有流鼻涕、打喷嚏、咽痛、头痛、发热等症状；询问患者是否服过药物，效果如何。

2. 急性气管 – 支气管炎

询问患者是否有急性上呼吸道感染等病史，是否有咳嗽、咳痰、发热等症状；询问患者是否诊断治疗过，效果如何。

（二）身体状况

1. 急性上呼吸道感染

根据病因和病变范围的不同，临床表现可有不同的类型。

（1）普通感冒：俗称"伤风"，以鼻咽部卡他症状为主要表现。起病较急，潜伏期1～3天不等，随病毒而异。患者主要表现为喷嚏、鼻塞、流清水样鼻涕，也可表现为咳嗽、咽干、咽痒或灼热感。发病同时或数小时后可有喷嚏、鼻塞、流清水样鼻涕等症状。2～3天后鼻涕变稠，常伴咽痛、流泪、味觉减退、声音嘶哑、少量咳嗽等症状。一般无发热及全身症状，或仅有低热、轻度畏寒、头痛。体检可见鼻腔黏膜充血、水肿、有分泌物，咽部轻度充血。本病有一定的自限性，如无并发症，5～7天可痊愈。

（2）病毒性咽炎或喉炎：①急性病毒性咽炎：多由鼻病毒、腺病毒、流感病毒、副流感病毒以及呼吸道合胞病毒等引起。临床特征为咽部发痒或灼热感，咳嗽少见，咽痛不明显。当吞咽疼痛时，常提示有链球菌感染。流感病毒和腺病毒感染时可有发热和乏力。体检咽部明显充血水肿，颌下淋巴结肿大且触痛。②急性病毒性喉炎：多由流感病毒、副流感病毒及腺病毒等引起。临床以声嘶、讲话困难、咽痛为主，常伴有发热、咳嗽。体检可见喉部水肿、充血，局部淋巴结轻度肿大和触痛。

（3）急性疱疹性咽峡炎：多由科萨奇病毒A引起，主要表现为明显咽痛和发热，病程约1周。多见于夏季，儿童多见，成年人偶见。体检可见咽充血，软腭、腭垂、咽和扁桃体表面有灰白色疱疹及浅表溃疡，周围有红晕，后期形成疱疹。

（4）急性咽结膜热：主要由科萨奇病毒、腺病毒引起。主要表现为发热、咽痛、流泪、畏光。多见于夏季，儿童多见。体检可见咽部充血明显，结合膜充血。病程多为4～6天，游泳者多见。

（5）急性咽-扁桃体炎：多由溶血性链球菌引起。常起病迅速，畏寒发热，体温可达39℃以上，咽痛明显。体检可见咽部充血，扁桃体肿大，其上可见黄色点状渗出物，颌下淋巴结肿大、压痛。肺部无明显异常。

2. 急性气管-支气管炎

患者常先有上呼吸道感染病史，随后出现咳嗽、咳痰。部分患者可出现全身症状，可有发热、头痛等，体温多在38℃左右，多于3～5天降至正常。咳嗽咳痰常为阵发性，痰量逐渐增多，由黏液性转变为黏液脓性或脓性痰，咳嗽程度加剧。咳嗽咳痰可延续2～3周才消失。体检呼吸音可正常，也可闻及干（湿）啰音。

（三）辅助检查

1. 血常规检查

病毒感染白细胞正常或偏低，淋巴细胞比例增多；细菌感染白细胞总数常增多，中性粒细胞增多。

2. X线检查

胸部X线多正常。

3. 病原学检查

细菌培养可判断细菌类型并做药物敏感试验以指导临床用药。因病毒类型繁多，且对治疗无明显帮助，一般无须明确病原学检查。

（四）心理－社会状况

评估患者对疾病的心理状态，评估家庭社会对其医疗支撑程度，是否带给患者任何心理负担。

三、治疗原则

（一）针对病原治疗

病毒感染者，给予抗病毒治疗，如利巴韦林、奥斯他韦、金刚烷胺等；细菌感染者给予抗生素治疗，可给予大环类脂类、青霉素类、头孢菌素类、喹诺酮类药物。

（二）对症治疗

咳嗽无痰且咳嗽较严重者，可给予镇咳药物右美沙芬、喷托维林（咳必清）等；咳嗽有痰者可给予止咳化痰药物，如盐酸氨溴索、溴已新（必嗽平）等，也可根据情况加用雾化吸入使痰液变稀薄，易于咳出；也应用中药止咳化痰药物。发热者，可用解热镇痛剂。咽痛者，可给予含片，如金嗓子喉宝、西瓜霜润喉片等。

四、护理诊断

（1）舒适的改变：鼻塞、流涕、咽痛与病毒和（或）细菌感染有关。

（2）清理呼吸道无效与呼吸道感染、痰液黏稠有关。

（3）体温过高与感染有关。

（4）潜在并发症：鼻窦炎、中耳炎、心肌炎、肾炎。

五、护理目标

患者能减轻不适感，能进行有效咳嗽，能不发生并发症。

六、护理措施

（一）一般护理

病情较重或年老体弱者应卧床休息，忌烟、多饮水，室内保持空气流通。注意保暖，防止受凉。注意呼吸道隔离，嘱患者避免到人多的地方，必要时需戴口罩，患者咳嗽打喷嚏时应以纸巾捂住，避免传染给他人。多饮水，给予清淡易消化、营养丰富的食物，补充足够的热量。

（二）病情观察

观察患者咽痛、流涕、流泪情况，观察患者咳嗽、咳痰的性质、程度、痰量的改变，观察患者体温变化，观察血常规、X线胸片改变。注意是否有耳痛、心悸、尿液发生改变等症状。

（三）对症护理

发热患者，应密切监测体温，并嘱多饮水，必要时给予物理降温措施，如湿敷、温水擦浴、酒精擦浴等，如体温过高，可给予解热镇痛剂降温。过敏患者需远离过敏原。

（四）药物护理

嘱患者听从医嘱进行服药，应按时按量服用，不可漏服或多服。使用解热镇痛药者，注意观察出汗情况，如出汗较多，需及时擦干并更换衣服。应用抗生素患者，注意观察皮肤黏膜有无皮疹等过敏现象，或其他过敏表现，嘱患者出现异常时，需及时就诊。

（五）心理护理

急性呼吸道感染的患者，一般病情较轻，患者没有心理负担。但在发生并发症后，会出现心理负担。应给予安慰，并鼓励患者积极治疗和配合，早日康复。咳嗽较剧烈等症状较严重时，影响到患者的日常生活，会导致患者有情绪烦躁等负面心理，应与患者及时沟通，并嘱按时服药，争取早日康复。

（六）健康教育

1. 知识指导

向患者和家属介绍疾病发生发展基本过程以及可能带来的后果，介绍本病相关的防治知识，指导患者注意保暖防寒，疾病流行期间，避免到人群聚集的地方，必要时需戴口罩进行防护。

2. 生活指导

保持房间空气流通，温度、湿度适宜。在身体允许的情况下进行适当的体育锻炼，增强体质，提高机体免疫力。

七、护理评价

（1）患者能否遵医嘱服药。

（2）患者症状体征是否好转。

（3）有无并发症发生。

（4）能否坚持进行体育锻炼。

第二节　慢性支气管炎、慢性阻塞性肺疾病和慢性肺源性心脏病的护理

慢性支气管炎（chronic bronchitis）简称慢支，是指气管、支气管黏膜及其周围组织的慢性非特异性炎症。临床上以咳嗽、咳痰或伴有喘息及反复发作的慢性过程为特征。每年发病持续3个月或更长时间，连续两年或两年以上，并排除具有咳嗽、咳痰、喘息症状的其他疾病。

慢性阻塞性肺疾病（chronic obstructive pulmonary disease，COPD）是一种以气流受限为特征的肺部疾病，气流受限不完全可逆，呈进行性发展，与肺部对香烟烟雾等有害气体或颗粒的异常炎症反应有关。COPD主要累及肺脏，也可以引起显著的全身反应。

慢性肺源性心脏病（chronic pulmonary heart disease，CPHD）简称慢性肺心病，是由于肺组织、肺血管或胸廓的慢性病变引起肺组织结构和（或）功能异常，出现肺血管阻力增加，肺动脉压力增高，使右心室扩张和（或）肥厚，伴或不伴有右心功能衰竭的心脏病。

慢性支气管炎是一种严重危害人类健康的常见病，病情呈缓慢进行性进展，常并发阻塞性肺气肿和肺源性心脏病。

一、慢性支气管炎

（一）概述

1. 病因

其病因尚未完全清楚，目前认为主要与以下因素有关：

（1）吸烟：吸烟与慢支的发生密切相关。香烟中含焦油、尼古丁和氢氰酸等化学物质，可损伤气道上皮细胞，导致纤毛运动障碍，气道净化功能下降，并能刺激黏膜下感受器，使副交感神经功能亢进，引起支气管平滑肌收缩，支气管黏膜充血水肿、黏液积聚，易引起感染和发病。

（2）感染因素：感染是慢支发生和发展的重要因素之一。病毒、支原体和细菌感染为本病急性发作的主要原因。病毒感染以乙型流感病毒、鼻病毒、腺病毒和呼吸道合胞病毒为常见。细菌感染以肺炎链球菌、流感嗜血杆菌、甲型链球菌、葡萄球菌多见。

（3）大气污染：大气中的有害气体如二氧化硫、二氧化氮、氯气及臭氧等对气道黏膜上皮均有刺激。其他粉尘如二氧化硅、煤尘、棉屑等也可对支气管黏膜造成损伤，使纤毛清除功能下降，黏液分泌增加，为细菌、病毒等感染创造了条件。

（4）气候因素：寒冷空气可刺激腺体分泌黏液增加，使纤毛运动减弱，削弱气道防御功能；还可反射性引起支气管平滑肌痉挛，黏膜血管收缩，局部血循环障碍，易于继发感染。

（5）过敏因素：有调查显示，喘息型慢性支气管炎患者多有过敏史，对多种抗原激发的皮肤试验阳性率高于对照组，在患者痰液中，嗜酸性粒细胞与组胺含量增高。过敏反应可使支气管平滑肌痉挛、组织损伤和炎症发生，加重气道狭窄而导致疾病发生。

（6）其他因素：如全身或呼吸道局部防御功能减退、自主神经功能失调、营养不良、蛋白酶－抗蛋白酶失衡等均可促使疾病的发生与发展。

2. 病理

支气管上皮细胞变性、坏死、脱落，后期出现鳞状上皮化生，纤毛变短、粘连、倒伏、脱失；各级支气管壁也有多种炎症细胞浸润。随着病情继续发展，炎症向周围扩散，黏膜下层平滑肌束可断裂萎缩，膜下和支气管周围纤维组织增生。在病程发展过程中，支气管壁的损伤－修复过程反复发生，引起支气管壁重塑，瘢痕形成；进一步发展形成阻塞性肺气肿时可见肺泡腔扩大，肺泡弹性纤维断裂。

（二）护理评估

1. 健康史

询问患者是否有吸烟史，平均每日吸烟多少，吸烟历史有多久，是否有被动吸烟情况。询问患者既往是否有咳嗽咳痰，痰的颜色、性状如何；是否每年发病，发病时间多久；既往是否有过诊断，用药情况；本次发病是否有感染等诱因存在。

2. 身体状况

（1）症状：起病缓慢，病程较长，部分患者发病前有急性支气管炎、流感或肺炎等急性感染史，由于迁延不愈而发展为本病。主要表现为：①咳嗽、咳痰：慢性反复咳嗽、咳痰是本病突出表现。轻者仅在冬、春季发病，尤以清晨起床前后最明显，白天咳嗽较少。重症患者四季均咳，冬春加剧，日夜咳嗽，早晚尤为剧烈。一般痰呈白色黏液泡沫状，偶因剧咳而痰中带血。②气喘：当合并呼吸道感染时，由于细支气管黏膜充血水肿，痰液阻塞及支气管管腔狭窄，可以产生气喘，为喘息型慢支表现。③反复感染：寒冷季节或气温骤变时，容易发生呼吸道感染，此时患者气喘加重，痰量明显增多且呈脓性，伴有全身乏力、畏寒、发热等。

（2）体征：早期多无特殊体征。急性发作时，双肺可闻及少许湿啰音或干啰音，多在背部及肺底部，咳嗽后可减少或消失。喘息急型慢支发作时，可闻及哮鸣音及呼气延长，而且不易完全消失。长期反复发作可有肺气肿征象。

（3）临床分型：慢性支气管炎可分为单纯型和喘息型两型。按病情进展又可分为三期：①急性发作期：指在1周内出现脓性或黏液脓性痰，痰量明显增加，或伴有发热等炎症表现，或咳、痰、喘任何一项症状明显加剧。②慢性迁延期：指有不同程度的咳、痰、喘症状，迁延1个月以上者。③临床缓解期：经治疗或自然缓解，症状基本消失或偶有轻微咳嗽、少量痰液，持续两个月以上者。

3. 辅助检查

（1）血液检查：慢支急性发作期或并发肺部感染时，可见白细胞计数及中性粒细胞增多。缓解期多无变化。

（2）痰液检查：急性发作期痰液外观多呈脓性，痰涂片或培养可明确致病菌。

（3）X线检查：早期可无异常，随病变进展可见两肺纹理增粗、紊乱，呈网状或条索状、斑点状阴影，以下肺野较明显。

4. 心理-社会状况

慢性支气管炎临床呈慢性过程，上呼吸道感染时易引起疾病急性发作，对日常生活、工作造成一定的影响，患者常常因此焦虑和担心。

（三）治疗原则

1. 急性发作期

本期的治疗原则是控制感染，以祛痰平喘为主。

（1）控制感染：轻者口服或肌注，严重者应静脉给药。常选用青霉素类、头孢菌素类、大环内酯类、氨基糖苷类、氟喹诺酮类等。疗程视病情轻重而定，一般1～2周。

（2）祛痰、止咳：常用氨溴索、乙酰半胱氨酸、溴己新。如痰液黏稠不易咳出者，可用生理盐水或乙酰半胱氨酸经雾化器雾化吸入治疗。

（3）解痉、平喘：对喘息型慢支，选用解痉平喘药，如异丙托溴铵、沙丁胺醇、氨茶碱等。

2. 临床缓解期

本期的治疗原则是增强体质，以提高抗病能力和预防复发为主。可采用气管炎菌苗、卡介苗多糖核酸、人血丙种球蛋白等。于发病季节前用药，可提高机体免疫力，减少呼吸道感染及慢性支气管炎急性发作。

（四）护理诊断

（1）清理呼吸道无效与呼吸道分泌物增多、黏稠有关。

（2）体温过高与慢性支气管炎感染有关。

（3）潜在并发症：阻塞性肺气肿、支气管扩张。

（五）护理目标

（1）能有效咳嗽，排除痰液，不阻塞呼吸道。

（2）体温正常。

（3）尽可能减少发病次数，延缓病情进展。

（六）护理措施

1. 一般护理

保持房间内温暖舒适，空气流通。冬季有取暖设施。嘱患者随天气增减衣物，防止感染加重，诱发疾病。有发热、喘息时应卧床休息，取舒适坐位或半卧位，衣服要宽松，被褥要松软、暖和，以减轻对呼吸运动的限制。缓解期进行适度锻炼以增强体质。饮食上给予高蛋白、高热量、高维生素、易消化饮食，避免过食甜食。鼓励患者多饮水，以利于稀释痰液。

2. 病情观察

注意观察患者呼吸频率、节律、幅度是否有改变，观察患者咳嗽、喘息是否好转，咳痰颜色、量是否有改变。观察患者体温是否下降，是否有胸痛等其他症状。观察患者肺功能检查、血常规检查、胸片、痰液等检查项目改善情况。

3. 发热的护理

观察并记录体温、脉搏、呼吸、血压，发热时鼓励患者多饮水，可用温水擦浴、冰袋、冰枕、冰帽等物理降温措施，给予降温。必要时遵医嘱给予退热药物。如患者出现大汗，需及时擦干并更换衣服被褥，防止患者受凉。

4. 药物护理

遵医嘱给予患者抗生素治疗，注意观察药物的不良反应。痰液黏稠不易咳出者，鼓励患者多饮水，并遵医嘱给予雾化吸入、翻身、拍背等措施，并教会患者进行有效咳嗽，以促进痰液的排出。

5. 心理护理

患者反复发作常会导致焦虑不安，向患者及家属讲解疾病发生发展过程，鼓励患者树立战胜疾病的信心，积极配合医护人员的治疗，并保持愉快的心情，促进疾病的康复。

6. 健康指导

（1）疾病知识指导：指导患者和家属了解本病的相关知识，以便让患者和家属积极配合治疗。预防受凉、感染等诱因，防止反复诱发疾病急性发作。根据自身情况制订锻炼计划，增强体质，提高免疫力，减少疾病发作。

（2）生活知识指导：戒烟，同时避免被动吸烟，避免有害烟雾、化学物质等有害气体刺激。注意劳逸结合，避免过度劳累，保证充足睡眠。平时多饮水，饮食清淡有营养。根据天气情况及时增减衣物，注意保暖。

（七）护理评价

（1）患者能有效咳痰，痰液易咳出。

（2）体温降至正常。

（3）未发生阻塞性肺疾病等并发症。

二、慢性阻塞性肺疾病

（一）概述

1. 病因

COPD 的病因至今仍不十分清楚，但已知与某些危险因素有关。

（1）吸烟：已知吸烟为 COPD 最主要的危险因素，吸烟数量越多，年限越长，则发病率越高。被动吸烟也可以导致 COPD 的发生。

（2）职业性粉尘和化学物质：包括有机或无机粉尘，化学物质和烟雾，如煤尘、棉尘、二氧化硅等。

（3）室内空气污染：用木材、畜粪等或煤炭做饭或取暖，通风不良均可导致 COPD。

（4）室外空气污染：汽车、工厂排放的废气，如二氧化氮、二氧化硫等可引起 COPD 的急性加重。

2. 发病机制

（1）气道炎症：香烟的烟雾与大气中的有害物质能激活气道内的肺泡巨噬细胞，它被激活后释放各种细胞因子，这些因子使气道发生慢性炎症，并损伤气道上皮细胞。气道炎症引起的分泌物增多，使气道狭窄，炎症细胞释放的介质可引起气道平滑肌的收缩，使其增生肥厚，导致阻塞性通气障碍。气道、肺实质和肺血管的慢性炎症是慢性阻塞性肺疾病的特征性改变，多种炎症细胞均参与了本病的发病过程。

（2）蛋白酶与抗蛋白酶的失衡：肺组织中的弹性蛋酶来自巨噬细胞和中性粒细胞，能够分解弹性纤维，引起肺气肿。弹性蛋白酶抑制因子可抑制此酶的活性，避免肺气肿的发生。当蛋白酶增多和（或）抗蛋白酶减少或功能不足引起两者失衡时，可发生肺气肿。

3. 病理改变

COPD 的主要病理改变是慢性支气管炎和肺气肿。慢性支气管炎的病理见前述，肺气肿即指肺泡壁变薄，肺泡腔扩大，甚至破裂融合形成大疱。按照累及肺小叶的部位，可将阻塞性肺气肿分为小叶中央型、全小叶型和混合型。

COPD 的病理生理改变是持续性气流受限导致肺通气功能障碍。

（二）护理评估

1. 健康史

询问患者既往有何种疾病，如何诊断和治疗，平时是否有咳嗽等症状，此次发病是否存在诱因；平时从事什么工作，是否存在粉尘或化学物质等影响呼吸道；是否是过敏体质，目前何种症状为主，既往有何种疾病史。

2. 身体状况

（1）临床表现：早期患者，即使肺功能持续下降，可毫无症状；及至中晚期，出现咳嗽、咳痰、气短等症状，痰量因人而异，为白色黏液痰，合并细菌感染后则变为黏液脓性。在长期患病过程中，反复急性发作和缓解是本病的特点，病毒或细菌感染常常是急性发作的重要诱因，常发生于冬季。咯血不常见，但痰中可带少量血丝。晚期患者即使是轻微的活动，都不能耐受。合并肺心病时可出现肺、心及其他脏器的功能衰竭表现。

（2）体征：早期无明显体征。随着病情发展可见桶状胸，呼吸活动减弱，辅助呼吸肌活动增强；触诊语颤减弱或消失；叩诊呈过清音，心浊音界缩小，肝浊音界下移。听诊呼吸音减弱，呼气延长，心音遥远等。晚期患者因呼吸困难，颈、肩部辅助呼吸肌常参与呼吸运动，可表现为身体前倾。呼吸时常呈缩唇呼吸，可有口角发绀、右心衰竭体征。

（3）分期：COPD 按病程可分两期，即急性加重期和稳定期。前者指在短期内咳嗽、咳痰、气短和（或）喘息加重、脓痰量增多，可伴发热等症状；稳定期症状稳定或轻微。

3. 辅助检查

（1）胸部 X 检查与 CT 胸部平片显示胸部前后径增大，肋骨水平，肋间隙增宽，膈肌低平，两肺野透明度增高，肺纹理变细、减少。CT 上可见低密度的肺泡腔、肺大泡与肺血管减少。

（2）肺功能检查：最常用的指标是第 1 秒用力呼气量（FEV1）占其预计值的百分比（FEV1%）和 FEV1 占用力肺活量（FVC）之比。在诊断 COPD 时，必须以已使用支气管舒张药后测定的 FEV1 为准，FEY1＜80% 预计值和（或）FEV1/FVC＜70% 可认为存在气流受限。

（3）动脉血气分析：早期无变化，随病情发展，动脉血氧分压降低，二氧化碳分压增高，并可出现代偿性呼吸性酸中毒，pH 值降低。

4. 心理 – 社会状况

COPD 在社会、经济、心理等各个方面均给患者带来了影响，易使患者产生焦虑和压抑的心理状态，失去自信。晚期患者自理能力下降常产生悲观、抑郁情绪。

（三）治疗原则

1. 稳定期治疗

（1）支气管舒张药：短期应用以缓解症状，长期规律应用可预防和减轻症状。常选用 β2 受体激动剂如沙丁胺醇气雾剂，每次 100～200 μg（1～2 喷）。抗胆碱药，如异丙托溴铵气雾剂，每次 40～80 μg（2～4 喷），每天 3～4 次。茶碱类，如茶碱缓（控）释片 0.2 g，每天 2 次；氨茶碱 0.1 g，每天 3 次。

（2）祛痰药：对痰不易咳出者，可选用盐酸氨溴索 30 mg，每天 3 次，或羧甲司坦 0.5 g，每天 3 次。

（3）长期家庭氧疗（LTOT）：持续低流量吸氧，1～2 L/min，每天 15 小时以上，对 COPD 慢性呼吸衰竭者，可提高生活质量和生存率。LTOT 的指征：① $PaO_2 \leqslant 55$ mmHg 或 $SaO_2 \leqslant 88\%$，有或没有高碳酸血症，PaO_2 55～60 mmHg 或 $SaO_2 \leqslant 88\%$，并有肺动脉高压、心力衰竭所致的水肿或红细胞增多症。

2. 急性加重期治疗

（1）根据病情严重程度决定门诊或住院治疗。

（2）支气管舒张药的使用同稳定期。有严重喘息症状者可给予较大剂量雾化吸入治疗。发生低氧血症者可用鼻导管持续低流量吸氧。

（3）根据病原菌种类及药敏试验，选用抗生素积极治疗，如给予 β 内酰胺类或 β 内酰胺酶抑制剂、第二代头孢菌素、大环内酯类或喹诺酮类。如出现持续气道阻塞，可使用糖皮质激素。

（四）护理诊断

（1）气体交换受损与气道阻塞、通气不足、分泌物过多、肺泡有效呼吸面积减少有关。

（2）清理呼吸道无效与分泌物增多、痰液黏稠、无效咳嗽有关。

（3）活动无耐力与呼吸困难、供氧和需氧失衡有关。

（4）营养失调，低于机体需要量与食欲下降、摄入减少、腹胀有关。

（5）潜在并发症：自发性气胸、肺源性心脏病。

（五）护理目标

（1）呼吸通畅，呼吸困难减轻，缺氧情况改善。

（2）痰液能顺利排出，能进行有效咳嗽。

（3）食欲增加，营养情况好转。

（4）无并发症发生。

（六）护理措施

1．一般护理

（1）休息与活动：注意保暖，防止受凉。保持室内空气流通，温暖舒适，湿度适宜。合理安排休息与活动时间。急性加重期卧床休息，采取舒适体位；遵医嘱给予吸氧；休息或活动时尽可能减少氧耗量，坐于床上时可用床桌帮助休息。稳定期指导患者根据自身条件进行适度锻炼，以不感到疲劳、不加重症状为度。

（2）饮食：给予高蛋白、高热量、高维生素、易消化、富有营养的饮食，少食多餐，避免进食产气多的食物，防止便秘。饮食宜色香味俱全，以便增强患者食欲。

2．病情观察

注意观察患者生命体征，尤其注意患者呼吸状态是否有改变，观察咳嗽、咳痰情况，咳痰是否容易咳出，痰的颜色和量，观察患者是否突然出现胸痛等症状。听诊患者肺部呼吸音，观察患者面色，观察动脉血气、血常规、痰液检查等。

3．对症护理

（1）氧疗护理：急性发作期呼吸困难者，可遵医嘱给予低流量、低浓度鼻导管吸氧，氧流量1～2 L/min，氧浓度＜35%。

（2）呼吸功能锻炼：COPD患者呼吸功能下降，呼吸肌容易疲劳。腹式呼吸和缩唇呼吸对重度COPD、肺气肿患者的呼吸费力很有帮助，采用缩唇呼吸后呼吸频率减少，但潮气量（每次呼吸时吸入或呼出气体的容量）明显增加。同时可以改善缺氧和二氧化碳潴留，能有效地改善肺内气体交换。更重要的是可以减轻呼吸肌负担，减少呼吸肌做功。恢复期患者可进行腹式呼吸和缩唇呼吸来提高肺活量，锻炼呼吸功能。①缩唇呼吸：通过缩唇形成的微弱阻力来延长呼气时间，增加气道压力，延缓气道由于失去放射牵引和胸内高压引起的塌陷。教患者闭嘴经鼻吸气，然后通过嘴唇缩成吹口哨样缓慢呼气，同时，收缩腹部。吸气与呼气时间比为1：2或1：3。缩唇的程度与呼气流量以能使距口唇15～20 cm处、与口唇等高水平的蜡烛火焰随气流倾斜而又不灭为宜。②腹式呼吸：患者取立位、半卧位或平卧位，两手分别放于胸前和上腹部。先缓慢用鼻吸气，膈肌最大限度地下降，腹肌放松，腹部凸起，手感觉到腹部向上抬起。呼气时，嘴巴呈鱼嘴状，缓慢呼气，双手轻压腹部，尽量呼尽气体。也可以在腹部放置小枕头帮助训练，每天训练2～3次，每次10分钟。

4. 用药护理

遵医嘱给予抗生素、支气管扩张剂、祛痰药等药物，注意观察药物的不良反应。

5. 心理护理

随着病情发展，患者肺功能逐渐下降，逐渐影响日常生活，导致患者心理压力增大，又因反复发作，常产生焦虑、失望、悲观心理。跟患者及家属讲解疾病发生发展规律，讲解治疗的重要措施，鼓励患者建立良好的心态，积极配合医护人员的治疗。

6. 健康指导

（1）疾病知识指导：向患者和家属介绍慢性阻塞性肺疾病的相关知识，让患者明确疾病不可逆转，为防止进一步快速进展，需积极预防反复发作，积极治疗，提高生活质量。戒烟是治疗方法中的重要措施，同时避免有害粉尘、烟雾等吸入体内，防止呼吸道感染。教会患者和家属识别感染，如发热、咳嗽咳痰加重，应及时到医院就诊。教会患者判断呼吸困难的严重程度，合理安排工作和生活。

（2）生活知识指导：指导患者合理制订饮食，可安排少食多餐，避免进食产气过多的食物，防止腹胀。让患者理解锻炼的意义，根据自身情况制订适宜的锻炼计划，能坚持进行呼吸功能锻炼。让患者和家属了解家庭氧疗的目的和必须性，能自觉按时氧疗，同时教会患者和家属注意氧气安全，氧疗装置定期更换、清洁。引导患者适应慢性疾病并能保持良好心态，培养兴趣爱好，转移注意力。

（七）护理评价

（1）患者呼吸通畅，能进行有效咳嗽，能排除痰液。

（2）患者食欲改善，饮食能保证营养。

（3）患者活动耐力增加。

三、慢性肺源性心脏病

（一）概述

肺心病是呼吸系统的常见病，患病率寒冷地区高于温暖地区，农村高于城市，并随年龄增高而增加，吸烟者比不吸烟者明显增多。冬春季和气候骤变时易急性发作。

1. 病因

按原发病的不同部位分为三类：

（1）支气管、肺疾病：以 COPD 最多见，占 80%～90%；其次为支气管哮喘、支气管扩张、重症肺结核、尘肺、弥漫性间质性纤维化等。

（2）胸廓运动障碍性疾病：严重的胸廓或脊椎畸形，以及神经肌肉疾病如脊髓灰质炎等，均可限制胸廓活动，使肺受压、支气管扭曲或变形，导致肺功能受损。气道引流不畅，肺部反复感染，易并发肺气肿或纤维化，致肺动脉高压，发展成慢性肺心病。

（3）肺血管疾病：如肺动脉栓塞、肺小动脉炎、原因不明的原发性肺动脉高压等，均可引起肺动脉狭窄、阻塞，肺动脉高压和右心室负荷加重。

2. 发病机制

肺动脉高压是肺心病发生的先决条件。

（1）肺动脉高压的形成：①肺血管阻力增加的功能性因素：包括缺氧、高碳酸血症和呼吸性酸中毒，产生血管活性物质，可使肺血管收缩、痉挛，其中缺氧是形成肺动脉高压的最重要因素。②肺血管阻力增加的解剖学因素：如慢性阻塞性肺疾病长期反复发作，累及临近肺小动脉，引起血管炎，管壁增厚、管腔狭窄，甚至闭塞，使肺血管阻力增加；随着肺气肿的加重，肺泡内压增高压迫肺泡毛细血管，造成管腔狭窄或闭塞。肺泡壁破裂，导致肺泡毛细血管网毁损，减损超过 70% 时肺循环阻力增加。部分慢性肺心病急性发作患者可存在肺微小动脉原位血栓形成，引起血管阻力增加，加重肺动脉高压。③血液黏稠度增加和血容量增多：慢性缺氧引起继发性红细胞增多，血液黏稠度增加，血流阻力随之增高。缺氧可使醛固酮增加，致水、钠潴留，并使肾小动脉收缩，肾血流量减少而加重水、钠潴留，使血容量增多，肺动脉压升高。

（2）心脏病变和心力衰竭：肺动脉高压早期，右心室发挥代偿功能，克服肺动脉高压的阻力，引起右心室肥厚。随着病情的进展，肺动脉压持续升高，超过右心室代偿能力，右心室失代偿而致右心室功能衰竭。

（3）其他重要器官损害：缺氧和高碳酸血症除影响心脏外，还可导致脑、肝、肾、胃肠等重要器官，以及内分泌系统、血液系统等发生病理改变，引起多器官功能损害。

（二）护理评估

1. 健康史

询问患者既往有何种疾病史，如何治疗，效果如何，目前有何症状。询问患者是否有吸烟史，询问工作环境和性质。

2. 身体状况

本病病程缓慢，临床上根据有无肺心功能衰竭将其分为肺心功能代偿期和失代偿期。

（1）肺心功能代偿期（包括缓解期）：①临床表现：咳嗽、咳痰、气促、活动后可有心悸、呼吸困难、乏力和劳动耐力下降。急性感染可加重上述症状。②体征：发绀和肺气肿体征，偶可闻及干（湿）啰音。心音遥远，如 P2 > A2 提示肺动脉高压，三尖瓣区可有收缩期杂音或剑突下心脏搏动增强，提示右心室肥大。部分患者由于肺气肿使胸膜腔内压升高，阻碍腔静脉回流，可出现颈静脉充盈。又因膈下降，使肝上界及下缘明显下降。

（2）失代偿期（包括急性加重期）：①呼吸衰竭：急性呼吸道感染为常见诱因，表现为呼吸困难加重，常伴头痛、失眠、食欲下降，严重者有表情淡漠、神志恍惚、谵妄等肺性脑病的表现。体检可见明显发绀，球结膜充血、水肿、因高碳酸血症可出现皮肤潮红、多汗等周围血管扩张表现。②心力衰竭：主要是右心衰竭，表现为气促、心悸、食欲不振、腹胀、恶心等。体检可见发绀更明显，颈静脉怒张、心率增快，剑突下可闻及收缩期杂音，肝大，肝颈静脉回流征阳性，双下肢水肿，腹水等。③并发症：肺性脑病、酸碱失衡、电解质紊乱、心律失常、休克、消化道出血、弥散性血管内凝血（DIC）等，其中肺性脑病是肺心病死亡的主要原因。

3. 辅助检查

（1）X 线检查：除原有肺、胸基础疾病及急性肺部感染的特征外，尚有肺动脉高压症，如右下肺动脉干扩张，其横径 ≥ 15 mm；横径与气管横径比值 ≥ 1.07；肺动脉段明显突出或其高度 ≥ 3 mm；右心室增大症等，皆为诊断慢性肺心病的主要依据。

（2）血液检查：红细胞及血红蛋白可升高，血浆黏度可增加；合并感染时白细胞计数和中性粒细胞增高或有核左移；部分患者可有肾功能、肝功能的改变；可出现钾、钠、氯、钙等电解质的变化。

（3）血气分析：慢性肺心病失代偿期可出现低氧血症或高碳酸血症，若 $PaO_2 <$ 60 mmHg，$PaCO_2 > 50$ mmHg，表示有Ⅱ型呼吸衰竭。

（4）心电图检查：主要表现为右心室肥大的改变。如重度顺钟向转位、$RV_2 +$ $SV_2 \geq 1.05$ mV 及肺型 P 波。

（5）超声心动图检查：右心室流出 ≥ 30 mm，右心室内径 ≥ 20 mm，右心室前壁厚度 ≥ 5 mm，右肺动脉内径或肺动脉干及右心房增大。

4. 心理 – 社会状况

慢性肺源性心脏病临床呈慢性过程，病情反复发作，对日常生活、工作造成很大的影响，尤其是晚期影响患者的生活自理能力，给患者、家庭带来了巨大的经济、心理负担。应了解患者的心理状态及应对方式，是否对疾病的发生发展有所认识，对吸烟的危害性和采取有效戒烟措施的态度；评估患者家庭成员对患者病情的了解和关心、支持程度。

（三）治疗原则

1. 急性加重期治疗

肺心病治疗以治肺为本，治心为辅。最重要的治疗措施是积极控制感染，保持呼吸道通畅，改善呼吸功能。

（1）控制感染：根据痰菌培养及药敏试验结果选择有效抗生素，常用青霉素类、氨基糖苷类、喹诺酮类及头孢菌素类等抗菌药物。

（2）通畅呼吸道，改善肺功能：给予祛痰、解痉、平喘药物，低浓度持续给氧，纠正缺氧和二氧化碳潴留。

（3）控制心力衰竭：肺心病患者一般经控制感染、改善呼吸功能后，心力衰竭可改善，不需加用利尿剂。但对治疗无效的重症患者，可适当选用利尿剂、正性肌力药或血管扩张药。①利尿剂：原则上选用作用轻、剂量小、疗程短的药物，间歇用药，如氢氯噻嗪、氨苯蝶啶等。②正性肌力药：原则上选用剂量小、作用快、排泄快的洋地黄类药物，一般为常规剂量的 1/2 或 2/3。③血管扩张药：可减轻心脏前、后负荷。

（4）控制心律失常：经抗感染、纠正缺氧等治疗后，心律失常常可自行消失。如果持续存在，可根据心律失常的类型选用药物。

（5）对症治疗：如抗休克、抗凝治疗等。

2. 缓解期治疗

积极治疗原发疾病，去除诱因，长期家庭氧疗，调整免疫功能、营养疗法等以增强患者的免疫功能，减少或避免急性发作，改善心、肺功能。

（四）护理诊断

（1）气体交换受损与呼吸道阻塞、呼吸面积减少引起的通气换气功能障碍以及缺氧、二氧化碳潴留导致肺血管阻力增高有关。

（2）清理呼吸道无效与呼吸道炎症、阻塞、无效咳嗽、痰液过多而黏稠有关。

（3）营养失调：低于机体需求量与反复感染、呼吸困难、疲乏等引起患者食欲下降、摄入不足、能量需求增加有关。

（4）活动无耐力与日常活动时供氧不足、疲乏有关。

（5）睡眠型态紊乱与呼吸困难、不能平卧有关。

（6）焦虑与病程长，反复发作，呼吸困难影响生活、工作和害怕窒息有关。

（7）体液过多与右心功能不全、体循环淤血有关。

（8）潜在并发症：肺性脑病。

（五）护理目标

（1）患者的呼吸频率、节律和形态正常，呼吸困难得以缓解。

（2）患者能正确进行有效咳嗽、使用胸部叩击等措施，达到有效的咳嗽、咳痰。

（3）患者能认识到增加营养物质摄入的重要性。

（4）患者能增加活动量，完成日常生活自理。

（5）患者能得到充足的睡眠。

（6）患者焦虑减轻，表现为平静、合作。

（7）患者水肿减轻。

（8）无并发症发生。

（六）护理措施

1. 一般护理

（1）休息与活动：保持室内空气流通、新鲜，室内禁止吸烟，保持环境安静、舒适，温度、湿度适宜。有发热、喘息时应卧床休息，取舒适坐位或半卧位，衣服要宽松，被褥要松软、暖和，以减轻对呼吸运动的限制。心肺功能失代偿者应绝对卧床休息，减少机体耗氧量，促进心肺功能的恢复，协助采取舒适的体位；心肺功能代偿期者，则鼓励患者进行适量活动，活动量以不引起疲劳、不加重症状为宜；若有胸腔积液、腹水、呼吸困难者应取半卧位或坐位，病情缓解后鼓励患者下床适当活动；有肺性脑病先兆者，使用床栏或约束肢体，注意安全防护。

（2）饮食护理：对心、肝、肾功能正常的患者，应给予充足的水分和热量。每日饮水量应在 1500 mL 以上。充足的水分有利于维持呼吸道黏膜的湿润，使痰的黏稠度降低，易于咳出。饮食上给予高蛋白、高热量、高维生素、易消化的食物，若食欲欠佳，可给予半流质或流质饮食，注意食物的色、香、味。避免含糖高的食物，以免引起痰液黏稠。如出现腹水或水肿、尿少，应限制水、钠摄入。

2. 病情观察

观察患者生命体征、神志、尿量、咳嗽、咳痰、呼吸困难、发绀、水肿等情况，必要时记录 24 小时出入液量。可应用心电监护仪，定时监测心率、心律、血氧饱和度、呼吸频率、节律及血压变化，若发现生命体征异常，或出现咳痰不畅、呼吸困难症状加重，或患者出现头痛、烦躁不安、神志不清等，可能为肺性脑病，应及时通知医生处理。

3. 对症护理——体液过多的护理

注意观察患者全身水肿情况、有无压疮，指导患者穿宽松、舒适的衣服。患者如有水肿、尿少或腹水，应限制钠盐摄入，每天钠盐摄入量＜3 g，水分＜1500 mL。给患者进行操作时，严禁拖拽，防止皮肤破损。

4. 药物护理

按医嘱用抗生素、止咳、祛痰药物对症治疗，掌握药物的疗效和不良反应，不滥用药物。用药后观察是否出现皮疹、呼吸困难等过敏现象；观察祛痰药用后痰液是否变稀、容易咳出，及时协助患者排痰。注意对呼吸储备功能减弱的老年人或痰量较多者，应以祛痰为主，协助排痰，不应选用强烈镇咳药物以免抑制呼吸中枢及加重呼吸道阻塞和炎症，导致病情恶化。而使用解痉平喘药物时应注意患者咳嗽是否减轻，气喘是否消失，β_2 受体兴奋药常同时伴有心悸、心率加快、肌肉震颤等不良反应，用药一段时间后症状可减轻，如症状明显应酌情减量。氨茶碱引起的不良反应与其血药浓度水平密切相关，个体差异较大，常有恶心、呕吐、头痛、失眠，严重者心动过速、精神失常、昏迷等，应严格掌握用药浓度及滴速。

对于肺源性心脏病患者，根据病情还应遵医嘱给予利尿剂、强心剂、呼吸兴奋剂等药物，注意观察药物疗效及其不良反应。如应用利尿剂后易出现低钾、低氯性碱中毒而加重缺氧，过度脱水而使血液浓缩、痰液黏稠等，应注意观察。注意二氧化碳潴留严重、呼吸道分泌物多者应慎用或禁用安眠药、镇静剂，以免抑制呼吸功能和咳嗽反射，诱发或加重肺性脑病。

5.心理护理

护士应保持镇静，安慰患者，讲解疾病治疗的重要性，以取得患者的配合。针对患者出现的焦虑、抑郁、紧张、恐惧、悲观失望等不良情绪，及时给予精神安慰，心理疏导，做好家人及亲友的工作，鼓励他们在任何情况下，都要给予患者精神安慰，调动各种社会关系给予精神与物质关怀，介绍类似疾病治疗成功的病例。必要时给予陪护，增加患者的安全感。关心体贴、鼓励患者，协助患者适当活动，避免患者产生依赖心理。

6.健康教育

（1）疾病知识指导：向患者及家属宣传本病有关知识，使之树立信心，坚持配合治疗。教会患者学会自我监测病情变化，能识别呼吸道感染、肺性脑病、右心衰竭等征象。定期随访，如有异常及时就诊。指导患者遵医嘱用药并注意观察药物的不良反应。告知患者及家属病情变化的征象，若出现体温升高、呼吸困难加重、咳嗽剧烈、咳痰不畅、尿量减少、水肿明显或发现患者神志淡漠、嗜睡或兴奋、躁动等，均提示病情变化或疾病加重，应立即就医诊治。

（2）生活知识指导：保持生活规律，疾病缓解期进行适当的体育锻炼，加强营养，增强体质。气候变化时注意衣服的增减，避免受凉；应避免尘埃和煤烟对呼吸道的刺激，有吸烟嗜好应戒除，避免与上感患者的接触；坚持呼吸功能锻炼以改善呼吸功能。指导患者摄入足够热量、维生素和水分，以保证机体需要，增加抗病能力。

（七）护理评价

（1）患者发绀减轻，呼吸频率、深度和节律趋于正常。

（2）能有效咳痰，痰液易咳出。

（3）能正确应用体位引流、胸部叩击等方法排出痰液。

（4）营养状态改善，能运用有效的方法缓解症状，减轻心理压力。

（5）参与日常活动不感到疲劳，活动耐力提高。

第六章　循环系统疾病的护理

第一节　心力衰竭的护理

一、概述

心力衰竭（heart failure）简称心衰，是一种渐进性疾病，是由于各种心脏结构或功能性疾病导致心室充盈（或）射血能力受损而引起的一组综合征，主要临床表现是呼吸困难、乏力和体液潴留，但不一定同时出现。按发生的部位可分为左心、右心和全心衰竭；按发展速度可分为急性心力衰竭（acute heart failure，AHF）和慢性心力衰竭（chronic heart failure，CHF）。临床上以慢性居多，是大多数心血管疾病的最终归宿，也是最主要的死亡原因。按照发生的部位可分为左心衰、右心衰和全心衰；按照生理功能分为收缩性心衰和舒张性心衰。

（一）病因

1.慢性心力衰竭

（1）基本病因：

1）原发性心肌损害：是引起心衰最常见的病因，如心肌缺血和（或）心肌梗死，心肌炎和心肌病；心肌代谢障碍性疾病，如糖尿病心肌病。

2）心脏负荷过重：①压力负荷（后负荷）过重：常见于左室压力负荷增加的疾病，如高血压、主动脉瓣狭窄；右室压力负荷增加常见于肺动脉高压、肺动脉瓣狭窄、肺栓塞等。②容量负荷（前负荷）增加：如二尖瓣关闭不全、血液返流；先天性心脏病如间隔缺损、动脉导管未闭等引起的血液分流。慢性贫血、甲状腺功能亢进症等也可导致心脏容量负荷的增加。

（2）诱因：

1）感染：呼吸道感染是最常见、最重要的诱因，感染性心内膜炎也可诱发心力衰竭。

2）心律失常：心房颤动是诱发心力衰竭的重要因素，其他各种类型的快速性心律失常以及严重的缓慢性心律失常也可诱发心力衰竭。

3）生理或心理压力过大：如过度劳累、剧烈运动、情绪激动、精神过于紧张等。

4）妊娠和分娩：妊娠和分娩可加重心脏负荷，诱发心力衰竭。

5）血容量增加：如钠盐摄入过多，输液或输血过快、过多。

6）其他：治疗不当（如不恰当停用利尿药物），风湿性心脏瓣膜病出现风湿活动等。

2.急性心力衰竭

心脏解剖或功能的突发异常，使心排血量急剧降低和肺静脉压突然升高均可发生急性左心衰竭。

（1）急性心肌坏死和（或）损伤：如急性重症心肌炎，围生期心肌病等。

（2）急性血流动力学障碍：①急性瓣膜大量返流和（或）原有瓣膜返流加重。②高血压危象。③重度主动脉瓣或二尖瓣狭窄。④急性舒张性左心衰竭。

（3）慢性心衰急性加重：诱发因素有肺部感染、缓慢性或快速性心律失常。

（二）病机

1. 慢性心力衰竭

当基础心脏病损及心功能时，早期机体通过产生多种代偿机制包括弗兰克－斯塔林（Frank–Starling）机制、心肌肥厚、交感神经兴奋性增强及肾素－血管紧张素系统（RAS）激活，使心功能在一定时间内维持在相对正常的水平，但这些机制的代偿能力是有限的，导致心室重塑，最终发生失代偿而出现心力衰竭。研究证明，心肌损害导致的心室重塑是心力衰竭发生发展的基本机制。

2. 急性心力衰竭

急性心衰时心脏收缩力突然严重减弱，或左室瓣膜急性返流，心排血量急剧减少，左室舒张末压迅速升高，肺静脉回流不畅，导致肺静脉压快速升高，肺毛细血管压随之升高使血管内液体渗入肺间质和肺泡内，形成急性肺水肿。

二、护理评估

（一）健康史

询问患者发病情况，既往病史，既往是否有心脏方面的疾病，询问是否存在感染、心律失常等诱因。了解患者是否存在呼吸困难，呼吸困难的程度，是否有咳嗽、咳痰、咯血、疲倦乏力等症状，是否存在水肿、肝大等体征。

（二）身体状况

1. 慢性心力衰竭

（1）左心衰竭以肺淤血和心排血量降低表现为主。

1）症状：①呼吸困难：程度不同的呼吸困难是左心衰竭最主要的症状。患者可表现为劳力性呼吸困难、端坐呼吸、夜间阵发性呼吸困难和急性肺水肿。劳力性呼吸困难指运动后出现呼吸困难，通常是左心衰竭最早出现的症状。随着病情加重，引起呼吸困难的运动量越来越小。端坐呼吸指患者不能平卧，需高枕卧位、半卧位，甚至端坐才能呼吸，多因肺淤血达到了一定程度所致。夜间阵发性呼吸困难指患者入睡后突然因憋气而惊醒，被迫坐位，重者可伴有哮鸣音，称为"心源性哮喘"。多数患者端坐休息后可缓解。其发病机制目前认为与夜间迷走神经兴奋性增强、小支气管收缩，睡眠时横膈上抬，平卧位回心血量增加有关。急性肺水肿是左心衰所致的呼吸困难最严重的一种形式。②咳嗽、咳痰和咯血：咳嗽、咳痰是肺泡和支气管黏膜淤血所致。开始常于夜间发生，坐位或立位时可减轻或消失。白色浆液性泡沫状痰为其特点，偶可见痰中带血丝。急性左心衰时呈粉红色泡沫痰。③疲倦、乏力、运动耐量减低、头晕、心悸：主要是由于心排血量降低，器官、组织血液灌注不足及代偿性心率加快所致。④尿量变化及肾功能损害：早期患者可出现夜尿增多；随着病情的进展，心排血量减少，肾血流灌注不足，可出现肾前性少尿及血尿素氮、肌酐水平升高。

2）体征：①呼吸系统：肺部湿啰音是左心衰竭的主要体征，以双肺底部多见，严重者可满肺闻及湿啰音。呼吸浅促，患者被迫取半坐卧位或端坐位。②心血管系统：除基础心脏病的体征外，患者一般均有心尖搏动左下移；心率加快、舒张期奔马律；肺动脉瓣听诊区第二心音亢进等。脉搏加快，出现交替脉；脉压减小，甚至血压下降。

（2）右心衰竭以体静脉淤血表现为主。

1）症状：①消化道症状：胃肠道及肝淤血引起腹胀、食欲缺乏、恶心、呕吐等，是右心衰最常见的症状。②呼吸困难：继发于左心衰的右心衰本已存在呼吸困难。单纯性右心衰多见于先天性心脏病或肺源性心脏病，两者也均有明显的呼吸困难。

2）体征：①水肿：其特征开始于身体低垂部位的水肿，呈对称性、凹陷性，重者可延及全身。可伴有胸腔积液，以双侧多见，若为单侧则以右侧更多见。②颈静脉征：颈静脉充盈、怒张是右心衰的主要体征，肝－颈静脉返流征阳性则更具特征性。③肝脏体征：肝脏常因淤血而肿大，伴压痛。严重者可致心源性肝硬化。④心脏体征：除基础心脏病的相应体征外，右心衰时可因右心室显著扩大而出现三尖瓣关闭不全的返流性杂音。

（3）全心衰竭临床常见的是先有左心衰，而后出现右心衰，此时患者同时出现肺淤血及体循环静脉淤血的表现。但由于右心排血量减少，肺淤血缓解，呼吸困难反而有所减轻。

（4）心功能的评估。

1）心功能分级：美国纽约心脏病协会（NYHA）于1928年提出，并一直沿用至今，按诱发心力衰竭症状的活动程度将心功能分为四级。

2）心力衰竭分期：由美国心脏病学会及美国心脏学会（ACC/AHA）于2001年提出，是以心衰相关的危险因素、心脏的器质性及功能性改变、心衰的症状等为依据将心衰分为两个阶段和四个等级。

3）6分钟步行试验（6 minutes walk tesl，6 MWT）：临床上，用此方法评估患者的运动耐力和心脏储备功能、心衰的治疗效果评价及预后估计。方法为：让患者在平直走廊里尽可能快地行走，测定其6分钟的步行距离，以此为依据将心衰划分为轻、中、重三个等级：426～550 m为轻度心衰；150～425 m为中度心衰；小于150 m为重度心衰。

2.急性心力衰竭

急性心力衰竭指心衰的症状和体征急性发作或急性加重的一种临床综合征。临床上以急性左心衰竭较为常见，多表现为急性肺水肿或心源性休克。

患者突发严重呼吸困难，呼吸频率可达30～40次/分，端坐呼吸，咳粉红色泡沫痰，烦躁不安、恐惧；面色灰白或发绀，大汗，皮肤湿冷。肺水肿早期血压可一过性升高，如不能及时纠正，血压可持续下降直至休克。听诊两肺满布湿啰音和哮鸣音，心率快，心尖部可闻及舒张期奔马律，肺动脉瓣第二心音亢进。

（三）辅助检查

1.血液检查

血浆B型利钠肽（BNP）和氨基末端B型利钠肽前体（NT–proBNP）测定，有助于心衰的诊断与鉴别诊断，判断心衰严重程度、疗效及预后。

2.X线检查

X线可显示心影大小及外形，心脏扩大的程度可间接反映心功能状态。有无肺淤血及其程度直接反映左心功能状态。

3. 超声心动图

超声心动图能更准确地提供各心腔大小变化及心瓣膜结构及功能情况。以收缩末及舒张末的容量差计算左室射血分数（LVEP 值），可反映心脏收缩功能。超声多普勒可显示心动周期中舒张早期与舒张晚期（心房收缩）心室充盈速度最大值之比（E/A），是临床上最实用的判断舒张功能的方法，正常人 E/A 值不应小于 1.2，舒张功能不全时 E/A 值降低。

4. 有创性血流动力学监测

对急性重症心衰患者，必要时采用漂浮导管在床边进行血流动力室监测，测定各部位的压力及血液含氧量。

5. 放射性核素检查

放射性核素心血池显影有助于判断心室腔大小，计算 EF 值及左心室最大充盈速率，反映心脏收缩及舒张功能。

（四）心理－社会状况

慢性心衰患者常常因疾病反复发作，影响生活质量而容易产生悲观、失望的心理。急性心衰患者极度呼吸困难致窒息感会造成恐惧心理；同时烦躁、恐惧会使交感神经系统兴奋性增高，使呼吸困难加重。

三、治疗原则

（一）慢性心力衰竭

心衰的治疗应包括防止和延缓心衰的发生，缓解临床心衰患者的症状，提高运动耐量和生活质量，改善其远期预后和降低死亡率。治疗原则为采取综合措施，针对能导致心功能衰竭的疾病早期干预，并调节心衰的代偿机制，阻止并延缓心室重塑的进展。

1. 一般治疗

（1）生活方式管理：加强患者教育，使患者和家属认识到疾病的发生发展过程和平时生活中的注意事项，积极配合医生的治疗。加强体重管理，因体重的改变常在体液潴留症状和体征之前出现，监测体重，及时发现改变，及时调整用药。近年来，研究表明运动锻炼可以减少神经激素系统的激活和延缓心室重塑的进程，对减缓心力衰竭患者自然病程有利，是一种能改善患者临床状态的辅助治疗手段。所有稳定的慢性心力衰竭并且还能够参加体力适应计划者，都应当考虑运动锻炼。

（2）病因治疗：①基本病因的治疗：对可能导致心功能衰竭的疾病，如高血压、糖尿病、冠心病等，早期治疗。②消除诱因：针对常见的诱因如感染、心律失常等，应积极预防。一旦发生，积极进行干预控制。

2. 药物治疗

（1）利尿剂：利尿剂通过排钠排水减轻心脏的容量负荷，是心衰治疗中最常用的药物，但不能作为单一治疗。利尿剂包括袢利尿剂、噻嗪类利尿剂和保钾利尿剂。

（2）肾素－血管紧张素－醛固酮系统抑制剂：①血管紧张素转换酶抑制剂（ACEI）：是目前治疗慢性心衰的首选用药。其作用机制是抑制肾素－血管紧张素系统，达到扩张血管、抑制交感神经兴奋性的作用，并在改善和延缓心室重塑中起关键作用，达到延缓心衰进展、降低远期死亡率的作用。ACEI 目前种类很多，如卡托普利（12.5～25 mg），每天 2 次；贝那普利（5～10 mg）、培哚普利（2～4 mg）等为长效制剂，每天 1 次。以小剂量开始，如能耐受，逐步增加剂量。②血管紧张素受体拮抗剂（ARB）：其作用机制也是通过抑制肾素－血管紧张素系统，但无抑制缓激肽降解作用，因此干咳和血管性水肿的不良反应少见。常用药物有氯沙坦、缬沙坦、坎地沙坦、厄贝沙坦等。不建议 ARB 与 ACEI 联合应用。③醛固酮拮抗剂：螺内酯是应用最广泛的醛固酮拮抗剂，对抑制心血管重塑、改善慢性心衰的远期预后有很好的作用。小剂量（亚利尿剂量）应用，20 mg，每天 1~2 次。依普利酮是一种新型选择性醛固酮受体拮抗剂，适用于老龄、糖尿病和肾功能不全的患者。

（3）β-受体阻滞剂：β-受体阻滞剂主要用于拮抗代偿机制中交感神经兴奋性增强的效应，抑制心室重塑。长期应用能减轻症状、改善预后、降低死亡率和住院率。常用药物有美托洛尔、比索洛尔、卡维地洛。

（4）正性肌力药物：①洋地黄类药物：其作用机制为增强心肌收缩力，抑制心脏传导系统，兴奋迷走神经，作用于肾小管减少钠重吸收并抑制肾素分泌。常用药物有地高辛、毛花苷 C、毒毛花苷 K 等。伴有快速房颤、房扑的收缩性心衰是洋地黄的最佳用药指征。禁忌证：严重心动过缓、房室传导阻滞未安装起搏器之前、预激综合征、肥厚型心肌病。地高辛适用于中度心衰的维持治疗，目前采用维持量法给药，0.125~0.25 mg，口服，每天 1 次。毛花苷 C 适用于急性心衰或慢性心衰加重时，特别适用于心衰伴快速心房颤动者。每次 0.2~0.4 mg，稀释后静注，10 分钟起效，1~2 小时达高峰，24 小时总量 0.8~1.2 mg。对于液体潴留或低血压等心衰症状急性加重的患者，应首选静脉制剂，待病情稳定后，再应用地高辛作为长期的治疗。②非洋地黄类正性肌力药：肾上腺素受体兴奋剂如多巴胺较小剂量 [2~5 μg/（kg·min）] 使用，能增强心肌收缩力，扩张血管，特别是扩张肾小动脉，而心率加快不明显，有利于心衰治疗。其他药物还有多巴酚丁胺。

（5）扩血管药：仅在伴有心绞痛或高血压患者才考虑联合应用。

3. 器械治疗

（1）心脏再同步化治疗（cardiac resyrichronization therapy，CRT）：对于慢性心衰伴心室失同步化收缩的患者，通过植入三腔起搏装置，用同步化方式刺激右房、右室和左室，从而治疗心脏的非同步收缩。

（2）植入式心脏复律除颤器（ICD）：左心室扩大和左心室射血分数降低的患者常伴有室性心动过速，而所有类型快速性室性心律失常患者的猝死率很高。在致命性快速心律失常患者，应用 ICD 可进一步降低猝死。

（3）心脏移植：扩张型心肌病、缺血性心肌病的晚期若心肌情况已至终末状态不可逆转，其唯一的出路是心脏移植。有心脏移植指征者在等待手术期间，应用体外机械辅助循环泵可维持心脏功能，有限延长其寿命。

（4）高度顽固水肿者也可使用血液滤过或超滤，以改善症状。

（二）急性心力衰竭

1. 体位

患者取端坐位，双腿下垂，或四肢轮流结扎，减少回心血量。

2. 给氧

立即给予高流量抗泡沫鼻导管供氧，严重者可给予无创呼吸机持续加压（CPAP）或双水平气道正压（BiPAP）给氧。

3. 建立静脉通道，遵医嘱正确使用药物，观察疗效与不良反应

（1）吗啡：吗啡可使患者镇静，减少因躁动加重心脏负担，同时扩张静脉和动脉，减轻心脏负荷。吗啡 3～5 mg 静注。

（2）快速利尿剂：呋塞米 20～40 mg 静注，4 小时后可重复 1 次。

（3）血管扩张剂：可选用硝普钠、硝酸甘油静滴，严格按医嘱定时监测血压，有条件者用输液泵控制滴速，根据血压调整剂量，维持收缩压在 90～100 mmHg。

①硝普钠：为动、静脉血管扩张剂，静脉注射后 2～5 分钟起效，起始剂量为 0.3 μg/（kg·min），根据血压逐步增加剂量。②硝酸甘油：一般从 10 μg/min 开始，每 10 分钟调整 1 次，每次增加 5～10 μg。③重组人脑钠肽（rhBNP）：如奈西立肽，具有抑制交感神经系统、扩张血管、排钠利尿的作用，用药不应超过 7 天。

（4）洋地黄制剂：可用毛花苷 C 稀释后静注，首剂 0.4～0.8 mg，2 小时后可酌情再给 0.2～0.4 mg。

（5）氨茶碱：能解除支气管痉挛，并有一定的增强心肌收缩、扩张外周血管的作用。

4. 机械辅助治疗

（1）主动脉内球囊反搏：适用于心肌缺血伴顽固肺水肿者，降低心肌氧耗，并增加心排血量，改善心肌灌注。

（2）血液净化治疗：适用于对利尿剂抵抗的患者，能减轻肺水肿和外周水肿。

四、护理诊断

（1）气体交换受损与左心衰竭致肺淤血有关。

（2）体液过多与右心衰竭致体静脉淤血、水钠潴留、低蛋白血症有关。

（3）活动无耐力与心排血量下降有关。

（4）潜在并发症：洋地黄中毒、猝死、皮肤完整性受损、营养失调等。

（5）恐惧与急性左心衰时极度呼吸困难引起的濒死感有关。

五、护理目标

（1）患者呼吸困难明显改善，发绀消失，肺部啰音减少或消失，血气分析指标基本恢复正常。

（2）水肿、腹水减轻或消失，能叙述并执行低盐饮食计划。

（3）能说出限制最大活动量的指征，遵循活动计划，主诉活动耐力增加。

（4）能叙述洋地黄中毒的表现，潜在并发症得到及时发现并得到治疗或未出现。

（5）患者恐惧感消失，精神状态良好。

六、护理措施

（一）慢性心衰护理措施

1. 一般护理

（1）体位和活动：可根据心功能分级安排活动量。心功能Ⅰ级：不限制一般体力活动，适当参加体育锻炼，但应避免剧烈运动；心功能Ⅱ级：适当限制体力活动，增加午睡时间，不影响轻体力劳动或家务劳动；心功能Ⅲ级：严格限制一般的体力活动，以卧床休息为主，但应鼓励患者日常生活自理或在协助下自理；心功能Ⅳ级：绝对卧床休息，日常生活由

他人照顾。

根据患者不同症状采取不同的体位：伴有明显呼吸困难者，给予高枕卧位或半卧位；伴有胸腔积液或腹水者，采取半卧位。长期卧床的患者，易发生深静脉血栓、肌肉萎缩、坠积性肺炎、压疮等，应定期翻身拍背，定时活动肢体防止血栓形成。在病情稳定后，鼓励患者从床边小坐开始逐渐增加活动量。

（2）饮食护理：低盐清淡易消化饮食，少量多餐，限制钠盐摄入，每天食盐量在 5 g 以下。

2. 病情观察

观察患者呼吸困难的程度、皮肤发绀情况、肺部啰音变化、水肿程度、血气分析和血氧饱和度等。准确记录 24 小时液体出入量，有腹水者应每日测量腹围和体重。若呼吸困难加重、不能平卧、出现恶性心律失常或血氧饱和度下降至 90% 以下，需立即协助医生处理。

3. 对症护理

下肢明显水肿者，可适度抬高下肢，减少回心血量。低盐饮食，每天食盐摄入量＜5 g 为宜，限制腌制或熏制食品，监测 24 小时出入量，控制液体入量。在使用排钾利尿剂时，食物中多补充含钾丰富的食物，如橙汁、西红柿、柑橘、香蕉等。注意保护皮肤，操作时避免拖拽，防止皮肤破损。保持床单清洁、柔软、平整，严重者可使用气垫床。

4. 用药护理

（1）血管紧张素转换酶抑制剂（ACEI）：ACEI 类药物的不良反应有干咳、低血压、肾功能一过性恶化、高血钾和血管性水肿。因此在用药期间需监测血压，避免体位的突然改变，监测血钾水平和肾功能。若患者出现不能耐受的咳嗽或血骨神经性水肿，应停止用药。

（2）β- 受体阻滞剂：其禁忌证有支气管哮喘、严重心动过缓、二度及二度以上房室传导阻滞、严重周围血管病和重度急性心衰。主要不良反应有液体潴留（可表现为体重增加）、心衰恶化、心动过缓和低血压等。用药时应注意监测心率和血压，当患者心率低于 50 次 / 分或低血压时，应停止用药并及时报告医生。

（3）洋地黄类制剂：①观察洋地黄中毒表现：洋地黄中毒主要表现在三个方面：一是心血管系统，最主要的反应是各类心律失常，最常见者为室性期前收缩，多呈二联律或三联律，其他如房性期前收缩、心房颤动、房室传导阻滞等。二是胃肠道反应，如食欲下降、恶心、呕吐。三是神经系统症状，如头痛、倦怠、视力模糊、黄视、绿视等。②洋地黄中毒的处理：a.立即停用洋地黄。b.低血钾者可口服或静脉补钾，停用排钾利尿剂。c.纠正心律失常：快速性心律失常可用利多卡因或苯妥英钠，一般禁用电复律，因易致心室颤动；有传导阻滞及缓慢性心律失常者可用阿托品静注或安置临时心脏起搏器。③应用洋地黄时的注意事项：a.因洋地黄用量个体差异很大，老年人、心肌缺血缺氧、重度心力衰竭、低钾低镁血症、肾功能减退等情况对洋地黄较敏感，使用时应严密观察患者用药后的反应。b.与奎尼丁、胺碘酮、维拉帕米、阿司匹林等药物合用，可增加中毒机会，在给药前应询问有无上述药物及洋地黄用药史。c.必要时监测血清的地高辛浓度。d.严格按时按医嘱给药，口服地高辛期间，若患者脉搏低于 60 次 / 分或节律不规则，应暂停给药,报告医生。用毛花苷C时务必稀释后缓慢(10～15分钟)静注,并同时监测心率、心律及心电图变化。

5. 心理护理

为患者创造安静、舒适的住院环境,空气流通,限制探视。引导患者正确认识疾病,树立战胜疾病的信心,提高对疾病的自我管理能力,积极配合医护人员的治疗和护理;鼓励患者表达内心感受,及时排解负面情绪,指导家属给予患者必要的情感支持和生活照顾。

6. 健康教育

(1)生活指导:教育患者和家属认真对待可能导致心衰的疾病的治疗,对心衰高危阶段的A期,即应强调积极干预各种高危因素,包括控制血压、血糖、血脂异常,积极治疗原发病。生活中避免可增加心力衰竭危险的行为,如吸烟、饮酒。避免各种诱发因素,如感染(尤其是呼吸道感染)、过度劳累、情绪激动、输液过快过多等。如需妊娠的患者,应在医师指导下决定是否可以妊娠与自然分娩。

(2)疾病知识指导:饮食宜低盐、清淡、易消化、富营养,每餐不宜过饱。指导患者根据心功能状态进行体力活动锻炼。教育家属给予患者积极的支持,帮助树立战胜疾病的信心,保持情绪稳定,积极配合治疗。教会患者和家属认识心衰的症状,一旦发生,立即就诊。告知患者及家属药物的名称、剂量、用法、作用与不良反应。指导患者每天测量体重,定期随访。当发现体重增加或症状恶化时应及时就诊。

(二)急性左心衰

1. 一般护理

协助患者取坐位,双腿下垂,以减少静脉回流,减轻心脏负荷。患者常烦躁不安,需注意安全,谨防跌倒受伤。

2. 病情观察

连续心电监护,严密观察患者血压是否回升并稳定,肺部啰音是否减少或消失,呼吸困难是否缓解,血氧饱和度、痰液颜色、皮肤发绀情况。准确记录出入量,观察有无电解质紊乱。

3. 对症护理

给予高流量(6～8 L/min)鼻导管吸氧,湿化瓶中加入20%～30%的乙醇湿化,使肺泡内泡沫的表面张力降低既而破裂,以利于改善肺泡通气。通过氧疗将血氧饱和度维持在95%以上。

4. 用药护理

(1)使用吗啡时老年患者应减量或改为肌注。观察患者有无呼吸抑制、心动过缓或血压下降等不良反应。呼吸衰竭、昏迷、严重休克者禁用吗啡。

(2)硝普钠见光易分解,应现配现用,避光滴注;注意观察血压,根据血压逐步增加剂量。因含有氰化物,用药时间不应连续超过24小时。

5. 心理护理

恐惧或焦虑可导致交感神经系统兴奋性增高,使呼吸困难加重。医护人员为患者营造安静、舒适的住院环境。在抢救时必须保持镇静、操作熟练、忙而不乱,使患者产生信任与安全感。

6.健康教育

向患者及家属介绍急性心力衰竭的病因,指导其继续针对基本病因和诱因进行治疗。在静脉输液前应主动向医护人员说明病情,便于在输液时控制输液量及速度。

七、护理评价

(1)患者呼吸困难减轻或消失,发绀消失,肺部啰音减少或消失,血气分析指标基本恢复正常。

(2)能说出低盐饮食的重要性和服用利尿剂的注意事项,水肿、腹水减轻或消失。

(3)疲乏、气急、虚弱感消失,活动时无不适感,活动耐力增加。

(4)未发生洋地黄中毒,潜在并发症得到及时发现并得到治疗或未出现。

(5)患者恐惧感消失,精神状态良好。

第二节 心律失常的护理

一、概述

心律失常(cardiac dysrhyth mia)指心脏冲动的频率、节律、起源部位、传导速度或激动次序的异常。

(一)分类

按照心律失常发生时心率的快慢,可分为快速性心律失常和缓慢性心律失常两大类,其中快速性心律失常多见。心律失常按其发生机制可分为冲动形成异常和冲动传导异常两大类。

1.冲动形成异常

(1)窦性心律失常:①窦性心动过速。②窦性心动过缓。③窦性心律不齐。④窦性停搏。

(2)异位心律:①被动性异位心律:a.逸搏(房性、房室交界区性、室性);b.逸搏心律(房性、房室交界区性、室性)。②主动性异位心律:a.期前收缩(房性、房室交界区性、室性);b.阵发性心动过速(房性、房室交界区性、室性);c.心房扑动、心房颤动;d.心室扑动、心室颤动。

2.冲动传导异常

(1)生理性:干扰和房室分离。

(2)病理性:①心脏传导阻滞:窦房传导阻滞、房内传导阻滞、房室传导阻滞、束支或分支阻滞。②折返性心律:阵发性心动过速。

(3)房室间传导途径异常:预激综合征。

(二)发病机制

1.冲动形成异常

冲动形成异常包括异常自律性和触发活动。心肌细胞都有自律性,当自主神经兴奋性改变或其内在病变,可导致心肌细胞不适当方法冲动,形成异常冲动。触发活动指心房、心室与希氏束－浦肯野组织在动作电位后产生除极活动，称为后除极。若后除极的振幅增高并达到阈值，可引起反复激动。

2. 冲动传导异常

折返是快速性心律失常最常见的发病机制，其形成有下列基本条件：①心脏两个或多个部位的传导性与不应期不相同，形成一个闭合环路。②一条通道传导速度较快，且发生单向传导阻滞；另一条通道传导较慢，能正常传导。③当激动沿着慢通道传导到发生单向传导阻滞的部位时，该处细胞已经恢复兴奋性，使激动能再次下传。

（三）临床表现

患者是否出现症状，与患者基础疾病、发生心律失常时心室率快慢及是否引起患者血流动力学紊乱等相关。临床上可表现为心悸、头晕、乏力、面色苍白、冷汗，严重者甚至出现阿－斯综合征。

（四）治疗原则

针对各型心律失常，掌握以下的治疗原则：无症状的窦性心动过缓、病态窦房结综合征、各类期前收缩、预激综合征不必治疗，仅定期随诊观察。

1. 针对病因治疗

有器质性心脏病者需治疗原发病。

2. 去诱发因素

吸烟、饮酒与咖啡均可诱发心律失常，应劝导戒除或减量。心律失常若由洋地黄中毒或电解质紊乱所致，则针对洋地黄中毒和纠正电解质处理；肺部疾病致房性心动过速者给予充足供氧、控制感染；心力衰竭和甲状腺功能亢进引起的窦性心动过速则治疗心力衰竭、控制甲状腺功能亢进。

3. 药物治疗

快速性心律失常，给予减慢心率的治疗；缓慢性心律失常，给予提高心率的治疗。治疗缓慢性心律失常的常用药物有阿托品、麻黄碱或异丙肾上腺素等药物。治疗快速性心律失常的药物主要有 4 类：

（1）Ⅰ类药阻断快速钠通道：Ⅰa 类药物减慢动作电位 0 相上升速度，延长动作电位时程，奎尼丁、普鲁卡因胺等属此类。Ⅰb 类药物不减慢动作电位 0 相上升速度，缩短动作电位时程，苯妥英钠与利多卡因属此类。Ⅰc 类药物减慢动作电位 0 相上升速度，减慢传导与轻微延长动作电位时程，普罗帕酮属此类。

（2）Ⅱ类药阻断 β 肾上腺素受体，美托洛尔、阿替洛尔、比索洛尔等均属此类。

（3）Ⅲ类药物阻断钾通道与延长复极，包括胺碘酮等。

（4）Ⅳ类药阻断慢钙通道，维拉帕米、地尔硫卓等属此类。

4. 物理治疗

阵发性室上速的患者可采用兴奋迷走神经的方法，如压迫眼球、刺激咽喉壁、按摩颈动脉窦等。

5. 介入治疗和手术治疗

可行心脏电复律、心脏起搏，治疗快速性心律失常可用导管射频消融。

二、常见的心律失常

（一）窦性心律失常

正常窦性心律的冲动起源于窦房结，成人频率为 60～100 次 / 分。心电图显示窦性心律的 p 波在 Ⅰ、Ⅱ、aVF 导联直立，aVR 导联倒置，PR 间期 0.12～0.20 秒。

1. 窦性心动过速

（1）病因：生理状态下可在吸烟、饮茶或咖啡、饮酒、体力活动或情绪激动等情况下发生窦性心动过速；某些病理状态，如发热、甲状腺功能亢进、心肌缺血、贫血、休克以及应用肾上腺素或阿托品等药物也可引起窦性心动过速。

（2）临床表现：可无症状或仅表现为心悸。

（3）心电图特征：成人窦性心律的频率超过 100 次 / 分，称为窦性心动过速。窦性心动过速通常逐渐开始与终止，其频率大多在 100～150 次 / 分，偶有高达 200 次 / 分。

（4）处理要点：一般不需处理，可做治疗原发病，去除诱因等处理。必要时应用 β-受体阻滞剂以减慢心率。

2. 窦性心动过缓

（1）病因：生理状态下可见于健康的青年人、运动员与睡眠状态；病理状态下可见于心脏病变，如窦房结病变、急性下壁心肌梗死，其他原因包括颅内疾患、严重缺氧、甲状腺功能减退、阻塞性黄疸，以及应用 β- 受体阻滞剂、非二氢吡啶类钙通道阻滞剂、洋地黄、胺碘酮或拟胆碱药等。

（2）临床表现：多无自觉症状。严重心动过缓者可出现供血不足的表现，如头晕、心悸等。

（3）心电图特征：成人窦性心律的频率低于 60 次 / 分，称为窦性心动过缓。窦性心动过缓常同时伴发窦性心律不齐（不同 PP 间期的差异大于 0.12 秒）。

（4）处理要点：无症状者无须治疗处理。如因心率过慢而出现症状者可用阿托品或异丙肾上腺素等药物，症状不能缓解者可考虑安装心脏起搏器。

3. 窦性停搏

窦性停搏或窦性静止指窦房结在一个不同长短的时间内不能产生冲动。

（1）病因：多见于病理情况下，急性下壁心肌梗死、窦房结变性与纤维化、脑血管病变、应用洋地黄或乙酰胆碱等药物也可引起窦性停搏。迷走神经张力增高或颈动脉窦过敏也可发生窦性停搏。

（2）临床表现：长时间的窦性停搏后，低位的潜在起搏点如房室交界区或心室可发出单个逸搏或出现逸搏性心律控制心室。一旦窦性停搏时间过长而无逸搏，患者可发生头晕、黑矇、晕厥，严重者可发生阿 – 斯综合征，甚至死亡。

（3）心电图特征：心电图表现为比正常 PP 间期显著长的时间内无 P 波发生或 P 波与 QRS 波群均不出现，长的 PP 间期与基本的窦性 PP 间期无倍数关系。

（4）处理要点：功能性窦性停搏不需特殊处理，去除有关因素后常能自行恢复；对病理性窦性停搏有晕厥史者，应早期接受人工心脏起搏器治疗。

4. 病态窦房结综合征

病态窦房结综合征（sick sinus syndrome，SSS），简称病窦综合征，是由窦房结病变导致功能减退，从而产生多种心律失常的综合表现。

（1）病因：淀粉样变性、甲状腺功能减退、纤维化与脂肪浸润等凡是可累及窦房结的病变，均可导致本病的发生。窦房结周围神经和心房肌的病变，迷走神经张力增高，某些抗心律失常药物也可导致窦房结功能障碍。

（2）临床表现：患者可出现与心动过缓有关的心、脑等脏器供血不足的症状，如发作性头晕、黑矇、乏力等，严重者可发生晕厥。如有心动过速发作，则可出现心悸、心绞痛等症状。

（3）心电图特征主要包括：①持续而显著的窦性心动过缓（50 次 / 分以下）；②窦性停搏超过 3 秒；③窦房传导阻滞与房室传导阻滞并存；④心动过速 – 心动过速综合征（慢 – 快综合征），指心动过缓与房性快速性心律失常（如房性心动过速、心房扑动、心房颤动）交替发作；⑤房室交界性逸搏心律等。

（4）处理要点：无症状者应定期随诊观察，有症状者应安装心脏起搏器。心动过缓 – 过速综合征患者，应用起搏器后，如仍有心动过度，可同时应用抗心律失常药物治疗。

（二）房性心律失常

1. 房性期前收缩

房性期前收缩指激动起源于窦房结以外心房任何部位的一种主动性异位心律。正常成人约 60% 有房性期前收缩发生。

（1）病因：①生理性：过度疲劳、情绪紧张、吸烟、饮酒或饮茶。②各种器质性心脏病患者均可发生房性期前收缩，并可能是快速性房性心律失常的先兆。③药物作用、电解质紊乱。

（2）临床表现：患者一般无明显症状，频发房性期前收缩者可感胸闷、心悸、乏力。

（3）心电图特征：①房性期前收缩的 P 波提前发生，与窦性 P 波形态不同。②其后多见不完全性代偿间歇。③下传的 QRS 波群形态通常正常，少数患者无 QRS 波群（称未下传的房性期前收缩），或出现宽大畸形的 QRS 波（称室内差异性传导）。

（4）处理要点：房性期前收缩通常无须治疗。当有明显症状时，应积极治疗。吸烟、饮酒、咖啡可诱发房性期前收缩，应劝导患者戒除或减量。症状严重者给予药物治疗，常用 β– 受体阻滞剂、普罗帕酮、胺碘酮等。

2. 房性心动过速

房性心动过速简称房速。根据发病机制与心电图表现的不同可分为自律性房速、折返性房速和紊乱性房速三种。自律性与折返性房速常可伴有房室传导阻滞。

（1）病因：①自律性房性心动过速：伴有房室传导阻滞的阵发性心动过速多由自律性增高引起。冠心病、慢性肺部疾病、大量饮酒、各种代谢障碍为常见病因，洋地黄中毒尤其是低血钾时易发生。②折返性房性心动过速：折返易发生在手术瘢痕、解剖部位缺陷的邻近部位。③紊乱性房性心动过速：常见于老年慢性阻塞性肺部疾病与充血性心力衰竭，也见于洋地黄中毒与低血钾患者。

（2）临床表现：可表现为胸闷、心悸、头晕、乏力等症状。有的患者可无任何症状。症状发作可呈短暂、间歇或持续性。当房室传导比例发生变动时，听诊心律不齐。

（3）心电图特征：①自律性房性心动过速：a. 心房率通常为 150～200 次 / 分；b.P 波

形态与窦性者不同；c.常出现二度Ⅰ型或Ⅱ型房室传导阻滞，呈现2∶1房室传导者常见；d.P波之间等电位线仍存在；e.刺激迷走神经不能终止心动过速，仅加重房室传导阻滞；f.发作开始时心率逐渐加速。②折返性房性心动过速：P波形态与窦性P波不同，PR间期常延长。③紊乱性房性心动过速：a.通常有三种或三种以上形态各异的P波，PR间期各不相同；b.心房率100～130次/分；c.大多数P波能下传心室，但部分P波因过早发生而受阻；d.心室律不规则。最终可能发展为心房颤动。

（4）处理要点：房性心动过速的治疗主要取决于心室率的快慢和血流动力学情况。如心室率不很快且无严重的血流动力学改变，不需紧急处理；反之，则需紧急处理。主要包括三个方面：①积极寻找病因，针对病因治疗，积极处理并发症。②控制心室率：可选用洋地黄、β-受体阻滞剂、钙通道阻滞剂等减慢心率。③转复窦性心律：可加用ⅠA、ⅠC类或Ⅲ类抗心律失常药物，效果不佳的患者可考虑采用射频消融术。

3.心房扑动

心房扑动简称房扑。

（1）病因：①器质性心脏病：多发生于心脏病患者，包括风湿性心脏病、冠心病、高血压性心脏病、心肌病等。肺栓塞、慢性心力衰竭、房室瓣狭窄与返流导致心房增大者，也可出现房扑。②无器质性心脏病：甲状腺功能亢进、酒精中毒、心包炎等。

（2）临床表现：房扑具有不稳定的倾向，可恢复窦性心律或进展为心房颤动，但也可持续数月或数年。房扑心室率不快时，患者可无症状；房扑伴极快的心室率可诱发心绞痛与心力衰竭。房扑也可形成不稳定血栓，脱落后可引起体循环栓塞。体格检查可见快速的颈静脉扑动。

（3）心电图特征：①心房活动呈现规律的锯齿状扑动波，称为F波。扑动波之间的等电位线消失，在Ⅱ、Ⅲ、aVF或V1导联最明显。心房率通常为250～300次/分；②心室律规则或不规则，取决于房室传导是否恒定，不规则的心室律系由于传导比率发生变化所致；③QRS波群形态正常，伴有室内差异传导或原有束支传导阻滞者QRS波群可增宽、形态异常。

（4）处理要点为针对原发病治疗。终止心房扑动最有效的方法为同步直流电复律。普罗帕酮、胺碘酮对转复心房扑动及预防复发有一定的疗效。洋地黄制剂、β-受体阻滞剂和钙拮抗剂可有效控制房扑患者的心室率，并可转复为窦性心律。持续性房扑患者应预防血栓形成，给予抗凝治疗，具体用药同房颤。

4 心房颤动

心房颤动简称房颤，随年龄增长其发生率增加，是常见的一种心律失常。

（1）病因：①病理情况下：原有心血管疾病者，如冠心病、高血压性心脏病、风湿性心脏瓣膜病、甲状腺功能亢进性心脏病、缩窄性心包炎、心肌病、感染性心内膜炎及慢性肺源性心脏病等。②生理情况下：正常人在情绪激动、运动或急性乙醇中毒时也可发生房颤。

（2）临床表现：房颤症状的轻重受心室率快慢的影响。心室率不快时可无症状，但多数患者有心悸、胸闷，心室率超过150次/分时可诱发心绞痛或心衰。房颤在左心耳部易发生栓子，易脱落导致体循环栓塞。二尖瓣狭窄或二尖瓣脱垂合并房颤时，脑栓塞的发生率更高。心脏听诊第一心音强弱不等，心律不规则，当心室率快时，也可有脉搏短细。

（3）心电图特征：①P波消失，代之以小而不规则的基线波动，形态、振幅各不相同，称为f波，频率为350~600次/分。②心室率极不规则，多在100~160次/分。③QRS波群形态通常正常，若心室率过快，可发生室内差异性传导，QRS波群增宽。

（4）处理要点：积极治疗原发病和控制诱发因素。①转复并维持窦性心律：转复窦性心律的方法有药物转复、电转复和导管消融治疗。ⅠA、ⅠC或Ⅲ类药物均具有转复作用，胺碘酮是目前最常用的药物，尤其适用于合并器质性心脏病患者。若药物复律无效，或患者发生急性心衰，或血压下降，应紧急采用同步直流电复律。导管消融治疗为二线治疗，不作为首选治疗方法。②控制心室率：可选用β-受体阻滞剂、钙通道阻滞剂或地高辛。控制目标：无器质性心脏病患者，心室率控制目标为小于110次/分。合并器质性心脏病患者，根据病情决定控制目标。治疗无效者，可实施房室结阻断消融术，并同时安置心室按需或双腔起搏器。③抗凝治疗：因房颤患者栓塞发生率较高，需抗凝治疗。常用华法林抗凝，治疗中需监测凝血酶原时间国际标准化比值（INR），使其维持在2.0~3.0。

（三）房室交界区性心律失常

1. 房室交界区性期前收缩

房室交界区性期前收缩简称交界性期前收缩。冲动起源于房室交界区，可前向和逆向传导，分别产生提前发生的QRS波群与逆行P波。逆行P波可位于QRS波群之前（PR间期<0.12 s）、之中或之后（RP间期<0.20 s）。QRS波群形态正常，当发生室内差异性传导时，QRS波群形态可有变化。交界性期前收缩通常无须治疗。

2. 与房室交界区相关的折返性心动过速

与房室交界区相关的折返性心动过速或称阵发性室上性心动过速，简称室上速，是最常见的阵发性室上性心动过速。

（1）病因：患者通常无器质性心脏病表现，不同性别与年龄人群均可发生。

（2）临床表现：心动过速突然发作与终止，持续时间长短不一。发作时患者可有心悸、胸闷、头晕，少见有晕厥、心绞痛、心力衰竭、休克者。症状轻重取决于发作时心室率快慢及持续时间。听诊心律绝对规则，心尖部第一心音强度恒定。

（3）心电图特征：①心率150~250次/分，节律规则。②QRS波群形态及时限正常（伴室内差异性传导或原有束支传导阻滞者可异常）。③P波为逆行性（Ⅱ，Ⅲ，aVF导联倒置），常埋藏于QRS波群内或位于其终末部分，与QRS波群关系恒定。④起始突然，通常由一个房性期前收缩触发。

（4）处理要点：治疗包括两个方面，一是急性发作时的紧急处理；二是预防复发。

1）急性发作期：①心功能和血压正常的患者，首选兴奋迷走神经的方法。具体方法有压迫眼球、刺激咽后壁、按摩颈动脉窦（按压颈动脉窦，每次5~10 s，一侧一侧地按压，不可双侧同时按压）、Valsalva动作（深吸气后屏气，再用力做呼气动作）、将面部浸于冰水中。通常经过刺激可终止发作。②药物治疗：首选腺苷，因腺苷起效迅速，其不良反应为胸部压迫感、呼吸困难、面部潮红、房室传导阻滞等；因半衰期短于6 s，如出现不良反应可很快消失。如腺苷无效，可改用静注维拉帕米或地尔硫䓬。③食管心房调搏术，可终止发作。④直流电刺激：患者出现严重症状时，或经上述治疗无效时，应立即行同步直流电复律。

2）预防复发：患者是否需要服用药物预防复发，需视患者发作频率和发作时的症状轻重决定。需要者，可选用洋地黄、长效钙拮抗剂和长效 β- 受体阻滞剂。导管消融术可优先考虑应用。

3. 预激综合征

预激综合征又称为 Wolf-Parkinson-White 综合征（WPW 综合征），是由于房室之间存在异常传导途径，当窦房结发出的冲动到达该处时，可通过异常传导途径迅速激动心肌，使部分心肌提前发生激动。常见三条传导途径，分别是 Kent 束、James 束和 Mahaim 束。

（1）病因：预激综合征患者大多无其他心脏异常征象，可发生于任何年龄，男性居多。少数先天性心血管病可并发预激综合征。

（2）临床表现：预激本身不引起症状，但心动过速的发生率为 1.8%，并随年龄增长而增加。频率过快的心动过速可恶化为心室颤动或导致心力衰竭、低血压。

（3）心电图特征：WPW 综合征的心电图特征为：①窦性搏动的 PR 间期短于 0.12 s；②某些导联的 QRS 波群超过 0.12 s；③ QRS 波群起始部分粗钝，称为预激波或 δ 波，终末部分正常；④ ST-T 波呈继发性改变，与 QRS 波群主波方向相反。

（4）处理要点：如没有心动过速发作史，或偶有发作、症状轻微，无须治疗。如心动过速发作频繁，症状明显，则应积极治疗，目前首选射频消融术。

（四）室性心律失常

1. 室性期前收缩

室性期前收缩又称为室性早搏，简称室早，是一种最常见的心律失常。

（1）病因：正常人与各种心脏病患者均可发生室性期前收缩，正常人发生室性期前收缩的机会随年龄的增长而增加。心肌炎症、缺血、缺氧、麻醉和手术等均可使心肌受到刺激而发生室早。电解质紊乱（低钾、低镁）、精神不安、过量烟酒、咖啡也可诱发。高血压、冠心病、心肌病、风湿性心脏病、二尖瓣脱垂的患者常见室性期前收缩。

（2）临床表现：患者常无与室性期前收缩直接相关的症状，患者是否有症状或症状的轻重程度与期前收缩的频发程度不一定直接相关。患者可感到心悸，类似电梯快速升降的失重感或代偿间歇后有力的心脏搏动。

（3）心电图特征：①提前发生的 QRS 波群，宽大畸形，时限通常大于 0.12 s，ST 段与 T 波的方向与 QRS 主波方向相反。②室性期前收缩与其前面的窦性搏动之间期（称为配对间期）恒定。③室性期前收缩后可见一完全性代偿间歇。④室性期前收缩的类型：室性期前收缩可孤立或规律出现。二联律指每个窦性搏动后跟随一个室性期前收缩；三联律指每两个窦性搏动后出现一个室性期前收缩，以此类推；连续发生两个室性期前收缩称为成对室性期前收缩；室性期前收缩的 R 波落在前一个 QRS-T 波群的 T 波上称为 RonT 现象；同一导联内室性期前收缩形态相同者为单形性室性期前收缩，形态不同者称为多形性或多源性室性期前收缩。

（4）处理要点：无器质性心脏病者，室性期前收缩一般不需特殊治疗；若症状明显，应指导患者去除诱因，适当应用 β- 受体阻滞剂。频发室性期前收缩或伴有器质性心脏病者应积极治疗，首选药物为利多卡因静脉注射，口服药物首选普罗帕酮；上述药物无效者可试用莫雷西嗪、胺碘酮等药物。

2. 室性心动过速

室性心动过速简称室速，是起源于希氏束分支以下的特殊传导系统或心室肌的连续3个或3个以上的异位心律。

（1）病因：室速常发生于各种器质性心脏病患者，最常见为冠心病，尤其是心肌梗死者。其次是心肌病、心力衰竭、二尖瓣脱垂、心瓣膜病等。其他病因包括代谢障碍、电解质紊乱、长QT综合征等，偶可发生于无器质性心脏病者。

（2）临床表现：室速临床症状的轻重视发作时心室率、持续时间、基础心脏病变和心功能状态不同而异。根据持续时间分为非持续性室速和持续性室速。非持续性室速（发作持续时间短于30 s，能自行终止）的患者通常无症状。持续性室速（发作持续时间超过30 s，需药物或电复律方能终止）常伴明显血流动力学障碍与心肌缺血，临床上可出现呼吸困难、少尿、低血压、晕厥、心绞痛等。听诊心律轻度不规则。如发生完全性室房分离，则第一心音强度经常变化。

（3）心电图特征：①3个或3个以上的室性期前收缩连续出现，通常起始突然。②QRS波群畸形，时限超过0.12 s，ST段与T波的方向与QRS主波方向相反。③心室率一般为100～250次/分，心律规则或略不规则。④心房独立活动，P波与QRS波群无固定关系，形成房室分离。⑤心室夺获或室性融合波：是确立室速诊断的重要依据。心室夺获指室速发作时少数室上性冲动下传心室，表现为窄QRS波群，其前有P波；室性融合波的QRS波群形态介于窦性与异位心室搏动之间，其意义为部分夺获心室。

（4）处理要点：无器质性心脏病患者发生非持续性室速，无症状发作或无血流动力学改变时，处理原则与室性期前收缩相同。有器质性心脏病或有明确诱因的患者，需首先给予针对性治疗。持续性室速，无论有无器质性心脏病，均应治疗。首选利多卡因静脉或普鲁卡因胺静注，发作控制后继续用利多卡因持续静脉滴注以防复发，也可选用普罗帕酮或胺碘酮。上述药物无效时应立即行同步直流电复律。但洋地黄中毒引起的室速不宜使用电复律，应首选苯妥英钠静脉注射。持续性室速患者，如病情稳定，可采用心室超速起搏终止发作。病情稳定后，应积极寻找和治疗使室速持续的可逆性病变。

3. 心室扑动与心室颤动

心室扑动与心室颤动简称室扑与室颤，为致命性心律失常。

（1）病因：常见于缺血性心脏病。此外，抗心律失常药物尤其是引起QT间期延长与尖端扭转的药物、严重缺氧、预激综合征合并房颤与极快的心室率、电击伤等也可引起。

（2）临床表现：突发意识丧失、抽搐、呼吸停止，甚至死亡。触诊大动脉搏动消失，听诊心音消失，血压无法测到。

（3）心电图特征：心室扑动呈正弦波图形，波幅大而规则，频率为150～300次/分，有时难以与室速鉴别。心室颤动的波形、振幅及频率均极不规则，无法辨认QRS波群、ST段与T波。

（4）治疗要点：立即行直流非同步电复律，并配合心脏按压、辅助呼吸等心肺复苏术。

（五）房室传导阻滞

房室传导阻滞，又称为房室阻滞，指房室交界区脱离了生理不应期后，心房冲动传导延迟或不能传导至心室。按照房室传导阻滞的程度，分为三度，其中二度分为莫氏Ⅰ型（文氏型）和Ⅱ型。

1. 病因

正常人或运动员可出现文氏型房室阻滞，与迷走神经张力增高有关，常发生在夜间或病理情况下，如急性心肌梗死、急性风湿热、心肌病、病毒性心肌炎、先天性心血管病、心脏手术、电解质紊乱、药物中毒等。

2. 临床表现

一度房室传导阻滞常无症状；二度房室传导阻滞可出现心悸；三度房室传导阻滞的症状取决于心室率的快慢与伴随病变，可出现心脏供血不足的相关症状如疲乏、头晕、晕厥、心绞痛、心衰等。若心室率过慢导致脑缺血，患者可出现暂时性意识丧失，甚至抽搐，即阿-斯综合征，严重者可猝死。听诊第一心音强度经常变化，间或听到响亮清晰的第一心音（大炮音）。

3. 心电图特征

（1）一度房室传导阻滞：每个冲动都能传导至心室，但 PR 间期超过 0.20 s。

（2）二度房室传导阻滞：①莫氏Ⅰ型：a.PR 间期进行性延长，相邻 RR 间期进行性缩短，直至一个 P 波受阻不能下传至心室。b. 包含受阻 P 波在内的 RR 间期小于正常窦性 PP 间期的两倍（最常见的房室传导比例为 3∶2 或 5∶4）。该型很少发展为第三度房室传导阻滞。②莫氏Ⅱ型：心房冲动传导突然阻滞，但 RR 间期恒定不变，下传搏动的 PR 间期大多正常。当 QRS 波群增宽，形态异常时，阻滞位于希氏束-浦肯野系统；若 QRS 波群正常，阻滞可能位于房室结内。本型易转变为第三度房室传导阻滞。

（3）三度房室传导阻滞：①心房与心室活动各自独立、互不相关。②心房率快于心室率，心房冲动来自窦房结或异位心房节律。③心室起搏点通常在阻滞部位稍下方。如位于希氏束及其附近，心室率为 49~60 次/分，QHS 波群正常，心律也较稳定；如位于室内传导系统的远端，心室率可在 40 次/分以下。QRS 波群增宽，心室率也常不稳定。

4. 治疗要点

应针对不同病因进行治疗。一度和二度Ⅰ型房室阻滞心室率不太慢者无须特殊治疗。二度Ⅱ型或三度房室阻滞如心室率慢伴有明显症状或血流动力学障碍，甚至阿-斯综合征发作者，应给予心脏起搏治疗。阿托品、异丙肾上腺素仅适用于无心脏起搏条件的应急情况。

三、心律失常的护理

（一）护理评估

1. 健康评估

询问患者的既往史和现病史，询问患者有无引起心律失常的诱因，了解患者心律失常的症状、类型、发作频率、持续时间、治疗效果等。

2. 辅助检查

常规心电图是诊断心律失常最重要的一项无创性检查，应记录 12 导联心电图。

其他检查：动态心电图（Holter）监测、运动试验、食管心电图、食管心房调搏检查、心腔内心电生理检查等均有助于心律失常的诊断、治疗和预后判断。超声心动图判断心脏结构有无异常，有无心力衰竭。各实验室检查评估各器官的功能状况。

3. 心理 – 社会状况

评估患者是否因心律失常引起的胸闷、心悸、乏力等不适而紧张不安，过于注意自己的脉搏；心动过速发作时有无恐惧感；房颤患者有无担心栓塞致残而导致忧伤、焦虑。

（二）护理诊断

（1）活动无耐力与心律失常导致心悸或心排血量减少有关。

（2）潜在并发症：猝死。

（3）有受伤的危险与心律失常引起的头晕、晕厥有关。

（4）焦虑与心律失常反复发作、疗效欠佳有关。

（三）护理目标

患者活动耐力增加；心律失常的危险征兆能及时发现并得到处理，患者心情平静，能坦然应对所患疾病。

（四）护理措施

1. 一般护理

（1）体位与休息：嘱患者当心律失常发作导致胸闷、心悸、头晕等不适时采取高枕卧位、半卧位或其他舒适体位，尽量避免左侧卧位，因左侧卧位时患者常能感觉到心脏的搏动而使不适感加重。保证充分的休息与睡眠。避免剧烈活动、情绪激动或紧张、快速改变体位等，一旦有头晕、黑矇等先兆，立即平卧，以免跌伤。伴呼吸困难、发绀等缺氧表现时，给予 2～4 L/min 氧气吸入。

（2）活动：无器质性心脏病的患者，鼓励其正常工作和生活，建立健康的生活方式，保持心情舒畅，避免过度劳累。窦性停搏、二度Ⅱ型或三度房室传导阻滞、持续性室速等严重心律失常患者或快速心室率引起血压下降者，应卧床休息，以减少心肌耗氧量。

（3）饮食：给予富含纤维素的食物，防止便秘。避免饮咖啡、浓茶等饮料，防止诱发疾病。

2. 病情观察

对严重心律失常者，应持续心电监护，严密监测心率、心律、心电图、生命体征、血氧饱和度变化。发现频发（每分钟在 5 次以上）、多源性、成对的或呈 RonT 现象的室性期前收缩，室速、预激伴发房颤，窦性停搏，第二度Ⅱ型或三度房室传导阻滞等，立即报告医生。发现室扑或室颤时，需立即报告医生的同时准备抢救物品，准备好电复律器械。

3. 用药护理

严格遵医嘱按时按量给予抗心律失常药物，静注时速度宜慢（腺苷除外，要求弹丸样注射），一般 5～15 分钟内注完，静滴药物时尽量用输液泵调节速度。观察患者意识和生命体征，必要时监测心电图，注意用药前、用药过程中及用药后的心率、心律、PR 间期、QT 间期等变化，以判断疗效和有无不良反应。胺碘酮静脉用药易引起静脉炎，应选择大血管，配制药物浓度不要过高，严密观察穿刺局部情况，谨防药物外渗。

4. 心理护理

安慰患者，告诉患者较轻的心律失常通常不会威胁生命。经常巡视病房，了解患者的需要，耐心解答有关疾病的问题。

5. 健康教育

（1）疾病知识指导：向患者及家属讲解心律失常的常见病因、诱因及防治知识。嘱患者注意劳逸结合，生活规律，保证充足的休息与睡眠；保持乐观、稳定的情绪；戒烟酒，避免摄入刺激性食物如咖啡、浓茶等，避免饱餐；避免感染。心动过缓患者应避免排便时过度屏气，以免兴奋迷走神经而加重心动过缓。

（2）用药指导与病情监测：说明按医嘱服抗心律失常药物的重要性，不可自行减量、停药或擅自改用其他药物。教给患者自测脉搏的方法以利于自我监测病情。告诉患者药物可能出现的不良反应，嘱有异常时及时就诊。对反复发生严重心律失常危及生命者，教会家属心肺复苏术以备应急。

6. 护理评价

（1）活动时有无不适。

（2）有无发生因晕厥导致的外伤。

（3）病情是否稳定，有无出现猝死、阿－斯综合征等并发症。

第七章　消化内科疾病的护理

第一节　消化性溃疡的护理

一、定义

消化性溃疡（peptic ulcer）是指胃肠道黏膜被胃消化液消化而造成的溃疡，可发生于食管下段、胃和十二指肠，也可发生于胃空肠吻合术后，但以胃和十二指肠球部最为多见，故分别称胃溃疡（gastric ulcer，GU）和十二指肠溃疡（duodenal ulcer，DU）。

二、治疗原则

治疗目的在于消除病因，解除症状，愈合溃疡，防止复发，避免并发症。

（一）一般治疗

生活规律，劳逸结合，戒烟戒酒。

（二）药物治疗

抑酸药、抗酸药、胃黏膜保护剂、根除幽门螺杆菌治疗等。

（三）手术治疗

对于经内科治疗无效或出现并发症者，选择手术治疗。

三、护理

（一）评估要点

（1）健康史及相关因素：①有无经常服用非甾体类药物等。②有无应激及心理因素等。③有无不良饮食习惯史，有无吸烟史。④有无家族史。

（2）症状、体征：本病具有慢性病程、周期性发作、呈节律性疼痛三大特点。①上腹部疼痛为主要症状，可为钝痛、灼痛、胀痛或剧痛，多位于中上腹，可偏右或偏左。上腹部可有局限性轻压痛。②胃溃疡疼痛常在进餐后 0.5～1 小时出现，其典型规律为进食、疼痛、缓解。③十二指肠溃疡疼痛往往发生在胃处于空盛状态时，如早餐后 2～3 小时、午餐后 2～4 小时，也可于睡前或半夜出现"午夜痛"，其疼痛规律为疼痛、进食、缓解。④其他症状：反酸、嗳气、上腹饱胀、恶心、呕吐、食欲减退等消化不良症状。

（3）并发症出血、穿孔、幽门梗阻等。

（4）辅助检查了解胃镜、血常规、粪便隐血试验检查等阳性结果。

（5）心理社会支持状况。

（二）护理措施

1. 疼痛管理

（1）评估疼痛与进食的关系，疼痛的性质、部位、程度、规律以及有无伴随症状。

（2）观察疼痛的规律和特点，并按其疼痛特点指导缓解疼痛的方法。如十二指肠溃疡患者可指导其在疼痛前和疼痛时进食碱性食物（如苏打饼干等），或服用制酸剂。

2. 饮食管理

（1）指导患者有规律地进食，进餐时细嚼慢咽，不宜过饱。在溃疡活动期，以少量多餐为宜，每天进餐4～5次，避免餐间零食和睡前进食。一旦症状得到控制，应尽快恢复正常的饮食规律。

（2）选择营养丰富、易消化饮食。应避免食用生、冷、硬、粗糙及刺激性的食物。

3. 用药护理

遵医嘱用药，观察药物疗效及不良反应。如硫糖铝服用后有无便秘等；胶体铋剂服用后有无黑便等，抗胆碱药服用后有无口干、视物模糊、心动过速、面色潮红、尿潴留等。

（三）并发症护理

（1）出血：表现为呕血、黑便、头晕、乏力等，严重者可出现周围循环衰竭表现。

（2）穿孔：表现为突发上腹剧痛、大汗淋漓、烦躁不安，服制酸药不能缓解。当炎症迅速波及全腹，可出现腹肌紧张呈板状腹，腹部压痛及反跳痛，肠鸣音减弱或消失，严重者出现休克表现。应遵医嘱禁食、胃肠减压、抗感染、抗休克治疗，并做好术前准备。

（3）幽门梗阻：表现为餐后上腹饱胀、上腹疼痛加重，伴有恶心、呕吐，呕吐物含发酵的酸性宿食。大量呕吐后症状可以改善，严重呕吐可致失水和低氯低钾性碱中毒，遵医嘱禁食、胃肠减压、补液治疗等。

四、出院指导

（1）自我监测：若出现腹痛、恶心、呕吐、反酸、吸气加重、黑便，甚至呕血等，应及时就诊。

（2）饮食指导：宜进食富含营养、高热量、易消化的食物，进食规律，细嚼慢咽，避免过饱及生、冷、硬、刺激性食物，忌烟酒。

（3）用药指导：遵医嘱用药，不可擅自停药或随意增减剂量，指导患者慎用或勿用致溃疡药物，如阿司匹林、咖啡因、泼尼松等。

（4）定期复诊：抗幽门螺旋杆菌治疗患者停药4周后复查碳13呼气试验。

第二节　溃疡性结肠炎的护理

溃疡性结肠炎（ulcerative colitis，UC），简称溃结，1875年首先由威尔克斯（Willks）和莫克森（Moxon）描述，1903年 Willks 和博厄斯（Boas）将其命名为溃疡性结肠炎，1973年世界卫生组织（WHO）医学科学国际组织委员会正式命名为慢性非特异性溃疡性结肠炎。病因尚未完全阐明，主要是侵及结肠黏膜的慢性非特异性炎性疾病，常始自左半结肠，可向结肠近端乃至全结肠，以连续方式逐渐进展。临床症状轻重不一，可有缓解与发作相交替，患者可仅有结肠症状，也可伴发全身症状。

一、症状体征

（一）类型

按临床表现和过程可分四型。

（1）初发型：症状轻重不一，既往无溃结史，可转变为慢性复发型或慢性持续型。

（2）慢性复发型：症状较轻，临床上最多见，治疗后常有长短不一的缓解期。复发高峰多在春秋季，而夏季较少。在发作期结肠镜检查，有典型的溃结病变，而缓解期检查仅见轻度充血、水肿，黏膜活检为慢性炎症，易误为肠易激综合征。有的患者可转为慢性持续型。

（3）慢性持续型：起病后常持续有轻重不等的腹泻、间断血便、腹痛及全身症状，持续数周至数年，其间可有急性发作。本型病变范围较广，结肠病变呈进行性，并发症多，急性发作时症状严重，需行手术治疗。

（4）急性暴发型：国内报道较少，约占溃疡性结肠炎的 2.6%，国外报道占 20%。本型多见于青少年，起病急骤，全身及局部症状均严重，高热、腹泻每天 20～30 次，便血量多，可致贫血、脱水与电解质紊乱、低蛋白血症，衰弱消瘦，并易发生中毒性结肠扩张，肠穿孔及腹膜炎常需紧急手术，病死率高。

（二）主要症状

患者有腹泻或便秘，病初症状较轻，粪便表面有黏液，以后便次增多，重者每天排便 10～30 次，粪中常混有脓血和黏液，可呈糊状软便。便血是较常见的症状，主要由于结肠黏膜局部缺血及溶解纤维蛋白的活力增加所致，一般为小量便血，重者可呈大量便血或血水样便。腹痛多局限于左下腹或下腹部，轻症者亦可无腹痛，随病情发展腹痛加剧，排便后可缓解。里急后重系由于炎症刺激直肠所致，并常有骶部不适。消化不良时常表现厌食、饱胀、嗳气、上腹不适、恶心、呕吐等。全身表现多见于急性暴发型重症患者，出现发热、水电解质失衡、维生素和蛋白质丢失、贫血、体重下降等。

（三）体征

患者左下腹或全腹压痛，可扪及降结肠特别是乙状结肠呈硬管状，并有压痛，有时腹肌紧张，肛诊可发现肛门括约肌痉挛，指套有黏液或血性黏液分泌物，直肠有触痛。有的患者可触到肝大，此与脂肪肝有关。

二、病理病因

溃疡性结肠炎确切病因还不明确，目前关于本病的病因学有以下几个学说：

（一）感染学说

已经证明某些细菌和病毒在溃疡性结肠炎的发病过程中起重要作用。因本病的病理变化和临床表现与细菌痢疾非常相似，某些病例粪便中培养出细菌，部分病例应用抗生素治疗有效，似乎提示细菌性感染与本病有关。1973 年，法克莫（Fakmer）从 6 例溃疡性结肠炎中培养出巨细胞病毒（cytomegalovirus，CMV）；1977 年，库珀（Cooper）也从中毒性结肠扩张患者体内分离出巨细胞病毒。近年来的有些研究发现，结核分枝杆菌（mycobacterium paratuberculosis）、副黏液病毒（麻疹病毒 paramyxovirus）、单核细胞增多性李斯特菌（Listeria moncytogenes）等也可能与溃疡性结肠炎及克罗恩病的发病有关。因此提出某些细菌或病毒可能在溃疡性结肠炎的发病过程中起重要作用。但究竟哪种病原体感染引起本病，感染性病原体是本病的原因还是结果，还需要进一步的研究才能确定。

（二）免疫学因素

持此观点的人认为自身免疫介导的组织损伤是溃疡性结肠炎发病的重要因素之一。有研究者发现，某些侵犯肠壁的病原体（如大肠杆菌等）与人体大肠上皮细胞存在着交叉抗原，当机体感染这些病原体以后，循环中的自身抗体不仅与肠壁内的病原体作用，同时也杀伤了自身的上皮细胞。近年来，从溃疡性结肠炎患者结肠上皮内发现了一种 40 kD 的抗原，可在激活机体产生抗结肠上皮抗体的同时也激活结肠上皮表面的补体及抗原抗体复合物。溃疡性结肠炎患者的免疫淋巴细胞和巨噬细胞被激活后，可释放出多种细胞因子和血管活性物质，促进并加重组织的炎症反应。有报道 CD95（TNF 类）所介导的结肠上皮细胞凋亡在溃疡性结肠炎的发病机制中的作用，发现在溃疡性结肠炎患者结肠炎症区域及其相邻的非炎症区域均发生了 CD95-CD95 L 所介导的细胞凋亡，推断其可能是溃疡性结肠炎蔓延的可能原因之一。

此外，近年来也有报道指出，机体循环中的抗体和 T 淋巴细胞与溃疡性结肠炎患者肠上皮细胞内的热休克蛋白（heat shock protein，HSP）相作用，产生了肠上皮的损伤。溃疡性结肠炎患者有关 T、B 淋巴细胞计数测定结果，血白细胞、巨噬细胞及淋巴细胞转化率测定结果，均提示本病与细胞免疫学方面的改变有关。

（三）遗传因素

一些资料表明，溃疡性结肠炎与遗传因素密切相关。种族差异表现在白种人的发病率明显高于黑种人，亚洲人的发病率最低。其中白种人的犹太人发病率比非犹太人高 2～4 倍，而在有色人种大约少 50%。单卵双生双胞胎发病率比双卵双生者高。同时有研究报道，溃疡性结肠炎患者的组织相关抗原 HLA-DR2 较正常人增多。

三、诊断

（一）肠易激综合征

肠易激综合征的发病与精神、心理障碍有关，患者常有腹痛、腹胀、腹鸣，可出现便秘与腹泻交替，伴有全身神经官能症症状。粪便有黏液但无脓血，显微镜检查偶见少许白细胞，结肠镜等检查无器质性病变。

（二）直肠结肠癌

直肠结肠癌多见于中年以上人群，直肠癌指诊检查时常可触及肿块，粪隐血试验常呈阳性。结肠镜和钡灌肠检查对鉴别诊断有价值，但需与溃疡性结肠炎癌变相鉴别。

（三）慢性阿米巴痢疾

慢性阿米巴痢疾的病变常累及大肠两端，即直肠、乙状结肠、盲肠、升结肠。溃疡一般较深，边缘潜行，溃疡与溃疡之间黏膜多为正常；粪便检查可找到溶组织阿米巴滋养体或包囊，通过结肠镜采取溃疡面渗出物或溃疡边缘组织查找阿米巴，阳性率较高；抗阿米巴治疗有效。

（四）结肠血吸虫病

患者有血吸虫疫水接触史，常有肝脾肿大，慢性期直肠可有肉芽肿样增生，可有恶变倾向；粪便检查可发现血吸虫卵，孵化毛蚴呈阳性结果。直肠镜检查在急性期可见黏膜有黄褐色颗粒，活检黏膜压片或组织病理学检查可发现血吸虫卵。

（五）慢性细菌性痢疾

患者一般有急性痢疾的病史，多次新鲜粪便培养可分离出痢疾杆菌，抗生素治疗有效。

（六）缺血性结肠炎

缺血性结肠炎多见于老年人，由动脉硬化而引起，突然发病，下腹痛伴呕吐，

24～48小时后出现血性腹泻、发热、白细胞增高。轻者为可逆性过程，经1～2周至1～6个月的时间可治愈；重症者发生肠坏死、穿孔、腹膜炎。钡灌肠X线检查时，可见指压痕征、假性肿瘤、肠壁的锯齿状改变及肠管纺锤状狭窄等。内镜下可见由黏膜下出血造成的暗紫色隆起，黏膜的剥离出血及溃疡等，与正常黏膜的明显分界。病变部位多在结肠脾曲。

（七）其他

还须与溃疡性结肠炎鉴别的疾病有肠结核、假膜性肠炎、放射性肠炎、结肠息肉病、结肠憩室等。

四、发病机制

（一）病变部位

溃疡性结肠炎可发生在结直肠的任何部位，以直肠和乙状结肠多见，也可累及升结肠和结肠的其他部位，或累及整个结肠。少数全结肠受累并可侵及末端回肠，受累的肠管多限于距回盲瓣10 cm以内的末端回肠。北京医科大学人民医院外科1组78例溃疡性结肠炎资料中，累及全结肠者38例，占48.7%；直肠和乙状结肠32例（41%）；回肠、盲肠及升结肠受累8例，占10.2%；单独侵及回肠者5例（6.4%）。

（二）病理形态

1. 大体形态

溃疡性结肠炎是以黏膜为主的炎症，其并发症较克罗恩病少，所以溃疡因并发症手术切除的标本没有克罗恩病多。浆膜层一般完整，外观光滑、光泽，血管充血，肠管缩短，以远端结肠和直肠最明显，一般看不到纤维组织增生；肠管黏膜表面有颗粒感、质脆，广泛充血和出血，有多个浅表性溃疡，沿结肠带呈线状分布或呈斑块状分布。严重者可见黏膜大片剥脱，甚至暴露出肌层，黏膜病变呈连续性，从直肠或乙状结肠开始，常常远段重，近段轻；左半结肠重，右半结肠轻。黏膜表面还可见到许多大小不等、形态各异的炎性息肉，以结肠多见，直肠则较少见。有时可见到炎性息肉相互粘连而形成的黏膜桥。

2. 组织形态

黏膜和黏膜下层高度充血、水肿，炎性细胞弥漫性浸润，主要为中性粒细胞、淋巴细胞、浆细胞和巨噬细胞。初起炎症限于黏膜，在上皮和腺体受损后炎症可发展到黏膜下层，一般不累及肌层和浆膜层。中性粒细胞浸润肠上皮，可导致隐窝炎和隐窝脓肿，上皮细胞增殖，杯状细胞减少或消失。小溃疡多位于黏膜层，呈弥漫性分布，底部可达黏膜下层，极少累及全层；溃疡底仅见薄层肉芽组织。

肉眼观察经过修复达到完全缓解的病例，其结肠黏膜难与正常黏膜区别，但病理学检查仍有异常改变，表现为腺管不规则，且有分支；杯状细胞增多，细胞增大，潘氏细胞化生。因此，溃疡性结肠炎最主要的病理变化为：①弥漫性连续性黏膜炎症；②黏膜溃疡；③隐窝脓肿；④假性息肉；⑤特殊细胞变化，潘氏细胞增生、杯状细胞减少。

五、检查方法

（一）实验室检查

（1）粪便检查：活动期以糊状黏液、脓血便最为常见，镜下检查有大量的红细胞、脓细胞，其数量变化常与疾病的病情相关。涂片中常见到大量的多核巨噬细胞。溃疡性结肠炎患者大便隐血试验可呈阳性。为了避免因口服铁剂或饮食引起大便隐血试验呈假阳性，可以采用具有较高特异性的抗人血红蛋白抗体做检查。粪便病原学检查有助于排除各种感染性结肠炎，容易混淆的病原体包括痢疾杆菌、结核杆菌、空肠弯曲杆菌、沙门菌、贾兰鞭毛虫等，其次为阿米巴原虫、难辨梭状杆菌、沙眼衣原体、巨细胞病毒、性病性淋巴肉芽肿病毒、单纯性疱疹病毒、Norwalk病毒、组织胞浆菌、芽生菌、隐球菌、耶尔森小肠结肠炎杆菌等。

（2）血沉（ESR）：溃疡性结肠炎患者在活动期ESR常升高，多为轻度或中度增快，常见于较重病例，但ESR不能反映病情的轻重。

（3）白细胞计数：大多数患者白细胞计数正常，但在急性活动期，中、重型患者可有轻度升高，严重者出现中性粒细胞中毒颗粒。

（4）血红蛋白：50%～60%的患者可有不同程度的低色素性贫血。

（5）C反应蛋白（CRP）：正常人血浆中仅有微量C反应蛋白，但轻度炎症也能导致肝细胞合成和分泌蛋白异常，因此，CRP可鉴别功能性与炎症性肠病。损伤16小时后CRP可先于其他炎性蛋白质升高，而纤维蛋白原和血清黏蛋白则在24～48小时后才升高。在克罗恩（Crohn）病患者，CRP较溃疡性结肠炎患者高，提示两者有着不同的急性反应相。IBD有活动时，CRP能反映患者的临床状态。需要手术治疗的患者CRP常持续升高；在病情较严重的患者，若CRP高，对治疗的反应则缓慢。该试验简单易行、价廉，较适合在基层医院使用。

（6）免疫学检查：一般认为，免疫学指标有助于对病情活动性进行判断，但对确诊本病的意义有限。在活动期，血清中IgG、IgA和IgM可升高，T/B比率下降。在Crohn病和一些溃疡性结肠炎患者中，白介素–1（IL-1）和白介素–1受体（IL-1R）的比值较正常人和其他炎症患者为高。炎症性肠病的组织中IL-1含量增加，而且其含量与病变的活动性成正比。有资料表明，炎症性肠病中巨噬细胞处于高度活跃状态，并分泌TNF-α，而测定TNF对了解IBD患者病变的程度与活动度具有重要意义。

（二）其他辅助检查

1.X线检查

X线检查一直是诊断溃疡性结肠炎的重要方法，即使应用结肠镜后，其在诊断和鉴别诊断方面仍具有独有的价值，是溃疡性结肠炎诊断的重要措施。

（1）腹部平片：在临床上已很少应用腹部平片诊断溃疡性结肠炎，其最重要的价值在于诊断中毒性巨结肠。对中毒性巨结肠患者，应每隔12～24小时做1次腹部平片检查，以监测病情变化。X线表现为结肠横径超过5.5 cm，轮廓可不规则，可出现"指压迹"征。

（2）钡剂灌肠检查：钡灌肠检查是溃疡性结肠炎诊断的主要手段之一，但X线检查对轻型或早期病例的诊断帮助不大。气钡双重对比造影明显优于单钡剂造影，有利于观察黏膜水肿和溃疡。X线主要表现为：①黏膜皱襞粗乱或有细颗粒变化，有人形象地描述为"雪花点"征，即X线显示肠管内充满细小而致密的钡剂小点。②多发性浅龛影或小的充盈缺损。③肠管缩短，结肠袋消失呈管状。初期所见为肠壁痉挛收缩，结肠袋增多，黏膜皱襞增粗紊乱，有溃疡形成时，可见肠壁边缘有大小不等的锯齿状突起，直肠和乙状结肠可见细颗粒状改变。后期由于肠壁纤维组织增生以致结肠袋消失，管壁变硬，肠腔变窄，肠管缩短，呈水管状。有假息肉形成时，可见肠腔有多发的圆形缺损。

（3）肠系膜上或肠系膜下动脉选择性血管造影：血管造影可使病变部位的细小血管显影，对本病的诊断可提供有力帮助。典型表现可见肠壁动脉影像有中断、狭窄及扩张，静脉像早期则显示高度浓染，而毛细血管像显示中度浓染。

2.CT 和 MRI 检查

以往 CT 很少用于肠道疾病的诊断，而近几年，随着技术的提高，CT 可模拟内镜的影像学改变，用于溃疡性结肠炎的诊断。表现有：

（1）肠壁轻度增厚。

（2）增厚的肠壁内可显示溃疡。

（3）增厚的结肠壁内、外层之间呈环状密度改变，似"花结"或"靶征"。

（4）可显示溃疡性结肠炎的并发症，如肠瘘、肛周脓肿。但 CT 所示肠壁增厚为非特异性改变，且不能发现肠黏膜的轻微病变和浅表溃疡，对溃疡性结肠炎的诊断存在有一定的局限性。

MRI 检查费用昂贵，对肠道疾病诊断效果差，但在诊断溃疡性结肠炎的肠腔外病变和并发症方面可能有一定价值。

3. 结肠镜检查

结肠镜检查是诊断溃疡性结肠炎最重要的手段之一，既可直接观察结肠黏膜的变化，可确定病变的基本特征和范围，又能进行活组织检查。因此，结肠镜检查可以大大提高诊断溃疡性结肠炎的准确率，对本病的诊断有重要价值。此外，其在溃疡性结肠炎癌变监测过程中也起着十分重要的作用。但病变严重并疑有穿孔、中毒性结肠扩张、腹膜炎或伴有其他急腹症时，应列为结肠镜检查的禁忌证。内镜下黏膜形态改变主要表现为糜烂、溃疡和假息肉形成，表现为：黏膜多发性浅表溃疡，伴充血、水肿，病变多从直肠开始，呈弥漫性分布；黏膜粗糙呈细颗粒状，黏膜血管模糊，质脆易出血；病变反复发作者可见到假息肉、结肠袋消失、肠壁增厚等表现。

（1）在活动期，受累的同一肠段的改变几乎均匀一致。初期主要是黏膜充血、水肿、血管纹理紊乱、模糊，半月襞增厚，肠管常呈痉挛状态；随后黏膜面变粗糙，出现弥漫分布、大小较一致的细颗粒，组织变脆，有自然出血或接触出血，腔内有黏液性分泌物；进一步发展则黏膜出现糜烂，伴有许多散在分布的黄色小斑，乃隐窝脓肿形成后脓性分泌物附于腺管开口所致；而后黏膜面形成许多溃疡，溃疡较小而表浅，针头样、线形或斑片状，形态不规则，排列无规律，围绕肠管纵轴和横轴相互交错，这是溃疡性结肠炎内镜下的重要特征。周围黏膜亦有明显充血糜烂等炎性反应，几乎无正常残存黏膜可见。

（2）在缓解期，内镜的主要表现为黏膜萎缩和炎症性假息肉。因本病的病理改变一般不超过黏膜下层，所以不形成纤维化和瘢痕，可完全恢复正常。病情较轻者，炎症消退后肠黏膜充血、水肿也逐渐消失，溃疡缩小呈细线状或愈合消失，渗出物吸收；慢性持续型或复发缓解型病例，肠黏膜出现萎缩性改变，色泽变得苍白，血管纹理紊乱，黏膜正常光泽丧失，略显干燥，残存黏膜小岛可因上皮和少量纤维组织增生而形成假性息肉，假性息肉多少不定，大小不等，可有蒂或无蒂。黏膜桥是溃疡反复发作向下掘进，而边缘上皮不断增生，在溃疡上相对愈合连接，两端与黏膜面连接而中间悬空的桥状形态而形成的，并非溃疡性结肠炎所特有。

（3）在晚期，严重且反复发作的溃疡性结肠炎者可出现结肠袋消失，肠管缩短，肠腔狭窄，黏膜面粗糙呈虫咬样，形成X线上所谓铅管样结肠。

暴发性溃疡性结肠炎是引起中毒性巨结肠最常见的原因。内镜检查可见病变累及全结肠，正常形态消失，肠腔扩大，结肠袋和半月襞均消失，黏膜明显充血、糜烂、出血，并见溃疡形成，大片黏膜剥脱。因肠壁菲薄，必须指出爆发性溃疡性结肠炎并中毒性巨结肠时应禁忌内镜检查，否则极易引起穿孔或使病变进一步加重。

结肠镜下活体组织学检查呈炎性反应，可根据隐窝结构、固有层内的炎症细胞浸润程度及炎症的分布，来区分急性与慢性病变，以糜烂、溃疡、隐窝脓肿、腺体异常排列、杯状细胞减少及上皮的变化较常见。隐窝形状不规则、扩张或分支是慢性溃疡性结肠炎的表现，也可有隐窝萎缩，使黏膜面变形。固有层中可见中性粒细胞、单核细胞、浆细胞等炎症细胞浸润，也可见帕内特细胞（潘氏细胞）化生。

依内镜所见，对溃疡性结肠炎活动性分级方法颇多，其中迈纳（Miner）分级法为较多学者所采用。

0级：黏膜苍白，血管网清晰，呈分支状。黏膜下见细小结节，其表面黏膜正常。

Ⅰ级：黏膜尚光滑，但充血、水肿，折光增强。

Ⅱ级：黏膜充血、水肿，呈颗粒状，黏膜脆性增加，接触易出血或散在自发性出血点。

Ⅲ级：黏膜明显充血、水肿、粗糙，明显自发性出血和接触性出血。有较多炎性分泌物，多发性糜烂与溃疡形成。

4.超声显像

因肠腔内气体和液体的干扰，超声显像难以得到满意的结果。因此，超声显像被认为不适合于胃肠疾病的检查，但仍有学者致力于超声在胃肠疾病诊断中应用价值的探索。研究者提出溃疡性结肠炎的主要超声征象是肠壁增厚，范围在4～10 mm（正常为2～3 mm）；同时可显示病变的部位、范围和分布特点。

六、治疗

治疗目的是控制发作，维持缓解，减少复发，防治并发症。

（一）一般治疗

强调休息、饮食和营养。

（二）药物治疗

氨基水杨酸制剂、肾上腺皮质激素、免疫抑制剂等。

（三）手术治疗

手术适用于大出血、并发肠穿孔、重症患者，特别是合并中毒性巨结肠经积极的内科治疗无效者。

七、护理

（一）评估要点

（1）健康史及相关因素：①有无免疫因素。②有无精神神经因素。③有无感染史。④有无家族史等。

（2）症状、体征：①腹泻和黏液脓血便：一般患者均有腹泻，黏液脓血便是本病活动期的重要表现。②腹痛：左下腹或下腹阵痛，亦可涉及全腹。有疼痛、便意、便后缓解的规律，常有里急后重感。左下腹可有轻压痛，重症和早发型可出现鼓肠，腹部压痛、反跳痛及肌紧张等。③其他可有腹胀、食欲不振、发热等全身表现，以及外周关节炎、结节性红斑、坏疽性脓皮病等肠外表现。

（3）并发症：中毒性巨结肠、肠穿孔、直肠结肠癌变等。

（4）辅助检查：了解结肠镜检查、C反应蛋白、血常规、血沉、大便常规、X线钡剂灌肠检查等阳性结果。

（二）护理措施

1. 饮食管理

高热量、高蛋白、少纤维素、低渣、易消化软食。急性发作期和暴发型患者应进食无渣流质或半流质饮食，避免牛奶、乳制品、生冷、含纤维素多的食物。病情严重者遵医嘱禁食并行胃肠外营养。

2. 用药护理

遵医嘱用药，观察药物疗效及不良反应。如使用糖皮质激素时，应观察睡眠、血糖、血压情况及有无应激性溃疡、水电解质酸碱平衡失调等；使用氨基水杨酸时，应观察有无恶心、呕吐、皮疹、白细胞减少、关节痛等。

3. 保留灌肠护理

（1）灌肠前排空大小便。

（2）灌肠液温度为39~41℃。

（3）选择粗细合适、柔软的肛管，动作轻柔，缓慢注药。

（4）采用头低臀高左侧卧位，药液注入后，取膝胸卧位15分钟，再取右侧卧位15分钟，然后平卧30分钟以上，直至有便意方可排便。

（5）观察排便情况。

（三）并发症护理

（1）中毒性巨结肠多发生于暴发型或重型患者，表现为病情急剧恶化，毒血症明显，有脱水与电解质平衡紊乱，出现鼓肠、腹部压痛等，肠鸣音消失。遵医嘱抗感染、抗休克治疗，并做好手术准备。

（2）肠穿孔多在中毒性巨结肠基础上发生，部位多在乙状结肠或结肠脾曲处。表现为高热、感染中毒症状、腹部剧痛及左腹为主的广泛肌紧张，腹部压痛及反跳痛。遵医嘱抗感染、抗休克治疗，并做好手术准备。

（3）直肠结肠癌变多见于广泛性结肠炎、幼年起病而病程漫长者。患者表现为腹痛、腹胀、大便性状改变等。遵医嘱用药，必要时做好手术准备。

四、出院指导

（1）自我监测：若出现腹痛、腹泻加重或伴出血征象，应及时就诊。

（2）饮食指导：高热量、高蛋白、少纤维素、易消化饮食。避免进食牛奶、乳制品、限制油腻、生冷、辛辣刺激性食物等。少量多餐，避免暴饮暴食。保持大便通畅。

（3）休息与活动：保证充分休息，避免疲劳及过度活动。

（4）用药指导：遵医嘱用药，不得擅自停药或随意增减剂量。

（5）定期复诊。

第三节　克罗恩病的护理

克罗恩病于 1932 年由 Crohn、金茨堡（Ginzterg）和奥本海默（Oppenheime）最早描述，故得此名，本病又曾被称为"局限性肠炎""节段性肠炎""慢性肠壁全层炎"等。1973 年，世界卫生组织医学科学国际组织委员会将本病定名为 Crohn 病。其特点为病因未明，多见于青年人，表现为肉芽肿性炎症病变，合并纤维化与溃疡。本病可侵及全胃肠道的任何部位，包括口腔、肛门，病变呈节段性或跳跃性分布，并可侵及肠道以外，特别是皮肤。临床表现因病变部位、范围及程度不同而多样化，病程缓慢，易复发。

一、症状体征

Crohn 病的临床表现多种多样，千变万化。多数患者（2/3 以上）起病隐匿，初起症状不明显，可延误诊治；少数患者（不足 1/3）起病急骤，易误诊为急性阑尾炎、肠梗阻等。其病程长短不一，有人发病后经治痊愈，不再复发；有人可达数年或数十年。症状持续存在，经久不愈或复发与缓解交替出现。随炎症病变的进展，最终导致肠管纤维化，肠腔狭窄、梗阻或穿透肠壁形成瘘管或侵入附近脏器、组织。临床常见的症状可概括为以下三类：

（一）消化道症状

患者表现为腹痛、腹泻、腹部肿块、腹胀、恶心、呕吐、血便等。约 80% 以上的患者以腹痛为起始病症，发病较急，一般腹痛位于脐周和右下腹，为间歇性的阵发性疼痛，有时可累及全腹；约 80% 的病例有腹泻，大便隐血试验阳性，常带有恶臭，但少有脓血便。但在急性期，小肠病变广泛或结肠有溃疡性病变时可出现明显的血便，甚至发生消化道大出血和休克。

（二）全身症状

多数患者有较长时间的持续性低热，少数急性期的病例和并发急性穿孔者可出现高热；由于长时期的腹痛、腹泻、肠道功能减退，患者可有营养不良，表现为消瘦、贫血、低蛋白血症等；儿童可有发育迟缓。

（三）消化道外症状

消化道外症状如关节炎、杵状指、结节性红斑、虹膜睫状体炎、泌尿系结石等。这些症状虽不具特异性，但有时某一征象或某些征象表现突出，可为诊断提供线索，并区分不同类型，如：①肠炎型：以腹泻为主，大便次数增多，呈糊状或半流体，可伴脂肪泻、黏液便或血便，较少有脓血便或里急后重感。②阑尾炎型：呈现酷似阑尾炎的征象。③腹膜炎型：伴肠穿孔时出现腹膜炎的症状与体征。④肠梗阻型：病程早期多因肠壁水肿、痉挛等引起；也可因脓肿压迫、炎症性粘连所致，多呈现慢性梗阻，间歇性反复发作；随病程进展，终致肠管纤维化狭窄、梗阻。⑤肠出血型：以血便为主，大出血少见（1%～2%）。⑥假瘤型：以腹部肿块为突出表现。⑦瘘管型：瘘管可在腹内脏肠管间或穿出腹壁（肠管皮肤瘘）或于肛门周围形成，也可发生于泌尿生殖系（膀胱、阴道）。

二、病理病因

本病的病因迄今为止尚未确定。近年来的研究趋向认为本病可能是遗传易感性和多种外源性因素共同相互作用的结果。

（一）遗传易感性

1. 遗传因素

大量资料表明，Crohn 病与遗传因素有关。研究发现，单卵发育的孪生子之间患Crohn 病的一致性比例明显升高，为 67%，而双合子的孪生子，其一致性比率仅为 8%。同时发现 Crohn 病患者与配偶之间表现为不一致性，且与普通人群无差别。以上结果表明本病有家族聚集性。有报道表明，Crohn 病患者多与 HLA–DR4 型血清抗原有关。遗传因素究竟如何影响本病的发生尚不清楚。有人认为遗传基因决定机体的免疫反应，炎症性肠病患者的遗传因素决定其对一些肠腔内的抗原物质具有过强的免疫应答反应。

2. 易感性的改变

目前，多数学者认为，Crohn 病的发生可能与机体对肠道内多种抗原刺激的免疫应答反应异常有关。越来越多的证据表明，Crohn 病患者固有膜的 T 细胞激活增强，包括T 细胞激活的表面标志表达增加，T 细胞活素生成增加，以及细胞毒 T 细胞功能增加。这种 T 细胞激活的增加导致了效应细胞（如中性白细胞）的聚集，并随后合成破坏性物质（如蛋白酶和反应性氧代谢产物），由此造成 Crohn 病肠损伤。T 细胞激活的触发机制尚不清楚，过去曾有人坚信是慢性分枝杆菌感染所致，但无可靠证据。目前认为可能不是单一的，更可能由一些广为存在的触发物质所激活。Crohn 病的根本缺陷导致了 T 细胞永久处于激活状态，这种缺陷是目前探索的课题，它可能是外源的抗原、增加的抗原传递（肠渗透性增加）以及有遗传倾向的黏膜免疫障碍之间复杂的相互作用的结果。

目前研究表明，关于本病曾被认为是一种自身免疫紊乱性疾病的观点是不准确的。实际上，尚无可信的证据表明存在有直接与任何自身抗原（这种抗原可引起 Crohn 病中所观察到的炎症过程）相关的免疫应答。

（二）外源性因素

1. 感染因素

早年因 Crohn 病的病理表现与非钙化的结核病变相似，曾怀疑本病由结核杆菌引起，但用各种方法均未能分离出此病菌。20 世纪 70 年代末 80 年代初，有从 Crohn 病切除的肠段和肠系膜淋巴结中培养出堪萨斯（Kansasii）分枝杆菌或与结核杆菌类似的分枝杆菌的报道。研究发现，这些分枝杆菌接种于小鼠腹腔中，可在其肝、脾中发生肉芽肿并出现抗酸杆菌。再把这些抗酸杆菌给乳羊口服，数月后羊的回肠末端可发生非干酪性肉芽肿。从而认为分枝杆菌可能是 Crohn 病的病因。但有研究者观察到这些分枝杆菌在一些非炎症性肠病或正常人的肠组织中也存在，且曾有报道粪链球菌可引起兔肠壁的局部肉芽肿，所以还不能肯定这些分枝杆菌是本病的确切致病因素。

也曾有人怀疑 Crohn 病的病因是病毒。1970 年，米歇尔（Mitchell）和里斯（Rees）将 Crohn 病患者的肠系膜淋巴结和组织匀浆通过 220 nm 过滤筛后接种于大鼠脚趾，经过6～24 个月后，大鼠脚趾上发生上皮样细胞肉芽肿和巨细胞肉芽肿，用同样方法可使兔回肠出现肉芽肿。免疫抑制药对病变的发生不产生影响，证明可能存在一种可传染的微生物，其大小可能是病毒。但这一实验结果未能得到重复。还有研究认为，Crohn 病与麻疹、流感等病毒感染有关，但迄今为止未能从 Crohn 病患者的肠组织中分离出真正的病毒颗粒，故本病病因还不能确认为病毒。

2. 环境因素

本病在城区居民较农村人群的发病率高，这种差异在乡村保健水平很高的瑞典也存在，这可能与社会、经济地位有关。

一些研究表明，口服避孕药使炎症性肠病的发病危险增加。但另一些研究未能证实。

大量研究证明，吸烟者患 Crohn 病的危险增加，而且吸烟可以增加 Crohn 病复发的可能性。其机制尚不清楚。

一些潜在的环境因素可激发 Crohn 病的发生。食用精制糖的量增加已被确认是一不利因素。正常的产期也可作为一种刺激因素而使一些孕妇于产后发生 Crohn 病。

三、诊断

（一）小肠及回盲部疾病

1. 急性阑尾炎

急性阑尾炎一般腹泻少见，右下腹痛比较严重，压痛及肌紧张更明显。发病急，病程短，有发热，血白细胞增加。但有些病例仍难准确地鉴别。当可疑急性阑尾炎，病情重且持续时，应剖腹探查，以免阑尾坏死或穿孔造成更严重后果。腹部 CT 扫描有助于两者的鉴别。

2. 肠结核

克罗恩病与肠结核不易鉴别，X 线表现也很相似。在其他部位如肺部或生殖系统有结核病灶者，多为肠结核。结肠镜检查及活检有助鉴别，如仍不能鉴别，可试用抗结核治疗。如疗效不显著，常需开腹探查，经病理检查才能诊断。病理检查中，结核病可发现干酪性肉芽肿，而 Crohn 病则为非干酪性肉芽肿。

3. 小肠淋巴瘤

患者有腹泻、腹痛、发热，体重下降，疲劳感更为明显，更易发生肠梗阻。症状多为持续性，恶化较快。腹部肿块与 Crohn 病比边界较清楚，较硬，一般无压痛。可有浅表淋巴结和肺门淋巴结肿大以及肝、脾明显肿大。X 线及小肠镜检查可发现肠腔内肿物及溃疡。小肠活检有助于诊断。

4. 十二指肠壶腹后溃疡

十二指肠 Crohn 病常与消化性溃疡的症状和 X 线表现相似，但 Crohn 病的疼痛不如十二指肠溃疡有规律。纤维内镜检查及活检有助于诊断。制酸剂治疗对消化性溃疡有效，而对 Crohn 病则无效。

5. 非肉芽肿性溃疡性空肠回肠炎

腹痛和腹泻是此病的突出表现。体重下降，吸收不良和低蛋白血症更为明显。小肠活检病变为弥漫性，绒毛变平和增厚，基底膜炎症浸润，黏膜溃疡。

（二）结肠疾病

1. 缺血性结肠炎

缺血性结肠炎为血管供血障碍所致，多见于老年人。起病较急骤，多先有腹痛，继之腹泻便血。病程为急性过程。结肠镜及钡灌肠造影有助于诊断。

2.结肠直肠结核

结肠直肠结核较回盲部少见。其特点见回肠、小肠结核。

3.阿米巴肠炎

寻找阿米巴原虫有助于诊断,但慢性阿米巴肠炎难以找到阿米巴原虫。据报道,血凝试验是诊断阿米巴肠炎的有用方法。

4.结肠淋巴瘤

通过结肠镜及其活检一般可明确诊断。

5.放射性结肠炎

病变部位与放射部位相一致,病变程度与放射量有关。

四、检查方法

（一）实验室检查

不同程度的贫血可见于70%的病例。活动性病变时,末梢血白细胞可增高。约半数病例血沉增快,大便潜血阳性,血清免疫球蛋白增高,清蛋白降低。

（二）其他辅助检查

1.X线检查

口服钡剂小肠造影可显示小肠壁深部慢性炎症表现,如狭窄、瘘管、深的纵行溃疡以及跳跃式或节段性分布,有时可见钡剂进入窦道与邻接的肠袢相通或进入瘘管深入腹腔。用小肠气钡双重造影,可以显出早期病变的浅小黏膜溃疡。钡灌肠造影,尤其是气钡双重造影对诊断最有价值。应设法使钡剂通过回盲瓣进入小肠末端,从而发现肠壁的纵行溃疡、裂隙状溃疡。溃疡之间为正常黏膜,但由于正常黏膜的黏膜下层炎症、水肿及纤维化,使正常黏膜隆起,在X线下形成卵石征。回肠末端与盲肠内侧可发现小瘘管。后期由于肠腔狭窄,X线下失去正常形态,肠管呈管状。狭窄区长短不一,1~2 cm至10余厘米不等,单发或多发,呈节段性分布。

Crohn病需与回盲部结核相鉴别。肠结核常伴有回盲瓣病变,因结核病变使回盲瓣变形、开放,造影剂自由通过,而Crohn病使回盲部形成狭窄,可助鉴别。

2.内镜检查

上消化道内镜可观察到食管、胃和十二指肠的病变,表现为多发性的口疮样溃疡或纵行的溃疡。后期黏膜呈颗粒状,胃窦和十二指肠形成狭窄,可结合活检进行诊断。但有时远侧有病变,上消化道也可伴有一般的口疮样溃疡,而不是Crohn病改变,需靠活检来鉴别。儿童较成人Crohn病变在上消化道更为多见。

结肠镜对结肠和末端回肠的Crohn病变有重要的诊断价值,内镜可看到黏膜的病变并可确定病变的范围,可取活组织进行检查,但瘘管则易被遗漏。镜下可见散在的、大小不一的口疮样溃疡,周围发红。溃疡之间黏膜正常。随着病变的进展,口疮样溃疡融合为纵行溃疡。溃疡之间由于黏膜下层炎症、水肿及纤维组织增生可呈现铺路卵石样改变,也可形成炎性息肉。肠腔狭窄较常见。病变呈节段性分布,病变肠段之间的黏膜正常。活检病理如能发现肉芽肿,中心无干酪坏死,则对诊断极有帮助。但活检中能找到肉芽肿者不到50%,有人报道只有10%。

3.X 线、计算机体层摄影（CT）及 B 型超声检查

这些检查有辅助诊断作用，能显示肠系膜炎症或脓肿形成。CT 优于 B 型超声。

4. 磁共振成像（MRI）

MRI 能显示组织不同层次的平面图和准确的解剖位置。据报道，MRI 可显示上、下肛提肌间隔，能将肛周瘘管轮廓显示清楚。临床使用价值尚待观察。

五、发病机制

（一）病变的分布

本病从口至肛门的全胃肠道的任何部位均可受累，病变呈跳跃式或节段性分布。小肠和结肠同时受累最为常见，占 40%～60%；限于小肠，主要是末端回肠发病的占 30%～40%；单独发生在肛门或直肠的病变少见，约占 3%，多与小肠和结肠病变合并存在；结肠单独发病者较少，占 5%～20%。胃或十二指肠、食管、口部病变占 10% 以下。

（二）大体病理

早期病变呈口疮样小溃疡，大小不等。最小者如针尖，伴有出血；较大者边界清楚浅表，底为白色。手术切除时如遗漏小的病变，可从该处复发。典型溃疡呈纵行或匐行性，不连续，大小不等。

鹅卵石样改变约在 1/4 病例中存在。

肠壁增厚、肠腔狭窄较多见。手术病例中 95% 左右存在狭窄。

有些 Crohn 病可见多发炎症性息肉。

（三）显微镜所见

显微镜下病变见于肠黏膜层、黏膜下层和浆膜层，主要是黏膜下层。常见淋巴细胞聚集，可有生发中心。淋巴细胞聚集的部位与血管和扩张的淋巴管有密切关系。浆膜层的淋巴细胞聚集可形成玫瑰花环样，也可见到浆细胞、多核细胞和嗜酸性粒细胞。黏膜层可见到陷窝脓肿。非干酪性肉芽肿为本病的重要特征之一，由上皮样细胞和巨细胞组成，中心无干酪性坏死，并不常见，仅见于 50% 左右的病例。需要注意的是肉芽肿也可在耶尔森菌属感染或衣原体感染时发现，有经验的病理学家可通过组织切片加以鉴别。5% 病例中可见玻璃样变和甲介状的包涵体，与结节病和结核病所见相同。肉芽肿常常很不典型，有由淋巴细胞形成的明显边界，可见于肠壁的全层，但以黏膜下层和浆膜层最易出现。除肠壁外，局部淋巴结中也可发现肉芽肿。

肠壁的裂隙溃疡深达固有肌层。跨壁性的穿透是形成内瘘管和皮肤瘘管以及脓肿的基础。肉眼下裂隙呈线状，可有分支，周围为水肿和岛状黏膜。横断面上，裂隙分支表现为壁内脓肿。

由于水肿和淋巴管扩张及胶原纤维数量增加，黏膜下层增宽，肠壁增厚。

六、治疗

迄今为止，对本病仍无根治方法。其处理应以非手术治疗为主，在发生某些并发症时需采用外科治疗，这种处理原则可使多数患者获得临床症状缓解或有较好的生活质量。但本病复发率高，甚至是终生的，即使是手术切除病变肠段者也难幸免。患者遭遇疾病缠绵，承受明显的压力和负担。因此，心理治疗绝不可忽视，并应予以强调。

一般治疗包括减少对消化道的刺激，营养支持治疗，药物治疗和对症处理。

于急性活动期适当用药，可有控制炎症缓解症状，改善全身状况；在采用外科治疗时，可为手术创造条件。

（1）抗菌药物：水杨酰偶氮磺胺吡啶即柳氮磺吡啶（SASP）。主要用于轻、中型小肠或结肠病变活动期。剂量可以 1~2 g/d 开始口服，每天或隔天增加 1 g，逐渐增量至 4~6 g/d。通常在用药 3~4 周后，症状可改善缓解，则减量至 2~3 g/d 维持治疗，疗程可达 1 年。维持期症状复发可将剂量增加为 3~4 g/d。用药期间应注意不良反应（发生率为 10%~45%），可出现恶心、呕吐、头痛、支气管痉挛、皮疹、肝肾功能损伤、白细胞减少、溶血性贫血、周围神经病等。近年来，已有多种新型口服水杨酸类药物应用，如美沙拉秦（5- 氨基水杨酸，5-ASA）等。常用药物有：美沙拉秦（1.5 g/d）、Asacol（1.6 g/d）、Salofalk（1.5 g/d）以及奥沙拉秦（偶氮二水杨酸）等。这类药物的疗效与 SASP 相似，多用于不耐受 SASP 或对其过敏者。也有报道用甲硝唑效果或更好些，尤其是合并肛周瘘管者。剂量为 0.8~2 g/d，可维持 3~4 个月。如腹痛、发热明显，可加用泼尼松等治疗。合并腹膜炎或腹腔感染者，应合理选用三代头孢类、氨基糖苷类、喹诺酮类等抗生素药物。结肠 Crohn 病，如腹泻严重者可加用止泻药如可卡因、抗胆碱能药、苯酰化物、盐酸洛哌丁或消胆胺。但需注意结肠极度扩张或中毒性巨结肠的可能性。

（2）皮质类固醇类药：主要用于 SASP、5-ASA 疗效不佳和重症急性发作期或暴发型者。但有需外科治疗的并发症者，应用需慎重。常用药物有泼尼松（Prednisone）45~60 mg/d 口服，病情控制后逐渐减量至 10~15 mg/d，维持 2~3 个月或半年并需配用柳氮磺吡啶（SASP）类药物。其他：泼尼松龙 20~40 mg/d 或甲基泼尼松龙 40~60 mg/d 等；病情较重者也可用氢化可的松 200~300 mg/d，或促肾上腺皮质激素 25~50 U/d 静滴，疗程一般为 7~14 天，病情控制（发热消退、食欲改进、腹泻减少）后改用口服制剂。

（3）免疫抑制剂：这类药物不良反应多且较为严重，如骨髓抑制、白细胞血小板减少等，因此只适用于 SASP、甲硝唑、皮质类固醇类药物等治疗无效的慢性活动性病变者。

七、护理

（一）评估要点

（1）健康史及相关因素：①有无免疫因素。②有无精神神经因素。③有无感染史。④有无家族史等。

（2）症状、体征：①腹痛：为最常见症状，多位于右下腹或脐周，间歇性发作，常为痉挛性的阵痛伴腹鸣。常于进餐后加重，排便或肛门排气后缓解。②腹泻：先是间歇发作，病程后期可转为持续性，粪便多为糊状，一般无脓血和黏液。③瘘管形成：是克罗恩病的特征性临床表现，分为内瘘和外瘘，前者可通向其他肠段、肠系膜、膀胱、导尿管、阴道、腹膜后等处，后者通向腹壁或肛周皮肤。④腹部包块：见于 10%~20% 的患者，多位于右下腹与脐周。⑤全身表现：间歇性低热，体重下降、贫血、低蛋白血症等营养障碍的临床表现。

（3）并发症：肠梗阻、腹腔内脓肿等。

（4）辅助检查：了解血常规、血生化全套、肠道钡餐造影、内镜检查和黏膜活检、胶囊肠镜检查等的阳性结果。

（5）心理、社会支持状况。

（二）护理措施

1. 饮食管理

高热量、高蛋白、少纤维素、低渣、易消化软食，避免进食生冷、坚硬、油腻、刺激性、产气、富含纤维素食物，忌食半乳和乳制品，定时定量进餐，细嚼慢咽。戒烟酒。病情严重者应禁食并行胃肠外营养。

2. 用药护理

遵医嘱用药，观察药物的疗效及不良反应，如使用糖皮质激素时，需观察睡眠、血糖、血压情况，以及有无应激性溃疡、水电解质酸碱平衡失调等；使用 SASP 时，需观察有无恶心、呕吐、皮疹、白细胞减少、关节痛等。使用解痉、止泻药时，需观察大便及肠鸣音等变化。

（三）并发症护理

1. 肠梗阻

肠梗阻患者表现为恶心、呕吐、腹痛、腹胀、排便排气停止等，应遵医嘱予禁食、胃肠减压、抗感染等，必要时手术治疗。

2. 腹腔内脓肿

腹腔内脓肿患者表现为发热、腹痛等，局部可触及包块。一旦发生，应协助医生行脓肿穿刺引流术，遵医嘱予抗感染治疗等。

八、出院指导

（1）自我监测：若出现腹痛、腹泻、腹部包块、便血等，应及时就诊。

（2）饮食指导：应进食高热量、高蛋白、少纤维素、低渣、易消化软食，避免进食生冷、坚硬、油腻、刺激性、产气、富含纤维素食物，忌食半乳和乳制品；定时定量进餐，细嚼慢咽；戒烟酒。

（3）休息与活动：生活规律，劳逸结合，避免劳累。

（4）用药指导：遵医嘱服药，不可擅自停药或随意增减剂量。

（5）定期复诊。

第八章 颈部外科疾病的护理

第一节 单纯性甲状腺肿的护理

甲状腺分左、右两叶,覆盖并附着于甲状软骨下方的器官两侧,中间以峡部相连,由内、外两层被膜包裹,手术时分离甲状腺即在此两层被膜之间进行。在甲状腺背面、两层被膜的间隙内,一般附有4个甲状旁腺。成人甲状腺重约30 g,正常者进行颈部检查时,既不能清楚地看到,也不易摸到甲状腺。由于甲状腺借外层被膜固定于气管和环状软骨上,还借两叶上极内侧的悬韧带悬吊于环状软骨,所以做吞咽动作时,甲状腺随之上下移动,临床上常以此鉴别颈部肿块是否与甲状腺有关。

甲状腺的血液供应非常丰富,主要来自两侧的甲状腺上、下动脉。甲状腺有三条主要静脉,即甲状腺上、中、下静脉。甲状腺的淋巴液汇入颈深淋巴结。甲状腺的神经支配来自迷走神经,其中,喉返神经穿行于甲状腺下动脉的分支之间,支配声带运动,喉上神经的内支(感觉支)分布于喉黏膜,外支(运动支)支配环甲肌,与甲状腺上动脉贴近走行,使声带紧张。

甲状腺有合成、贮存和分泌甲状腺素的功能。甲状腺素的主要作用是:①加快全身细胞利用氧的效能,加速蛋白质、糖类和脂肪的分解,全面提高人体的代谢,增加热量的产生。②促进人体的生长发育,在出生后影响脑与长骨的生长、发育。

一、概述

单纯甲状腺肿发病率5%,甚至更高,女性好发,缺碘是主要原因。由于离海远的山区饮水和食物中含碘量低,发病者较多,故常称为地方性甲状腺肿。在缺乏碘而仍需甲状腺功能维持身体需要的前提下,垂体前叶促甲状腺激素的产生就增加,导致甲状腺代偿性肿大。病变早期为弥漫性肿大,随着增生和再生反复出现,会出现结节;晚期部分腺泡坏死、出血、囊性变、纤维化、钙化等,可出现质地不等、大小不一的结节,称为结节性甲状腺肿。

除甲状腺素的合成原料碘缺乏外,当机体对甲状腺激素的需要量较正常增高,或其他原因导致甲状腺素合成和分泌障碍时,也会引起甲状腺肿大。前者常见于青春期、妊娠期、绝经期、创伤或感染患者;后者原因众多,可能是大脑皮质、下丘脑、垂体前叶、甲状腺系统任意环节的失调。两者与地方性甲状腺肿的主要不同是,后者往往腺体肿大突出,并多发生在地方性甲状腺肿的流行区。

二、护理评估

(一)健康史

评估时应询问患者的年龄、月经生育史、创伤感染情况和居住史,如是否居住于远离海的山区,以及饮食习惯,是否不吃海带、紫菜等海产品,或者有海产品过敏或禁忌。

据报道，卷心菜、花生、菠菜、大豆、豌豆、萝卜等食物可抑制甲状腺素的合成，经常大量进食，亦能导致甲状腺肿大。

（二）临床表现

本病以局部表现为主，颈部增粗，颈前肿块。一般无全身症状，基础代谢率正常。甲状腺可有不同程度的肿大，早期两侧呈弥漫性肿大，表面光滑，质地软，可随吞咽上下移动；随后可触及单个或多个结节，增长缓慢。较大腺体压迫周围器官或组织出现压迫症状，可表现为呼吸困难、气管软化、声音嘶哑或吞咽困难。胸骨后甲状腺肿易压迫气管和食管。

（三）辅助检查

（1）甲状腺摄 ^{131}I 率测定：缺碘性甲状腺肿可出现摄碘量增高，但摄碘高峰一般正常。

（2）B 超检查：有助于发现甲状腺内囊性、实质性或混合性多发结节的存在。

（3）颈部 X 线检查：可发现不规则的胸骨后甲状腺肿及钙化的结节，还能确定有无气管受压、移位及狭窄的程度。

（4）细针穿刺细胞学检查：病变性质可疑时，可行细针穿刺细胞学检查以确诊。

三、护理问题

（1）焦虑与疾病、担心手术预后等因素有关。

（2）知识缺乏：缺乏进食加碘食盐或含碘丰富的食品的有关知识。

（3）疼痛与手术引起的组织损伤有关。

四、护理目标

（1）患者紧张情绪缓解或减轻，积极配合手术。

（2）患者能够叙述相关知识。

（3）患者疼痛减轻或消失。

五、护理措施

（一）一般护理

（1）皮肤的准备：男性患者刮胡须，女性发髻低者需要理发。

（2）胃肠道的准备：术前禁食 8～12 小时，禁水 4～6 小时。

（3）体位训练：术前指导患者进行头颈过伸位的训练。

（二）心理护理

针对患者术前紧张和担心手术预后进行心理护理。

（1）讲解手术的必要性。

（2）讲解此手术为外科中等手术，手术医师经验丰富。

（3）讲解手术及麻醉方式。

（4）讲解过于紧张会影响手术的进行及麻醉效果。

（5）请手术已经康复的患者与之交流经验体会。

（6）调动社会支持体系，给予患者协助和鼓励。

（三）术后护理

术后护理主要针对术后并发症。

1. 出血

出血多在术后 48 小时内出现，表现为颈部迅速肿大、呼吸困难、烦躁不安，甚至窒息；伤口渗血或出血。护理如下：

（1）预防术后出血：适当加压包扎伤口敷料。予半坐卧位，减轻术后颈部切口张力。避免大声说话、剧烈咳嗽，以免伤口裂开、出血。术后 6 小时内进食温凉流质、半流质饮食，避免进过热饮食，减少伤口部位充血。

（2）观察伤口渗血情况及颈后有无渗血；观察患者呼吸情况，有无呼吸困难；观察患者颈部情况，有无颈部肿大。床旁备气管切开包，如发生出血，应立即剪开缝线，消除积血，必要时送手术室止血。

2. 呼吸困难和窒息

患者表现为颈部压迫感、紧缩感或梗阻感，还可表现为进行性呼吸困难、呼吸费力、烦躁、发绀及气管内痰鸣音。护理如下：

（1）术后 24～48 小时严密观察病情变化：每 2 小时测量血压、脉搏、呼吸 1 次，观察伤口敷料及引流管引流液的情况，尤应注意颈部敷料有无渗血。

（2）预防术后出血：适当加压包扎伤口敷料。予半坐卧位，减轻术后颈部切口张力。避免大声说话、剧烈咳嗽，以免伤口裂开出血。术后 6 小时内进食温凉流质、半流质饮食，避免进过热饮食，减少伤口部位充血。

（3）保持呼吸道通畅：指导患者有效咳嗽、排痰的方法并示范，即先深吸一口气，然后用手按压伤口处，快速用力将痰咳出，但应避免剧烈咳嗽，以免伤口裂开。痰液黏稠不易排出时，给予雾化吸入，每天 2～3 次，并协助患者翻身叩背，促进痰液排出。

（4）及时处理：发现患者有颈部紧缩感和压迫感、呼吸困难、烦躁不安、心动加速、发绀时，应立即检查伤口。如果是出血引起，立即就地松开敷料，剪开缝线，敞开切口，迅速除去血肿；如血肿清除后患者呼吸仍无改善，则应立即施行气管切开，并予吸氧，待患者情况好转后，再送手术室进行进一步检查止血和其他处理。

（5）术前常规在床旁准备气管切开包和抢救药品。

（6）手术后如近期出现呼吸困难，宜先试行插管，插管失败后再做气管切开。

3. 喉返神经损伤

喉返神经损伤可分暂时性（约 2/3 以上的患者是暂时性损伤）和持久性损伤两种，评估患者有无声音嘶哑、失声。如果症状出现，注意给予安慰和解释，减轻其恐惧和焦虑，使其积极配合治疗。同时，应用促进神经功能恢复的药物，结合理疗、针灸，促进声带功能的恢复（暂时性损伤可在术后几周内恢复功能）。注意声带的休息，避免不必要的谈话。在后期要多与患者交流，并要求患者尽量用简短的语言回答或点头，亦可使用写字板；应鼓励患者自己说出来，提高其自信心，促进声带功能的恢复。

4. 喉上神经损伤

喉上神经外支损伤可引起环甲肌瘫痪，使声带松弛，患者发音发生变化，常感到发音弱、音调低、无力、缺乏共振，最大音量降低。喉上神经内支损伤可使咽喉黏膜的感觉丧失，易引起误咽，尤其是喝水时出现呛咳。要指导患者取坐位进食，或进半固体饮食。一般理疗后可恢复。

5.甲状旁腺功能减退

甲状旁腺功能减退患者可出现低血钙，表现为面部、口唇周围、手、足针刺感及麻木感或强直感，还可表现为畏光、复视、焦虑、烦躁不安。重者可有面肌和手足阵发性痛性痉挛，甚至喉、膈肌痉挛，出现呼吸困难和窒息。血清钙低于正常。但只要有一枚良好的甲状旁腺保留下来，就可维持甲状旁腺的正常功能，故临床上出现严重的手足抽搐者并不多见。其发生率与甲状腺手术范围及以往手术次数直接相关。如果出现症状，护理上需注意以下事项：

（1）限制含磷较高的食物：如牛奶、瘦肉、蛋类、鱼类。

（2）症状轻者，可口服葡萄糖酸钙2~4 g，每日3次，2~3周后损伤的甲状旁腺代偿性增生，症状消失。症状较重者或长期不能恢复者加服维生素D，每日5万~10万U，促进钙在肠道中的吸收。口服二氢速固醇（AT10）油剂，有提高血清钙含量的特殊作用，从而降低神经肌肉的应激性，效果最好。

（3）抽搐发作：注意患者安全，医护人员不要用手强力按压患者制止抽搐发作，避免受伤。

六、健康教育

（一）在甲状腺肿流行地区推广加碘食盐

告知居民勿因价格低廉而购买和食用不加碘食盐。日常烹调使用加碘食盐，每10~20千克食盐中均匀加入碘化钾或碘化钠1 g即可满足人体每日的需碘量。

（二）告知患者碘是甲状腺素合成的必需成分

食用高碘食品有助于增加体内甲状腺素的合成，改善甲状腺肿大症状。鼓励进食海带、紫菜等含碘丰富海产品。

第二节　甲状腺功能亢进的护理

一、概述

甲状腺功能亢进（简称甲亢）是指由各种原因所致正常甲状腺素分泌的反馈机制丧失，引起循环中甲状腺素异常增多，出现以全身代谢亢进为主要特征的疾病总称。按引起甲亢的原因可分为三类：①原发性甲亢：最常见，占甲亢的85%~90%，是指甲状腺肿大的同时，出现功能亢进状态。患者年龄多在20~40岁，男女之比为1:（4~7）。腺体肿大呈弥漫性，两侧对称，常伴有眼球突出，故又称"突眼性甲状腺肿"。病因尚未完全明确，目前普遍认为是一种与遗传有关的自身免疫性疾病，精神刺激、病毒感染、过度劳累及严重应激等因素对发病可能也有影响。②继发性甲亢：较少见，患者年龄多在40岁以上，常继发于地方性或散发性甲状腺肿，无突眼。其发病与结节本身自主性分泌紊乱有关。③高功能腺瘤：少见，即具有自主分泌甲状腺激素的甲状腺腺瘤，无突眼。其发病与肿瘤本身自主性分泌紊乱有关。放射性碘扫描显示结节的聚碘量增加，呈现"热结节"。

二、护理评估

（一）健康史

询问患者家族中有无甲亢的发病史，有无其他自身免疫性疾病史，发病前有无精神刺激、感染、创伤或其他强烈应激等情况发生。对怀疑继发性甲亢或高功能腺瘤者，应了解有无结节性甲状腺肿及甲状腺腺瘤等病史，有无相关用药史和手术史。

（二）身体状况

1. 甲亢全身表现

①高代谢综合征：基础代谢率高、怕热、多汗、皮肤温暖而湿润；②神经系统症状：神经过敏、易激动、烦躁多虑、多言多动、注意力分散、双手平伸时手指细颤；③心血管系统症状：心律失常、脉压增大、心动过速且在休息和睡眠时心率仍然加快等；④消化系统症状：食欲亢进、消瘦和腹泻等；⑤其他：肌无力、肌萎缩，甚至甲亢性肌病等；女性患者月经减少，闭经不孕；男性患者阳痿、乳房发育、生育能力下降等。

2. 甲状腺局部表现

原发性甲亢患者甲状腺肿大往往并不显著，两侧呈对称性肿大；继发性甲亢患者的甲状腺肿大明显。常为不对称性、结节性肿大；高功能腺瘤患者常为局部结节性肿大，结节周围的甲状腺组织萎缩改变。甲亢患者肿大的甲状腺可随吞咽动作上下移动，表面光滑、无压痛。甲亢严重者腺体可触及震颤，闻及连续性收缩期增强的血管杂音。甲状腺肿大明显者可见邻近器官压迫症状：气管受压可致呼吸困难；食管受压可见吞咽困难；喉返神经受压可出现声音嘶哑；颈交感神经节受压可致霍纳（Horner）综合征，表现为受压同侧面部无汗、眼球内陷、上睑下垂及瞳孔偏小等。

（三）心理–社会状况

患者常处于精神紧张、敏感多疑、急躁易怒状态，易与他人发生争执，家庭内外人际关系紧张，在诊疗活动中可出现不协调或不依从行为，事后难免自责、神情沮丧。患者也可因甲状腺肿大、突眼等外形改变，造成社交心理障碍。

（四）辅助检查

1. 基础代谢率测定

基础代谢率可用基础代谢率测定器测定，较可靠，但临床上常简便地选择清晨患者起床前（安静、空腹时）测定脉率和血压，按公式"基础代谢率＝脉率＋脉压－111"计算。后者虽简便，但不适用于心律失常的患者。基础代谢率正常位为 –10%～＋10%，＋20%～＋30% 为轻度甲亢，＋30%～＋60% 为中度甲亢，＋60% 以上为重度甲亢。影响基础代谢测定结果的因素较多，因此近年来不少医院已停止此项测定。

2. 甲状腺摄 ^{131}I 率测定

正常甲状腺 24 小时内摄的 ^{131}I 量为人体总量的 30%～40%，若摄 ^{131}I 率增高，在 2 小时内超过总量的 25%，或 24 小时内超过总量的 50%，且摄 ^{131}I 率较早出现，可提示有甲亢。

3. 血清甲状腺激素水平测定

甲亢患者血清三碘甲状腺原氨酸（T_3）、甲状腺素（T_4）的升高可以不同步，两者均测定对不同患者有意义。血清游离甲状腺素（FT_4）及游离三碘甲状腺原氨酸（FT_3）均可增高。FT_4 能直接反映甲状腺功能，而且不受血中 T_3 变化的影响，对甲亢诊断较 T_3 和

T_4更为准确。

（五）治疗要点

甲亢的主要治疗方法有三种，应根据不同情况选用。

1. 抗甲状腺药物治疗

抗甲状腺药物通过抑制甲状腺激素的合成而发挥治疗作用。

2. 放射性^{131}I治疗

^{131}I利用亢进的甲状腺组织高度摄碘能力及^{131}I所释放的射线对甲状腺组织的毁损效应，减少甲状腺激素的分泌。

3. 手术治疗

甲状腺大部切除术是目前治疗甲亢最常用而有效的方法，长期治愈率达95%以上，主要缺点是有一定的手术并发症，患者术后甲亢有复发可能，偶尔也可致甲状腺功能减退。甲状腺大部切除术常见术后并发症如下：

（1）呼吸困难和窒息：是术后最危急的并发症。多发生在术后48小时内。临床表现为进行性呼吸困难、烦躁、发绀，甚至窒息，可有颈部肿胀、切口渗出鲜血等。常见原因：①切口内出血形成血肿压迫气管，主要系手术时止血不完善、血管结扎线滑落或凝血功能障碍所致。②喉头水肿，可因手术创伤或气管插管所致。③气管塌陷，为气管壁长期受肿大甲状腺压迫而发生软化，在切除甲状腺大部分腺体后，软化气管壁失去支撑所致。④双侧喉返神经损伤。

（2）甲状腺危象：是甲亢手术治疗后危及生命的并发症之一，多数发生于术后12~36小时内。主要表现为发热、脉快而弱（120次/分钟）、烦躁不安、谵妄，甚至昏迷，常伴有呕吐和水样便腹泻。常危及患者生命，应及时予以抢救治疗。其发生与术前准备不充分、甲亢症状未控制、肾上腺皮质功能减退及手术应激等有关。

（3）喉返神经损伤：发生率为0.5%。主要是手术操作直接损伤引起，如切断、缝扎或牵拉过度等；少数由血肿压迫或瘢痕组织牵拉而引起。损伤的后果与损伤的性质（永久性或短暂性）和范围（单侧或双侧）有关。一侧喉返神经损伤会引起声嘶；双侧喉返神经损伤会发生双侧声带麻痹，引起失声或呼吸困难，甚至窒息。

（4）喉上神经损伤：因切断或集束结扎所致。若损伤喉上神经外支运动支，会使环甲肌麻痹，引起声带松弛，患者音调降低；损伤喉上神经内支感觉支，患者喉部黏膜感觉障碍，进流质时，易误吸而诱发反射性呛咳。

（5）手足抽搐：手术时误伤甲状旁腺或致其血液供应受损，导致具有升高和维持血钙水平的甲状旁腺素不能正常分泌，血钙浓度下降。多数患者症状轻而短暂，常在术后1~2日出现面部或手足的强直感或麻木感；少数严重者每日多次面肌和手足疼痛性痉挛，甚至喉痉挛而窒息。

4. 妊娠妇女伴甲亢的治疗

甲亢对妊娠可造成不良影响，如引起流产、早产、胎儿宫内死亡、妊娠中毒症等；反之，妊娠也可以加重甲亢。因此，在妊娠早、中期，仍应考虑手术治疗，并可不终止妊娠；到晚期，甲亢与妊娠间的相互影响已不大，则可待分娩后再行手术治疗。

三、护理诊断

（一）焦虑

焦虑与颈部肿块性质不明、环境改变、担心手术及预后等有关。

（二）营养失调，低于机体需要量

营养失调，低于机体需要量与机体高代谢状态下营养摄入相对不足有关。

（三）潜在并发症

潜在并发症包括呼吸困难和窒息、甲状腺危象、喉返神经损伤、喉上神经损伤、手足抽搐等。

四、护理目标

患者情绪稳定，焦虑减轻；营养状况得到改善，形象恢复正常，手术后生命体征平稳，未发生并发症或发生时得到及时救护；能正确认识自我，改善形象，主动参与人际交往。

五、护理措施

（一）手术前护理

1. 一般护理

保持环境安静、通风、室温凉爽；鼓励患者术前进食高热量、高蛋白和富含维生素的食物。每日需供给 5～6 餐；忌食海带、紫菜、海产品等含碘丰富的食物，忌用碘盐。鼓励肾功能正常者多饮水，2000～3000 mL/d，以补充出汗、呼吸加快等额外丢失的水分，忌饮咖啡、浓茶等刺激性饮料，以免加重中枢神经兴奋。在病情还没有控制之前，不要参加剧烈的体育锻炼和重体力活动，患者怕热多汗，应随时更换汗湿的衣服及床单。

2. 治疗

护士应遵医嘱正确指导甲亢患者做好术前药物准备以降低手术风险。通常按医嘱单用碘剂进行术前准备，对于甲亢严重者，可遵医嘱先选用抗甲状腺药物治疗，待甲亢症状基本控制后，改服碘剂。抗甲状腺药物会使甲状腺肿大、充血及粘连，增加手术的难度和危险。因此，不能单独用于术前准备。

（1）碘剂的作用：抑制蛋白水解酶，从而使得甲状腺激素（T_3、T_4）不能从储存状态的甲状腺球蛋白上分解释放出来，达到控制基础代谢率的作用；同时，碘剂能减少甲状腺血流量，使腺体变小、变硬，有利于手术。

（2）碘剂使用方法：常用碘剂为复方碘化钾溶液（又称卢戈液），用法是从每次 3 滴开始，每日 3 次，逐日每次增加 1 滴至每次 16 滴时维持至手术日。碘剂使用的理想效果一般在使用后 2～3 周，逾期不手术者，其碘剂抑制甲状腺激素释放的能力下降，因此术前准备要有预见性，如避开月经期。碘剂具有刺激性，可在饭后经凉开水稀释服用，或把碘剂滴在饼干、面包片上吞服，以减少对口腔和胃黏膜的刺激。

（3）准备有效指标：患者情绪稳定，睡眠良好，体重增加，脉率稳定在 90 次/分以下，基础代谢率在 + 20% 以下，腺体缩小变硬，此时表明准备就绪，应及时手术。

（4）特殊情况：不能耐受碘剂或合用抗甲状腺药物，或者使用二者后仍然心动过速者，在排除哮喘病史及心动过缓的前提下，可单用普萘洛尔，或与碘剂合用做术前准备。每 6 小时口服 1 次，每次 20～40 mg，连用 4～7 日脉率降至正常水平时，便可施行手术；因其半衰期小于 8 小时，术前 1～2 小时再口服 1 次。术后应继续口服 4～7 日。

3. 心理护理

向患者介绍手术的意义及手术前后配合事项，引导患者说出潜在的焦虑，指导患者认识情绪与疾病的关系，化解引发焦虑的因素。对于精神过度紧张、失眠患者，可遵医嘱给予镇静催眠药。

（二）手术后护理

1. 一般护理

①体位：患者回病室后取平卧位，血压平稳后取半卧位，以利于呼吸和伤口引流。②引流：保持引流通畅，注意引流液的颜色及性质，引流管或引流橡皮片根据引流液的量酌情拔除，一般于术后 24～48 小时拔除。③保持呼吸道通畅：给予低流量吸氧，床边常规备气管切开包、吸痰设备、吸引设备及急救药品，指导和鼓励患者深呼吸、有效咳嗽，必要时行超声雾化吸入，帮助其及时排出痰液，以免痰液阻塞气管。④饮食与营养：术后 6 小时若患者清醒、无呕吐，可给予少量温水或凉水；若无误咽、呛咳等不适，可进冷流质饮食，避免过热饮食刺激腺体充血、出血，少食慢咽；术后第 2 日开始给予半流质饮食并逐步过渡到软食。

2. 病情观察

密切注意患者生命体征、发音情况、进食时有无呛咳及切口敷料和引流等情况；加强巡视观察，一旦发现并发症，立即通知医师，并配合急救。

3. 治疗配合

（1）呼吸困难和窒息：一旦发现呼吸困难，立即判明原因，采取果断措施，保持呼吸道通畅。切口内血肿压迫所致呼吸困难者，颈部肿胀，引流口大量鲜血渗出，应在床旁拆除缝线，敞开伤口，去除血肿，再急送手术室彻底止血，必要时做床旁气管切开。

（2）甲状腺危象：①安静休息：绝对卧床休息，要求病房安静、室温稍低，避免一切不良刺激；烦躁不安者，遵医嘱给予镇静。②吸氧：持续低流量氧气吸入。③抑制甲状腺素的释放：遵医嘱口服复方碘化钾溶液 3～5 mL，紧急时可用 10% 碘化钠加入 10% 葡萄糖液 500 mL 中静脉滴注。④降低周围组织对儿茶酚胺的反应：遵医嘱应用 β 受体阻滞剂，如普萘洛尔 20～80 mg 口服，每 4～6 小时 1 次；危急病例可用普萘洛尔 5 mg，加入 5% 葡萄糖液 100 mL 静脉滴注。⑤调节应激反应：氢化可的松 300 mg/d，分次静脉滴注。⑥其他：协助控制原发诱因；发热者以物理降温为主，必要时遵医嘱进行人工冬眠降温；遵医嘱补液与营养，维护患者代谢平衡。病情一般 36～72 小时好转，1 周左右恢复。

（3）喉返和喉上神经损伤：术后鼓励患者发音，注意有无嘶哑、音调降低或失声，了解有无喉返神经损伤，观察有无呛咳等现象的发生，评估喉上神经功能是否正常。一侧喉返神经损伤经理疗、口服神经营养药，可由健侧代偿，在 3～6 个月内好转。喉上神经损伤者应取坐位或半坐位进食，试给半流质或干食，吞咽不可过快，尤其在饮水时避免误咽，一般经理疗后自行恢复。双侧喉返神经损伤后，如出现严重呼吸困难，应立即配合气管切开，并做好相应的护理。

（4）手足抽搐：应限制摄入含磷较高的瘦肉、蛋黄、乳品等，减少钙的排出。多吃绿叶蔬菜、豆制品和海味等高钙低磷食物。轻者可口服钙剂，并同时服维生素 D_2 或维生素 D_3；症状较重者，可静脉给予葡萄糖酸钙，以提高血钙，但应每日测血钙 1 次，随时调整用药剂量，以防止高血钙及并发泌尿系结石。手足抽搐时，立即静脉缓慢推注 10 mL 葡萄糖酸钙，可重复使用。

（5）术后用药：遵医嘱继续服用复方碘化钾溶液，每日 3 次，每次 15 滴，逐日每次减少 1 滴，至每次 3 滴停止。

4. 心理护理

术后与患者进行耐心细致的沟通和交流，了解患者的心理状态，给予适当的解释和安慰；关心患者术后的康复过程，采取措施缓解术后不适及并发症，引导患者调整心态，积极配合治疗和护理。

5. 健康指导

（1）指导患者合理地安排工作和休息，避免过度紧张和劳累，保持情绪稳定。合理营养与膳食，保证营养素摄入，促进康复。

（2）指导突眼的患者注意保护眼睛，外出时应戴有色眼镜，眼睛干涩的患者应定时滴入眼药水以防角膜损伤的发生。

（3）定期复查甲状腺功能，注意有无甲亢复发或甲状腺功能减退的症状，并定期门诊随访。

六、护理评价

评估患者情绪是否平稳，能否安静休息。患者及其家属对甲状腺手术的接受程度和治疗护理配合情况。患者术后生命体征是否稳定，有无呼吸困难、出血、喉返和喉上神经损伤、手足抽搐等并发症出现，防治措施是否恰当及时；术后恢复是否顺利。

第九章　乳腺疾病的护理

第一节　急性乳房炎的护理

急性乳房炎是指乳房的急性化脓性感染，多发生于产后哺乳期的妇女，尤以初产妇多见，好发于产后3~4周。致病菌多为金黄色葡萄球菌，少数为化脓性链球菌。其病因除哺乳期妇女产后抵抗力下降外，主要与乳汁淤积、乳头破损和细菌侵入有密切关系。细菌从乳头入侵后沿淋巴管蔓延到乳腺组织及其间的结缔组织，或直接侵入乳管，上行至腺小叶，从而引起急性化脓性感染。病理改变早期为蜂窝织炎样表现，数日后可出现炎性脓肿。表浅脓肿可向外溃破或破入乳管自乳头溢出；深部脓肿还可穿至乳房与胸肌间的疏松组织中，常形成乳房内脓肿、乳晕下脓肿或乳房后脓肿，感染严重者，可并发脓毒症。临床主要表现为局部炎性肿块。

一、护理评估

（一）健康史

评估有无乳头发育不良，如过小或凹陷；哺乳是否正常，乳汁能否完全排空，有无乳汁淤积；了解有无乳头破损或皲裂。

（二）身体状况

1. 局部表现

患侧乳房胀痛，局部红、肿、热、痛，并有压痛性肿块；常伴患侧腋窝淋巴结肿大和触痛。

2. 全身表现

随炎症发展，患者可有寒战、高热、脉搏加快、食欲缺乏等症状。

（三）心理－社会状况

在感染期间因不能有效进行母乳喂养或因疼痛，患者易产生焦虑心理。

（四）辅助检查

1. 实验室检查

血常规检查可见白细胞计数及中性粒细胞比例升高。

2. 诊断性穿刺

在乳房肿块波动最明显的部位或压痛最明显的区域穿刺，抽到脓液表示脓肿已形成，脓液应做细菌培养及药物敏感试验。

（五）治疗要点

控制感染、排空乳汁。脓肿形成前，主要以抗菌药治疗为主，脓肿形成后，应及时行脓肿切开引流术。

1. 非手术处理

（1）局部处理：①患乳停止哺乳，排空乳汁；②热敷、药物外敷或理疗，以促进炎症的消散；外敷药可用金黄散或鱼石脂软膏；局部皮肤水肿明显者，可用 25% 硫酸镁溶液湿热敷。

（2）抗感染：应用抗菌药物等治疗为主，首选青霉素类抗生素。

2. 手术处理

脓肿形成后，应及时做脓肿切开引流。脓肿切开引流时应注意：①切口呈放射状，以避免损伤乳管发生乳瘘；乳晕部脓肿可沿乳晕切缘做弧形切口；乳房深部或乳房后脓肿可在乳房下缘做弓形切口；②分离多房脓肿的房间隔膜以利引流；③为保证引流通畅，引流条应放在脓肿最低部位，必要时另加切口做对口引流。

二、护理诊断

（1）疼痛：疼痛与乳房肿胀、感染、脓肿切开引流有关。

（2）体温过高：体温过高与炎症反应有关。

三、护理措施

（一）一般护理

嘱患者进食高蛋白、高热量、高维生素、低脂肪食物，保证足量水分的摄入。注意休息，适当运动、劳逸结合。加强哺乳期乳房的清洁护理，提高患者抗感染和修复能力。

（二）病情观察

定时监测生命体征，观察局部炎性肿块有无改变，并定时查血常规，了解白细胞计数及分类变化，必要时做细菌培养及药敏试验。

（三）治疗配合

（1）防止乳汁淤积：一般不停止哺乳，因停止哺乳不仅影响婴儿的喂养，且提供了乳汁淤积的机会。但患侧乳房应停止哺乳，并以吸乳器吸尽乳汁，促使乳汁通畅排出，局部热敷以利早期炎症的消散。若感染严重或脓肿引流后并发乳瘘，应停止哺乳。

（2）促进局部血液循环：用宽松的乳罩托起两侧乳房，局部可热敷或理疗以减轻疼痛；水肿明显者，可用 50% 的硫酸镁溶液湿热敷。

（3）控制感染：遵医嘱早期、足量应用抗生素。

（4）对症处理：高热者予以物理降温，必要时遵医嘱应用解热镇痛药物。

（5）切口护理：脓肿切开后，保持引流通畅，及时更换敷料。

（四）心理护理

解释疼痛及不能有效母乳喂养的原因，消除患者的思想顾虑，保持心情舒畅。

（五）健康指导

1. 保持乳头和乳晕清洁

孕期经常用抗菌沐浴露及清水清洗两侧乳头；妊娠后期每日清洁 1 次，产后每次哺乳前后均清洁乳头，以保持局部清洁与干燥。

2. 纠正乳头内陷

乳头内陷者于分娩前 3～4 个月开始每日挤捏、提拉乳头，也可用吸乳器吸引，使乳头外突。

3. 养成良好的哺乳习惯

定时哺乳，每次哺乳时尽量排空乳汁；如有乳汁淤积，应及时用吸乳器或手法按摩排空乳汁。养成婴儿不含乳头睡眠的良好习惯。

4. 保持婴儿口腔卫生

及时治疗婴儿口腔炎。

5. 及时处理乳头破损

有乳头、乳晕破损或皲裂者，暂停哺乳，用吸乳器吸出乳汁哺乳婴儿。局部用温水清洗后涂以抗生素软膏，待愈合后再哺乳。症状严重时应及时诊治。

四、护理评价

患者乳房疼痛及高热是否缓解；切口引流是否通畅，是否掌握了正确哺乳及排空乳汁的方法；能否积极主动配合治疗及护理。

第二节 乳腺癌的护理

乳腺癌是女性最常见的恶性肿瘤之一。在我国占全身各种恶性肿瘤的 7%～10%，仅次于子宫颈癌，但近年来乳腺癌的发病率呈上升趋势，有超过子宫颈癌的趋势。乳腺癌大多发生于40～60岁的女性。男性也可患乳腺癌，但男性乳腺癌的患病比例仅在 1% 以下。

1. 乳腺癌的病理分型

①非浸润性癌：如导管内癌、小叶原位癌。此型属早期，预后较好。②早期浸润癌：如早期浸润性导管癌、早期浸润性小叶癌。此型仍属早期，预后良好。③浸润性特殊性癌：如乳头状癌、髓样癌、小管癌、鳞状细胞癌等。此型分化程度较高，预后尚好。④浸润性非特殊癌：如浸润性小叶癌浸润性导管癌、硬癌等。此型分化程度较低，预后较差。⑤其他罕见癌或特殊类型乳腺癌：如炎性乳腺癌和乳头湿疹样乳腺癌。

2. 转移途径

①直接浸润：癌细胞沿导管或筋膜间隙向胸肌及周围组织和皮肤蔓延。②淋巴转移：癌细胞沿淋巴管侵入同侧腋窝淋巴结，然后侵入锁骨上、下淋巴结，若癌灶位于内侧，则向胸骨旁淋巴结转移。③血行转移：癌细胞经淋巴途径进入静脉，也可直接侵入血循环而致远处转移，最常见的远处转移部位依次为肺、骨和肝。

一、护理评估

（一）健康史

患者的月经史、孕育史、哺乳情况、饮食习惯、生活环境等；既往有无患乳房良性肿瘤；有无乳腺癌家族史。

（二）身体状况

1. 乳房肿块

乳房肿块为乳腺癌最重要的早期表现，好发部位为乳房外上象限、乳头、乳晕处或内上象限，为无痛性、单发小肿块，质硬、表面不光滑，与周围组织分界不清且不易推动。常无自觉症状，多在无意间（洗澡、更衣）或自我检查及常规体检时发现。

2. 乳房外形改变

随着肿瘤增大，可引起乳房局部隆起。若累及乳房 Cooper 韧带，可使其短缩而致癌肿表面皮肤凹陷，即乳房"酒窝征"；邻近乳头或乳晕的癌肿因侵及乳管使之收缩，可将乳头牵向癌肿侧，或使乳头回缩、内陷、扁平；若皮下淋巴管被癌细胞堵塞，可引起淋巴回流障碍，出现真皮水肿，乳房皮肤呈现"橘皮样"改变。晚期癌肿增大与皮肤和胸壁粘连，出现多数坚硬小结（卫星结节）或条索，有时皮肤溃破而形成溃疡，少数患者有乳头血性溢液。

3. 转移征象

发生淋巴转移后，可有患侧腋窝淋巴结及锁骨上淋巴结肿大，质硬，甚至融合成不规则团块。乳腺癌转移至肺、骨、肝时，可出现相应的症状。例如，肺转移可出现胸痛、气急；骨转移可出现局部疼痛；肝转移可出现肝大、黄疸等。

（三）心理 - 社会状况

当一位女性因乳腺癌需切除整个乳房时，对其身心的打击是巨大的，加之患者对手术、内分泌疗法、化疗、靶向治疗及疗效的担忧，常出现焦虑或恐惧等心理状况，家属尤其是配偶对该病及其治疗、疾病预后的认知程度及心理承受力亦可对患者心理产生较大的影响。

（四）辅助检查

1. 影像学检查

（1）乳房钼靶 X 线摄片：是目前早期发现乳腺癌的最有效方法，可发现乳房内密度增高的肿块影，边界不规则，或呈毛刺状，或见细小钙化灶。

（2）B超检查：能提示乳房肿块的形态和质地，可显示直径在 0.5 cm 以上的乳房肿块。

（3）近红外线扫描：利用红外线透照乳房，根据不同密度组织显示的灰度不同而显示乳房肿块及其周围的血管情况。

（4）热像图：根据恶性肿瘤代谢旺盛、产热较周围组织高的原理，远红外线图和液晶膜可显示异常热区而进行诊断。

2. 病理学检查

（1）活组织检查：是确定诊断的可靠方法。

（2）细胞学检查：80%～90% 病例可获得较肯定的诊断。

3. 乳腺导管内镜检查

导管内镜可明确乳头溢液的病因并同时进行治疗，早期发现乳腺肿瘤并及时予以治疗。

（五）治疗要点

手术治疗是乳腺癌最根本的治疗方法。目前主张缩小手术范围，同时加强术后综合辅助治疗，如化学药物、内分泌、放射、靶向治疗等综合治疗措施。临床上常根据肿瘤的分型、分期及辅助治疗条件等，酌情选择以下手术方式：①乳腺癌改良根治术，单纯乳腺切除，同时做腋窝淋巴结清除，适用于较早期乳腺癌患者。该术式保留了胸肌，术后外观效果好，目前已成为常用的手术方式。②保留乳房的乳腺癌切除术，完整切除肿块，并行腋窝淋巴结清扫。③乳腺癌根治术，切除整个乳房、胸肌、腋窝及锁骨下淋巴结，适用于有腋窝淋巴结转移或肿瘤浸润胸肌、但临床无远处转移征象者。④单纯乳房切除术，切除整个乳房，包括腋尾部及胸大肌筋膜。⑤乳腺癌扩大根治术，在乳腺癌根治术的基础上再行胸廓内动、静脉及其周围淋巴结清除术。

二、护理诊断

（1）自我形象紊乱：自我形象紊乱与术后身体外观改变、化疗后脱发等有关。

（2）躯体活动障碍：躯体活动障碍与手术后疼痛、胸肌缺损及瘢痕牵拉有关。

（3）潜在并发症：潜在并发症包括皮瓣坏死、患侧上肢肿胀、感染等。

（4）知识缺乏：缺乏有关术后患肢功能锻炼的知识。

三、护理目标

患者能够主动应对自我形象的变化；手术创面愈合良好、患侧上肢肿胀减轻或消失；患者能够复述患肢功能锻炼的知识且能正确进行功能锻炼。

四、护理措施

（一）手术前护理

1. 心理护理

向患者和家属解释手术的重要性；介绍乳腺癌治疗成功的典型病例，说明乳房缺陷可行乳房再造术或戴成型胸罩弥补，头发脱落在停止化疗后可重新长出或戴假发套等，帮助患者正视疾病，树立信心，积极配合治疗与护理。

2. 呼吸道准备

加强口腔护理；训练患者腹式深呼吸和有效咳嗽、排痰。

3. 皮肤准备

按手术的范围准备皮肤，尤应注意腋窝部位皮肤准备。对切除范围大、考虑植皮的患者，需做好供皮区皮肤准备。乳房皮肤有溃疡者，术前每日换药；乳头凹陷者应清洁局部。

4. 特殊准备

对于妊娠或哺乳期的患者，要及时终止妊娠或立即断乳，以抑制乳腺癌发展。

（二）手术后护理

1. 一般护理

①手术后麻醉清醒，给予平卧位，以利呼吸和引流。②术后 6 小时无恶心、呕吐等麻醉反应者，即可进流质饮食，以后逐渐进普食。注意提供足够的热量、蛋白质、维生素，以利康复。

2. 病情观察

（1）严密观察生命体征的变化，观察切口敷料渗血、渗液情况，并予以记录。

（2）对扩大根治术后患者，还应注意有无胸闷、呼吸困难，及时报告医生。

（3）观察手术侧上肢皮肤颜色和温度、感觉、运动、有无肿胀等，若出现皮肤发绀、肢端肿胀、皮温降低、脉搏不清或肢端麻木，应协助医生及时调整绷带的松紧度。

（4）了解皮瓣的颜色、有无皮下积液等。

3. 治疗配合

（1）防止皮瓣滑动：手术部位用弹性绷带加压包扎并使用胸带，使皮瓣紧贴胸壁，包扎松紧度以能容纳一手指、维持正常血运、不影响患者呼吸为宜。若绷带松脱滑动，应及时重新加压包扎。手术后 3 日内患肩制动，需他人扶持时只能扶健侧，以防腋窝皮瓣滑动而影响愈合。

（2）防止皮瓣坏死：换药时观察皮瓣血供，有无皮瓣发暗、发黑，一旦发生，立即汇报医生。小范围坏死可以修剪，等待皮瓣爬行，范围较大时应植皮。

（3）维持有效引流：乳腺癌根治术后，皮瓣下常规放置负压引流管，应妥善固定，避免脱出。经常检查引流管，注意有无扭曲、血块堵塞，经常捏挤引流管或连接负压吸引器，保持引流通畅。观察并记录引流液的颜色、量、性质，注意有无活动性出血；一般手术后 1～2 日每日引流液 50～100 mL，以后逐渐减少；手术后 3～4 日，皮下无积液、皮瓣与胸壁紧贴即可拔管。

（4）预防患侧上肢肿胀：患侧上肢肿胀由于患侧腋窝淋巴结切除、头静脉被结扎、腋静脉栓塞、局部积液或感染等因素导致上肢淋巴回流不畅、静脉回流障碍所致。平卧时用两枕抬离患侧上肢 10°～15°，肘关节轻度屈曲；半卧位时屈肘 90° 放于胸腹部；下床活动时用吊带支托或用健侧将患侧上肢抬高于胸前。按摩患侧上肢或进行握球等适当运动，以促进淋巴回流。勿在患侧上肢测血压、抽血、做静脉或皮下注射等。

4. 化疗、放疗的护理

放疗期间应注意保护皮肤，出现放射性皮炎时及时就诊。化疗期间应定期检查肝、肾功能，每次化疗前 1 日或当日查血白细胞计数，化疗后 5～7 日复查血白细胞，若白细胞计数 < $3×10^9$/L，需及时就诊。放疗、化疗期间因抵抗力低，应少到公共场所，以减少感染机会；加强营养，多食高蛋白、高维生素、高热量、低脂肪的食物，以增强机体的抵抗力。

5. 功能锻炼

为减少或避免手术后残疾，应鼓励患者早期开始功能锻炼。手术后 24 小时内：活动手指及腕部，可做屈臂、握拳、屈腕等锻炼。术后 1～3 日：患肢主要进行肘、腕、手的活动锻炼。术后 4～7 日：患者可坐起，鼓励患者用患侧手洗脸、刷牙、进食等，并做以患侧手触摸对侧肩部及对侧耳的锻炼。注意避免上臂外展。术后 1～2 周：主要是肩关节锻炼，锻炼方法包括手指爬墙运动、转绳运动、举杆运动、拉绳运动等。锻炼时应遵循循序渐进的原则，避免过度劳累。对病情较重、活动无耐力的患者，应酌情减少或延缓锻炼时间，但不可停止练习。

6. 心理护理

术后继续给予患者及家属心理支持，鼓励夫妻双方坦诚相待，正确面对现状；鼓励患者表述手术创伤对自己今后角色的影响，提供改善自我形象的措施或方法，保护患者隐私，不过度暴露手术部位，换药及检查时用屏风遮挡。

7. 健康指导

（1）活动：术后近期避免用患侧上肢搬动、提取重物，坚持康复训练。

（2）避孕：术后 5 年内应避免妊娠，以免乳腺癌复发。

（3）义乳或假体：介绍义乳或假体的作用和使用方法。

（4）乳房自我检查：术后患者每月做 1 次乳房自我检查，并定期到医院复查，以便早期发现复发征象。自查方法主要有以下几种：①镜前检查：裸露上身，双臂垂于两侧，站在镜前观察镜子里自己乳房的外形、轮廓有无异常。将双臂举过头顶，转动身体，仔细观察两侧乳房的形态是否有变化：乳房皮肤有无红肿、皮疹、浅静脉怒张、皮肤皱褶、橘皮样改变等。双手叉腰，两肘努力向后，使胸部肌肉绷紧，观察两侧乳房是否等高、对称，乳头、乳晕和皮肤有无异常。②立位或坐位检查：将右手举起放在头后，用左手指掌面按顺时针方向紧贴皮肤做循环按摩检查。检查范围：上缘至锁骨下，下缘至第6肋，外侧缘至腋前线，内侧缘至胸骨旁。从右侧乳头上方、锁骨下方先开始；每检查完1圈，外移2 cm做第2圈、第3圈检查，直至达到上述检查范围。再将左手举起放在头后，用右手同法检查左侧乳房，再用拇指和食指轻轻挤捏乳头，观察有无透明的或血性分泌物。③卧位检查：取平卧位，右臂高举过头，并在右肩下垫一小枕，用左手指端从乳头部位开始做顺时针环形检查，也可由内向外、自上而下或指端从乳头向外呈放射状按压检查。同法检查左侧乳房，并比较左右乳房有何不同。再检查两侧腋窝，注意有无肿大的淋巴结。疑有异常及时就医。

五、护理评价

评估患者情绪是否稳定，患者及家属能否正确接受手术所致的乳房外形改变。置引流管期间患者是否出现感染征象，创面是否愈合良好，患侧肢体是否出现肿胀，功能是否出现障碍。患者是否掌握患肢功能锻炼方法。

第三节　乳房良性肿瘤的护理

一、乳腺囊性增生病

乳腺囊性增生病为乳腺导管及腺泡上皮增生和囊肿形成，是乳腺实质的良性增生性疾病，多发生于30～50岁的中年妇女。其发生与卵巢功能失调引起的内分泌紊乱有关，病程较长，发展缓慢。少数可有恶变，尤其伴有乳头溢液的患者恶变的可能性增大。临床表现：①乳房胀痛：具有周期性，表现为月经来潮前疼痛加重，月经结束后减轻或消失，也可整个月经周期都有疼痛。②乳房肿块：一侧或双侧乳腺有弥漫性增厚，肿块呈结节状或片状，大小不一，质韧，与周围界限不清，少数患者可有乳头溢液。

处理原则主要是观察和对症治疗，调整卵巢功能；若肿块无明显消退者，或在观察过程中，对局部病灶有恶性病变可疑时，应尽早手术切除肿块并做病理学检查。

护理要点：①解释疼痛发生的原因，使患者消除思想顾虑，保持心情舒畅；②指导患者用宽松乳罩托起乳房，以减轻疼痛；③遵医嘱服用中药调理或其他对症治疗药物；④指导患者观察病情变化，定期复查和自我检查，发现异常及时就诊。

二、乳房纤维瘤

乳房纤维腺瘤是女性常见的乳房肿瘤，好发年龄为20～25岁，多发生于卵巢功能旺盛时期，其病因与雌激素的作用活跃密切相关，临床表现多为乳房外上象限单发的肿块，少数为多发。肿块增大缓慢，质似硬橡皮球的弹性感，表面光滑，易于推动，患者常无明显自觉症状。月经周期对肿块大小无影响。乳腺B超、X线钼靶摄片、活组织检查有助于肿块定性。乳房纤维瘤虽属良性，但亦有恶变的可能，手术切除是治疗该病唯一有效的方法，手术切除的肿块必须常规做病理学检查。

护理要点：①向患者解释纤维腺瘤的病因及治疗方法；②密切观察肿块的变化，必要时指导患者手术切除；③行手术切除时，妥善保留切除的组织标本，常规送病理学检查。术后保持切口敷料清洁，促进伤口愈合。

三、乳管内乳头状瘤

乳管内乳头状瘤多见于经产妇，以 40～50 岁为多。瘤体很小，容易出血，临床表现主要为乳头溢血性液。常因乳头溢暗棕色或黄色血性液体污染内衣而引起注意，肿块不易扪及。如扪及肿块，多为位于乳晕区直径为数毫米的小结节，质软，可推动，轻压此肿块，常可见乳头溢出血性液。乳腺导管造影、乳管镜检查及溢液细胞学检查有助于肿瘤的定位定性。

处理原则以手术治疗为主，可行肿块切除或单纯乳房切除，并做病理学检查。

护理要点：①向患者解释乳头溢液的病因、手术治疗的必要性，减轻患者的焦虑心理；②术后保持切口敷料清洁；③定期复查。

第十章　胸外科疾病的护理

第一节　肋骨骨折的护理

一、概述

（一）定义

肋骨骨折（fractures of ribs）是指肋骨的完整性和连续性中断，是最常见的胸部损伤。肋骨骨折多发生于第4～7肋。多根、多处肋骨骨折，可出现反常呼吸运动，又称为连枷胸，表现为吸气时软化胸壁内陷，呼气时外凸，严重者可发生呼吸和循环衰竭。

（二）病因

在小儿和青年期，肋骨本身富有弹性，不易折断。有时有胸内脏器损伤而不发生肋骨骨折。老年人肋骨脱钙、脆弱，有时因轻伤甚至用力咳嗽或喷嚏，就可引起骨折。肋骨骨折一般由外来暴力所致。直接暴力作用于胸部时，肋骨骨折常发生于受打击部位，骨折端向内折断，同时造成胸内脏器损伤。

间接暴力作用于胸部时，如胸部受挤压的暴力，肋骨骨折发生于暴力作用点以外的部位，骨折端向外，容易损伤胸壁软组织，产生胸部血肿。

开放性骨折多见于火器或锐器直接损伤。此外，当肋骨有病理性改变如骨质疏松、骨质软化或原发性和转移性肋骨肿瘤的基础上发生骨折，称为病理性肋骨骨折。

（三）临床表现及并发症

1. 临床表现

骨折断端刺激肋间神经产生疼痛，深呼吸、咳嗽或身体转动可使疼痛加剧。疼痛使伤侧呼吸活动度受限，咳嗽无力，易使呼吸道分泌物潴留，易造成肺不张、肺部感染等并发症。骨折断端向内移位可刺破胸膜、肋间血管和肺组织，产生气胸、血胸、皮下气肿或咯血等，则有相应的症状和体征。胸壁伤处局部可能有肿胀或局部血肿，骨折移位时可见局部变形。连枷胸患者可见软化胸壁与正常胸壁在呼吸时呈反常运动，患者可有呼吸困难、发绀，甚至休克。体格检查可有骨折部位明显压痛，伴有骨擦音。

2. 并发症

气胸、血胸、低血容量性休克、皮下气肿。

（四）主要辅助检查

X线检查可以观察骨折部位，也可见到肋骨骨折的骨折线或断端错位。还可以了解胸内脏器有无损伤及并发症。但应注意，对于没有移位的骨折、腋区范围的骨折或肋软骨处的骨折，X线照片不易显示，早期易漏诊；待伤后3～6周再次摄X线胸部照片，可以显示骨折后有骨痂形成阴影。胸骨骨折则在胸骨侧位片上才能清楚显示骨折的影像。

（五）诊断和鉴别诊断

1. 诊断

本病依据受伤史、临床表现和 X 线检查可诊断。

2. 鉴别诊断

肋软骨炎、胸壁结核。

（六）治疗原则

胸廓骨折的治疗原则为镇痛、清理呼吸道分泌物、固定胸廓恢复胸壁功能和防治并发症。镇痛方法很多，可口服或肌肉静脉注射镇痛剂和镇静剂；或应用自控止痛泵；也可肋间神经阻滞和痛点封闭。由于肋间神经的神经支配范围不十分明确，所以阻滞范围一般应包括骨折部位上、下各 1～2 个肋间。痛点封闭可用 0.5%～1% 普鲁卡因 10 mL，直接注入骨折部位及其周围。药物作用一般持续 6～12 小时，必要时可重复施行。均无效时甚至可应用硬膜外置管镇痛。也可选用活血化瘀通络药物，用中药接骨散治疗，对减轻骨折局部软组织肿胀和疼痛，加速骨折愈合有良好效果。老年人的单纯性肋骨骨折如处理不当，可因疼痛限制其有效的呼吸运动和咳嗽排痰，使肺的顺应性在较低的基础上进一步下降，易造成呼吸窘迫和缺氧，肺部的感染率升高，故对老年人肋骨骨折，应严密观察和积极处理。积极鼓励和协助患者咳嗽、排痰及早期下床活动，可减少呼吸系统并发症。固定胸廓方法因肋骨骨折损伤程度与范围不同而异。

二、常见护理诊断

（1）疼痛与肋骨骨折，胸壁损伤有关。

（2）气体交换受损与胸廓受损，反常呼吸运动有关。

三、护理措施

（一）术前护理常规

（1）现场急救：多根、多处肋骨骨折患者极易出现严重的呼吸循环功能障碍，应配合医师采取紧急措施。用厚敷料加压包扎固定或牵引固定伤处胸壁，消除反常呼吸，促使伤侧肺膨胀，维持正常呼吸功能。

（2）观察生命体征：注意神志、瞳孔，呼吸频率、节律、幅度变化，观察有无气管移位、皮下气肿等。注意胸部和腹部体征以及肢体活动情况，警惕复合伤。

（3）保持呼吸道通畅：及时清除气道内血液、分泌物和吸入物。

（4）减轻疼痛与不适：遵医嘱行胸带或宽胶布固定，应用镇痛镇静剂，患者咳痰时，协助或指导其用双手按压患侧胸壁。

（5）术前准备：协助医师做好术前准备。

（6）心理护理：与患者交流，减轻焦虑情绪和对手术的担心。

（二）术后护理常规

（1）病情观察与记录：观察生命体征，呼吸状况等。

（2）维持有效气体交换：给予持续吸氧，鼓励咳嗽、深呼吸，指导呼吸功能训练促进患侧肺复张。

（3）减轻疼痛与不适：同术前。

（4）预防肺部和胸腔感染：鼓励患者有效的咳嗽咳痰，遵医嘱应用抗生素。

（5）胸腔闭式引流的护理：按胸腔闭式引流护理常规。

四、健康教育

（一）休息与运动

根据损伤的程度进行合理的休息，适当活动，避免剧烈运动。

（二）饮食指导

加强营养，进食高热量、高维生素、高蛋白饮食。遵医嘱用药。

（三）心理指导

了解患者思想状况，解除顾虑，增强战胜疾病信心。

（四）康复指导

注意安全，防止意外事故的发生。

（五）复诊须知

三个月后复查 X 线片，以了解骨折愈合情况。告知患者若出现胸痛、呼吸困难等症状应及时与医生联系。

第二节　贲门失弛缓症的护理

一、概述

（一）定义

贲门失弛缓症（cardiac relaxation loss）是指由于食管贲门部的神经肌肉功能障碍所致的食管功能性疾病。

（二）病因

贲门失弛缓症的病因至今尚未明确，可能与患者情绪激动、不良饮食习惯、进食刺激性食物等多种因素有关。

（三）临床表现及并发症

1.临床表现

阵发性无痛性吞咽困难是本病最典型症状，患者可有胸骨后疼痛、食物反流和呕吐、体重减轻等。

2.并发症

反流性食管炎、吸入性肺炎。

（四）主要辅助检查

（1）食管钡餐 X 线造影：可见食管扩张、食管末端狭窄呈鸟嘴状。

（2）食管镜检查：食管镜检查可排除器质性狭窄或肿瘤。

（3）食管动力学检测。

（五）诊断和鉴别诊断

1.诊断

贲门失弛缓症的诊断可依据病史、临床表现及辅助检查。

2. 鉴别诊断

①食管癌；②食管炎；③食管良性肿瘤。

（六）治疗原则

对症状较轻者，可采取保守治疗，如缓解紧张情绪，服用抑制胃酸分泌药物等；对中、重度患者，应行手术治疗。

二、常见护理诊断

（1）营养失调：低于机体需要量与吞咽困难、手术后禁食有关。

（2）焦虑 / 恐惧与担心手术的危险及疾病预后有关。

（3）潜在并发症：胃液反流。

三、护理措施

（一）术前护理

1. 饮食护理

能进食者给予高蛋白、高热量、富含维生素的流质或半流质饮食。不能进食者静脉补充液体，纠正水电解质紊乱。

2. 口腔护理

指导患者正确刷牙，餐后或呕吐后立即给予温开水或漱口液漱口，保持口腔清洁。

3. 术前准备

①呼吸道准备：术前 2 周戒烟，训练患者深呼吸、有效咳痰的动作。②胃肠道准备：术前 3 天给予流质饮食，在餐后饮温开水漱口，以冲洗食管，以减轻食管黏膜的炎症和水肿。术前一日晚给予开塞露或辉力纳肛，术前 6～8 小时禁饮食。③术前 2～3 日训练患者床上排尿、排便的适应能力。④皮肤准备：术前清洁皮肤，常规备皮（备皮范围：上过肩，下过脐，前后过正中线，包括手术侧腋窝）。⑤术前一日晚按医嘱给予安眠药。⑥手术日早晨穿病员服，戴手腕带，摘除眼镜、活动性义齿及饰物等。备好水封瓶、胸带、X 线片、病历等。

4. 心理护理

解说手术治疗的意义；解释术后禁食的目的，并严格遵照医嘱恢复饮食。

（二）术后护理

（1）按全麻术后护理常规，麻醉未清醒前取去枕平卧位，头偏向一侧，以防误吸而窒息，意识恢复而血压平稳后取半卧位。

（2）病情观察：术后加强对生命体征的监测，防止出现血容量不足或心功能不全。

（3）呼吸道护理：①观察呼吸频率、幅度、节律及双肺呼吸音变化；②氧气吸入 5 L/min，必要时面罩吸氧；③鼓励患者深呼吸及有效咳嗽，必要时吸痰；④稀释痰液：用雾化治疗稀释痰液、解痉平喘、抗感染；⑤疼痛显著影响咳嗽者可应用止痛剂。

（4）胸腔闭式引流管护理：按胸腔闭式引流护理常规护理。

（5）胃肠减压护理：①严密观察引流量、性状、气味，并记录；②妥善固定胃管，防止脱出，持续减压；③经常挤压胃管，保持通畅。引流不畅时，可用少量生理盐水低压冲洗；④术后 3～4 日，待肛门排气、胃肠减压引流量减少后，拔出胃管。

（6）饮食护理：①食管黏膜破损者：按食管癌术后饮食护理；②食管黏膜未破损者：

术后 48 小时左右拔除胃管。术后第 3 日胃肠功能恢复后进流食，少食多餐。术后第 5 日过渡到半流食。术后第 7 日可进普食，以易消化、少纤维的软食为宜，细嚼慢咽。避免吃过冷或刺激性食物。

（7）并发症的观察与处理：①胃液反流：是手术后常见的并发症，表现为嗳气、反酸、胸骨后烧灼样痛、呕吐等。应准确执行医嘱，给予制酸药和胃动力药。②肺不张、肺内感染：术后应保持呼吸道通畅，鼓励患者深呼吸和有效咳嗽，及时使用止痛剂，保持引流管通畅，以预防肺部并发症的发生。

四、健康教育

（1）休息与运动：术后尽早下床活动，活动量逐渐增加，劳逸结合。

（2）饮食指导：指导患者进高蛋白、高热量、富含维生素饮食，少食多餐。

（3）用药指导：按医嘱准确用药。

（4）心理护理：与患者交流，增强战胜疾病的信心。

（5）康复指导：告知患者保持口腔卫生，出院后继续进行手术侧肩关节和手臂的锻炼，以恢复正常的活动功能。

（6）复诊须知：告知患者术后需要定期门诊随访。若出现发热、胸痛、咽下困难等表现，应及时与医生联系。

第十一章　肝胆疾病的护理

第一节　细菌性肝脓肿的护理

细菌性肝脓肿指在患者抵抗力弱时，化脓性细菌经胆道、肝动脉、门静脉、开放性肝损伤等途径侵入肝，引起感染形成多腔或融合成单腔的肝脓肿。致病菌多为 G^- 杆菌，其次是 G^+ 球菌和厌氧菌。本病多见于男性，男女之比约为 2：1。临床上以寒战、高热、肝区疼痛、肝大和压痛为主要表现。

细菌性肝脓肿又称化脓性肝脓肿，由化脓性细菌引起。引起细菌性肝脓肿最常见的致病菌是大肠杆菌和金黄色葡萄球菌，其次为链球菌、类杆菌属等。胆管源性或门静脉播散者以大肠杆菌为最常见，其次为厌氧性链球菌。肝动脉播散或"隐源性"者，以葡萄球菌，尤其是金黄色葡萄球菌为常见。在病原菌侵入肝的途径中，以经胆道系统较多见。

一、概述

（一）临床表现

本病通常继发于某种感染性疾病，起病较急，主要症状是寒战、高热、肝区疼痛和肝大。

1.症状

（1）寒战和高热：是最常见的症状。体温常可高达 39～40 ℃，多表现为弛张热，伴有大量出汗、脉率增快等感染中毒症状。

（2）肝区钝痛或胀痛：多为持续性，有的可伴右肩牵涉痛，右下胸及肝区叩击痛。肿大的肝有压痛；如脓肿在肝前下缘比较表浅部位时，可伴有右上腹肌紧张和局部明显触痛。

（3）全身症状：主要表现为恶心、呕吐、乏力、食欲缺乏等。因肝脓肿对机体的营养消耗大，患者可在短期内出现重病消耗面容。严重者或并发于胆道梗阻者可出现黄疸。

2.体征

肝区压痛和肝大最常见。右下胸部和肝区有叩击痛。脓肿巨大时，右季肋部或上腹部饱满，局部皮肤可出现红肿、皮温升高，甚至局限性隆起。若能触及肿大肝或波动性肿块，可出现腹肌紧张。

（二）辅助检查

1.实验室检查

（1）血白细胞计数明显升高，常大于 $20×10^9/L$，中性粒细胞可高达 90% 以上，有核左移现象和中毒颗粒。

（2）血清转氨酶升高。

2.X 线检查

肝阴影增大；右肝脓肿显示右膈肌抬高、局限性隆起和活动受限；有时显示胸腔积液；X 线钡餐造影有时可见胃小弯受压和推移。

3.B 超检查

B 超检查为首选方法，能分辨肝内直径 1~2 cm 的液性病灶，并明确其部位和大小。

4.CT、MRI、放射性核素扫描

这些方法对肝脓肿的定位与定性有很大诊断价值。

5. 诊断性肝穿刺

必要时可在 B 超定位下或肝区压痛最剧烈处行诊断性穿刺，抽出脓液即可证实，脓液应送细菌培养。

（三）治疗原则

早期诊断，积极治疗，包括处理原发病、防治并发症。

1. 非手术治疗

非手术治疗适用于急性期肝局限性炎症、脓肿尚未形成及多发性小脓肿、较大脓肿的基础治疗。

（1）应用抗生素：大剂量、联合应用抗生素。在未确定病原菌以前，可首选对大肠杆菌、金黄色葡萄球菌及厌氧性细菌等敏感的抗生素，如青霉素或氨苄西林＋氨基糖苷类抗生素、头孢菌素类＋甲硝唑或替硝唑等药物，或根据脓液或血液细菌培养、药物敏感试验结果选用有效抗生素。重度感染者，应用亚胺培南等新型强有力的广谱抗生素。多发性小脓肿经全身抗生素治疗无效者，可肝动脉或门静脉置管应用抗生素。

（2）全身支持治疗：①肠内、肠外营养支持，积极补液，纠正水、电解质、酸碱失调；补充B族维生素、维生素C、维生素K；必要时反复多次输清蛋白或血浆，纠正低蛋白血症。②护肝治疗。

（3）积极处理原发病灶：尽早处理胆道结石与感染、阑尾炎等腹腔感染。

（4）经皮肝穿刺抽脓或脓肿置管引流术：单个较大的脓肿如已经液化，可在 B 超定位引导下穿刺抽脓，抽脓后可向脓腔内注入抗生素或行脓肿置管引流术。

2. 手术治疗

（1）脓肿切开引流术：适用于脓肿较大，有穿破可能或已并发腹膜炎、脓胸及胆源性肝脓肿或慢性肝脓肿者。在抗生素治疗同时行脓肿切开引流术，放置 2 条引流管以便术后冲洗。常用的手术途径有经腹腔、经前侧腹膜外和经后侧腹膜外脓肿切开引流术。如果脓肿破入腹腔、胸腔或胆源性肝脓肿，应同时行腹腔、胸腔或胆道引流。

（2）肝叶切除术：适用于慢性厚壁肝脓肿切开引流术后长期不愈，或肝内胆管结石合并左外叶多发性肝脓肿致肝叶严重破坏者。

二、护理评估

（一）健康史

评估患者既往是否体健，有无胆道疾病和其他部位化脓性病变，有无腹部外伤史，是否有药物、食物过敏史。了解患者发病诱因及病史治疗经过，是首诊还是多次诊治，药物使用情况，以及是否曾经手术治疗，效果如何，以便正确制订治疗方案。

（二）身体状况

1.肝区情况

①视诊：是否有因肝脏肿大致右季肋区局限性隆起或局部皮肤出现凹陷性水肿等情

况。②触诊：判断是否有右下胸部和肝区叩击痛，右上腹有无肌紧张等。③问诊：了解患者是否出现肝区疼痛，以及疼痛的时间、性质，有无规律，是否为持续性胀痛或钝痛，是否伴有右肩牵涉痛。

2. 全身情况

评估患者有无寒战、高热及神志改变，生命体征是否正常，四肢末梢血运如何，尿液是否正常，从而判断患者是否存在菌血症引起的感染性休克。患者是否出现恶心、呕吐、食欲缺乏、周身乏力、消瘦、贫血等因肝功能不良而导致的消化系统功能紊乱，以便及时调整饮食结构，给予营养支持。

（三）心理 – 社会状况

评估患者对拟施手术及可能出现并发症的心理反应，对治疗和康复知识的掌握程度，家庭对患者治疗的经济承受能力等。

三、护理诊断

（1）体温过高与肝脓肿及其产生的毒素吸收有关。

（2）营养失调：低于机体需要量与进食减少、感染、高热引起分解代谢增加有关。

（3）体液不足与高热致大量出汗、进食减少等有关。

（4）潜在并发症：腹膜炎、膈下脓肿、胸腔内感染、休克。

（5）知识缺乏：出院后的自我护理知识。

四、护理措施

（一）非手术治疗及术前护理

（1）心理护理：由于本病短期内呈现严重病容，全身中毒症状明显，患者及家属多紧张，应亲切和蔼对待患者，做各种护理操作时耐心解释，及时、恰当进行健康宣传教育。介绍有关的疾病知识，增强患者战胜疾病、恢复健康的信心与勇气。

（2）营养支持：鼓励患者多食高蛋白、高热量、富含维生素和膳食纤维的食物；保证足够的液体摄入量；贫血、低蛋白血症者应输注血液制品；进食较差、营养不良者，提供肠内、肠外营养支持。

（3）疼痛的护理：遵医嘱应用镇痛剂。

（4）高热的护理：①调节室温：使室温维持在 18～22 ℃，湿度为 50%～70%。保证室内空气新鲜，定时开窗通风。②患者宜穿棉质衣裤，且衣着适量，及时更换汗湿的衣裤及床单位，以免受凉感冒。③体温观察：体温在 39 ℃以上，给予物理降温如睡冰枕、酒精浴、冰盐水（29 ℃）灌肠等；必要时使用解热镇痛药如肌内注射安乃近、柴胡注射液等。④除须控制入水量者，应保证高热患者每日摄入 2000 mL 液体，以防脱水。⑤遵医嘱应用抗生素，并观察用药后的反应，对使用抗生素时间较长者，应警惕假膜性肠炎及继发性感染。

（5）并发症的观察和处理：严密观察患者的生命体征和腹部情况，如持续高热、血培养阳性，则提示为继发性脓毒血症；如出现雷诺尔德（Reynolds）五联征，则提示继发急性化脓性胆管炎；如出现大汗淋漓、四肢湿冷、呼吸急促、血压下降、脉率增快等症状和体征，则提示已发生中毒性休克。因此，一旦发现上述情况，立即通知医师处理。

（6）用药护理：①使用抗生素前，在患者高热寒战时采血送检做细菌培养及药物敏感试验。②使用抗生素时，注意药物的配伍禁忌，了解药物在血中的浓度和半衰期，合理安排用药时间。③使用抗生素后，密切观察用药后的反应，慎防不良反应的发生，积极防治二重感染如菌群失调、口腔黏膜溃疡等。

（二）术后护理

（1）饮食护理：术后禁食，肠蠕动恢复后，先进流质饮食，无不良反应后逐步过渡至普食。指导患者进食富含蛋白质、热量、维生素和膳食纤维的食物，同时做好口腔护理。

（2）体位与活动：术后绝对卧床休息，定时翻身、拍背，动作轻柔，保持皮肤完整性。肝叶切除术后，为防止肝断面出血，不宜过早活动，常规用腹带加压包扎伤口。

（3）保持呼吸道通畅：肝细胞对缺氧非常敏感，肝叶切除术后应给氧3日左右；术后及时清除呼吸道分泌物，必要时进行雾化吸入（2次/天），有利于痰液的稀释与清除；术后早期不宜用力咳嗽，咳嗽时要对抗性按压腹部切口，以免引起肝断面出血。

（4）引流管护理：①解释引流管的重要意义，使患者及家属自觉保护引流管。②妥善固定引流管，长短适宜，避免扭曲、受压、滑脱。③置患者于半卧位，以利于引流和呼吸。④每日更换引流袋，观察引流液量、色及性质，并如实记录。⑤严格遵守无菌原则，遵医嘱用生理盐水加抗生素多次或持续冲洗脓腔，观察和记录脓腔引流的色、量。

（5）疼痛的护理：指导患者翻身，深呼吸，咳嗽时用手掌按压切口部位，减少因切口张力增加或震动而引起的疼痛，必要时给予镇痛处理。

（6）病情观察：密切监测生命体征变化，观察伤口敷料是否干燥，有无渗血及渗液。术后伤口引流管中鲜红血性液体超过100 mL/h，并持续数小时，应高度警惕腹腔内出血的可能，发现异常及时通知医师处理。

五、健康教育

（1）注意休息，加强营养。嘱患者出院后多进食高热量、高蛋白、富含维生素和纤维素的食物，多饮水。

（2）养成良好的个人卫生习惯，防止感染。

（3）遵医嘱服药，不得擅自改变剂量或停药。

（4）出院一个月后复查B超，出现水肿、黄疸、发热、腹痛等不适及时就诊。

第二节　阿米巴性肝脓肿的护理

阿米巴性肝脓肿是肠道阿米巴感染的并发症，阿米巴原虫经结肠溃疡侵入门静脉所属分支进入肝组织所致。本病通常并发于治疗不及时的阿米巴肠病，主要见于热带、亚热带地区。

阿米巴性肝脓肿多为单发，以肝右叶，尤其是右顶叶常见。典型的阿米巴性肝脓肿，其脓液呈巧克力样，无臭味，由坏死、液化的肝组织和白细胞组成，其内很少能找到阿米巴滋养体，阿米巴滋养体主要位于脓肿壁上。当阿米巴性肝脓肿合并细菌感染时，其脓液为黄色或黄绿色，常有恶臭。

一、概述

（一）临床表现

阿米巴性肝脓肿的临床表现与病程、脓肿大小及部位、有无并发症有关。患者常有食欲缺乏、腹胀、恶心、呕吐，腹泻、痢疾等症状。较为特异的表现为：

（1）大多缓慢起病，有不规则发热、盗汗等症状，发热以间歇型或弛张型居多，有并发症时体温常达 39 ℃以上，并可呈双峰热。体温大多午后上升，傍晚达高峰，夜间热退时伴大汗。

（2）肝区痛为本病之重要症状，呈持续性钝痛，深呼吸及体位变更时增剧，夜间疼痛常更明显。右叶顶部脓肿可刺激右侧膈肌，引起右肩痛，或压迫右下肺引起肺炎或胸膜炎征象，如气急、咳嗽、肺底浊音界升高，肺底闻及湿啰音，局部有胸膜摩擦音等。脓肿位于肝下部时可引起右上腹痛和右腰痛。

（3）肝脏往往呈弥漫性肿大，病变所在部位有明显的局限性压痛及叩击痛，肝脏下缘钝圆，质韧。

（4）黄疸少见且多轻微，多发性脓肿的黄疸发生率较高。

（5）慢性病例呈衰竭状态，消瘦、贫血、营养性水肿，发热反不明显，部分晚期患者肝大、质坚，局部隆起，易误诊为肝癌。

（二）辅助检查

1. 实验室检查

患者重度贫血，急性期白细胞总数增高，为 $15 \times 10^9/L$ 左右，中性粒细胞 70%～80%，慢性期白细胞计数可正常。血沉普遍增快，肝功能多正常。

新鲜大便寻找阿米巴包囊及原虫有助于诊断，但阳性率不高，阴性者不能否定本病。

2. 超声和 CT 检查

超声可显示液平或液性暗区。CT 可显示病变部位、大小和数目。

3.X 线检查

X 线可见肝脏阴影增大，右膈肌抬高，活动受限，膈顶部可呈半球形隆起，右下肺炎症改变，同时可有右侧胸腔积液。

4. 肝脏穿刺

在超声定位下穿刺，如能抽出典型的巧克力色黏稠无臭脓液，则可肯定诊断。

（三）治疗原则

1. 全身治疗

患者多有营养不良及贫血，应给予高糖、高蛋白质、高维生素饮食，有严重贫血者少量多次输血。

2. 药物治疗

（1）甲硝唑（灭滴灵）：成人 400～800 mg，每日 3 次，连续 5～7 日为一个疗程。儿童每日 50 mg/kg，分 3 次服用，连服 7 日。本品毒性小、疗效高，为目前最常用的抗阿米巴药物。

（2）依米丁（盐酸吐根碱）：成人每日剂量 0.06 g 肌内注射，7～10 日为一个疗程。总量不超过 0.6 g。必要时 3～4 周后重复一个疗程。本品毒性大，可引起心肌损害，已不常用。

（3）氯喹：成人每次口服 0.5 g，每日 2 次，连服 2 日后改为每次 0.25 g，每日 2 次，14～20 日为一个疗程。其疗效与依米丁相似，不良反应较小，但常有胃肠道反应及皮肤瘙痒。

3. 手术治疗

（1）经皮肝穿刺置管闭式引流术适用于病情较重、脓肿较大、有穿破危险者，或经抗阿米巴治疗，同时行多次穿刺吸脓，而脓腔未见缩小者。应在严格无菌操作下，行套管针穿刺置管闭式引流术。

（2）切开引流适用于：①经抗阿米巴治疗及穿刺吸脓，而脓肿未见缩小，高热不退者。②脓肿伴继发细菌感染，经综合治疗不能控制者。③脓肿已穿破胸腹腔或邻近器官。切开排脓后采用持续负压闭式引流。

切开排脓后，脓腔内置双套管负压吸引，术后仍须加强全身综合治疗，并给予抗阿米巴药物治疗。

二、护理评估

（一）健康史

询问患者有无疫区接触史、阿米巴痢疾史、细菌性肠炎史，有无药物或食物过敏史，体内化脓性病史以及发病的急缓、病程长短等。

（二）身体状况

1. 肝区情况

触诊和视诊患者肝脏局部有无明显压痛和叩击痛，肝脏是否肿大；右上腹是否持续性隐痛；有无右肩胛部或右腰背部放射痛。

2. 全身情况

观察患者体温是否持续维持在 38～39 ℃，呈弛张热或间隙热，伴大汗，并出现寒战。评估患者有无恶心、呕吐、食欲缺乏、腹胀，甚至腹泻、痢疾等症状；有无消瘦、贫血；有无胸痛、刺激性咳嗽、白色黏液痰、呼吸急促，严重时有无突咳大量"巧克力"样痰。

（三）心理－社会状况

评估患者对拟施手术及可能出现并发症的心理反应，对治疗和康复知识的掌握程度，家庭对患者治疗的经济承受能力等。

三、护理诊断

（1）体温过高与阿米巴性肝脓肿有关。

（2）营养失调：低于机体需要量与分解代谢增加、进食减少、肠道功能紊乱等有关。

（3）潜在并发症：继发细菌感染、腹膜炎、膈下脓肿、胸腔内感染、心包填塞。

四、护理措施

（一）心理护理

由于病程长，久治不愈，患者忧虑而致失眠。应经常与患者谈心，给予安慰和鼓励，使其树立战胜疾病的信心，同时帮助患者解决生活中的实际困难。向患者介绍病情及治疗方面的进展，或请已治愈的患者现身说教，以减少其疑虑，取得其配合，顺利接受治疗。

（二）营养护理

（1）阿米巴性肝脓肿患者如未得到及时的诊断和治疗，由于病程长，机体长期处于消耗状态，易导致营养低下而出现消瘦、贫血、体力下降，甚至出现恶病质等症状。因此，应鼓励患者多食高蛋白、高热量、丰富维生素、易消化的食物。对于食欲差的患者，宜少食多餐，以利消化、吸收。后期可鼓励患者多食一些滋补肝肾及补气养血的食物，如鸡蛋、牛奶、瘦肉及动物肝肾等，忌食辛辣、生、冷、硬、腥等食物。食物制作时应注意营养的搭配以及色、香、味，以增强食欲，增强机体抵抗力。

（2）静脉输入新鲜血液，也可输入白蛋白、氨基酸、脂肪乳剂等营养物质，或肠外营养支持如三升袋，以增强机体抵抗力。

（三）预防并发肺－支气管瘘

观察患者有无胸痛，刺激性咳嗽，白色黏液痰或突咳大量"巧克力"样痰，呼吸急促，甚至窒息等症状，一旦发生，立即通知医师处理。

（四）用药护理

（1）使用抗生素前，在患者高热寒战时采血送检做细菌培养及药物敏感试验。

（2）使用抗生素时，注意药物的配伍禁忌，了解药物在血中的浓度和半衰期，合理安排用药时间。

（3）使用抗生素后，密切观察用药后的反应，慎防不良反应的发生，积极防治二重感染如菌群失调、口腔黏膜溃疡等。

五、健康教育

（1）养成良好的卫生习惯，严格粪便管理。

（2）注意休息，加强营养。

（3）进食高蛋白、高热量、高维生素饮食。

（4）出现发热、腹痛、腹泻等不适应及时就诊。

第三节　急性胆囊炎的护理

急性胆囊炎是胆囊发生的急性化学性和（或）细菌性炎症，是一种常见的急腹症，女性多见。约95%的患者合并胆囊结石，称为结石性胆囊炎；另外的5%不合并胆囊结石，称为非结石性胆囊炎。前者常导致病情反复发作，最终成为慢性胆囊炎；后者病情严重，常见于长期禁食、妊娠时，穿孔发生率高。

一、概述

（一）临床表现

1.症状

（1）腹痛：为右上腹阵发性绞痛或胀痛，常在饱餐、进食油腻食物后或夜间发作，疼痛可放射至右肩、肩胛、右背部。

（2）消化道症状：腹痛发作时常伴有恶心、呕吐、厌食、便秘等消化道症状。

（3）发热：根据胆囊炎症反应程度不同，可有轻度至中度发热。如出现寒战、高热，提示病变严重，可能出现胆囊化脓、坏疽、穿孔或合并急性胆管炎。

2.体征

右上腹可有不同程度的压痛或叩痛，炎症波及浆膜时可出现反跳痛和肌紧张。将左手压于右侧肋缘下，嘱患者腹式呼吸，如出现突然吸气暂停，称为莫菲（Murphy）征阳性，是急性胆囊炎的典型体征。

（二）辅助检查

1. 实验室检查

血常规检查可见白细胞计数及中性粒细胞比例升高，一般在（10～15）×10^9/L，在急性化脓性胆囊炎和胆囊坏疽时，可达 20×10^9/L 以上。部分患者血清胆红素、转氨酶或淀粉酶常呈不同程度升高。

2. B 超检查

B 超是诊断急性胆囊炎最常用的检查方法，可见胆囊肿大，壁厚呈双边征，结石光团和声影，胆汁淤积。

3. X 线腹平片检查

X 线有时可显示胆囊区结石影，在急性气肿性胆囊炎时，可见胆囊壁及胆囊周围积气。合并胆囊十二指肠瘘时，胆囊内有可能见气体。

4. CT 检查

CT 对合并胆管继发结石，怀疑合并胆囊肿瘤时诊断价值优于 B 超。

5. MRI 和 MRCP 检查

MRI 和 MRCP 对胆囊结石和胆管结石诊断特异性、敏感性均佳，合并黄疸、怀疑并存胆管继发结石时，诊断意义大。

（三）治疗原则

1. 非手术治疗

非手术治疗包括全身支持，纠正水、电解质和酸碱平衡紊乱，禁食和胃肠减压，解痉镇痛，使用抗生素，治疗伴发疾病。急性结石性胆囊炎经非手术治疗，60%～80% 的患者可获缓解。

2. 择期手术

经非手术治疗，病情稳定并缓解者，在度过急性期后宜择期手术。此项适用于大多数患者。

3. 急诊手术

（1）手术指征：①寒战，高热，体温升达 39 ℃以上，白细胞计数 20×10^9/L 以上。②黄疸持续加重。③胆囊肿大，张力高，出现局部腹膜刺激征并有扩大趋势。④ 60 岁以上老人及合并糖尿病患者宜早期手术治疗。⑤急性非结石性胆囊炎患者应尽早手术。

（2）手术方式选择：不但要考虑手术的彻底性，更为重要的是要保证患者手术的安全性。根据患者的全身情况和局部病变情况，并考虑到医院和手术医生的条件，可以选择开腹胆囊切除、腹腔镜胆囊切除或胆囊造瘘术。近来有观点认为，急性胆囊炎合并胆囊结石可首选急诊腹腔镜胆囊切除术。但其中转开腹手术率较高。

二、护理评估

（一）健康史

评估患者有无糖尿病史。

（二）身体状况

1. 局部情况

评估患者右上腹有无不同程度、不同范围的压痛、反跳痛及肌紧张，Murphy 征是否阳性。能否扪及肿大而有触痛的胆囊。

2. 全身情况

评估患者有无突发的右上腹阵发性绞痛，疼痛有无放射至右肩部、肩胛部和背部。疼痛是否在饱餐、进油腻食物或饮酒后，或在夜间发作；疼痛时是否伴有恶心、呕吐、厌食等非特异性消化道症状。

3. 中毒症状

评估患者有无不同程度的体温升高、脉搏加速等感染征象，甚至出现弥漫性腹膜炎表现。

（三）心理－社会状况

了解患者及家属对所患疾病的认知程度和求医的态度。

三、护理诊断

（1）急性疼痛与结石突然嵌顿、胆汁排空受阻致胆囊强烈收缩或继发感染有关。

（2）营养失调：营养摄入低于机体需要量与不能进食和手术前后禁食有关。

（3）潜在并发症：胆囊穿孔、出血、胆瘘等。

四、护理措施

（一）术前护理

1. 病情观察

严密监测患者生命体征，观察腹部体征变化。若出现寒战、高热、腹痛加重、腹痛范围扩大等，应考虑病情加重，及时报告医师，积极处理。

2. 缓解疼痛

嘱患者卧床休息，取舒适体位；指导患者进行有节律的深呼吸，达到放松和减轻疼痛的目的。对诊断明确且疼痛剧烈者，给予消炎利胆、解痉镇痛药物，以缓解疼痛。

3. 控制感染

遵医嘱合理运用抗生素，选用对革兰阴性细菌及厌氧菌有效的抗生素并联合用药。

4. 改善和维持营养状况

对非手术治疗的患者，根据病情决定饮食种类，病情较轻者可予清淡饮食，病情严重者需禁食和（或）胃肠减压。不能经口进食或进食不足者，可经肠外营养途径补充和改善营养状况。拟行急诊手术的患者应禁食，经静脉补充足够的水、电解质、热量和维生素等，维持水、电解质及酸碱平衡。

（二）术后护理

1. 体位护理

协助患者取舒适体位，有节律地深呼吸，达到放松和减轻疼痛的效果。

2. 术后的护理

①饮食指导：术后禁食 6 小时。术后 24 小时内饮食以无脂流质、半流质为主，逐渐过渡至低脂饮食。②高碳酸血症的护理：表现为呼吸浅慢、$PaCO_2$ 升高。为避免高碳酸血

症的发生,本病术后常规予低流量吸氧,鼓励患者深呼吸,有效咳嗽,促进机体内 CO_2 排出。③肩背部酸痛的护理:腹腔中 CO_2 可聚集在膈下产生碳酸,刺激膈肌及胆囊床创面,引起术后不同程度的腰背部、肩部不适或疼痛等。一般无需特殊处理,可自行缓解。

3.并发症的观察与护理

观察生命体征、腹部体征及引流液情况。若患者出现发热、腹胀和腹痛等腹膜炎表现,或腹腔引流液呈黄绿色胆汁样,常提示发生胆瘘。一旦发现,需及时报告医师并协助处理。

五、健康教育

（一）合理饮食

指导患者选择低脂、易消化的饮食 1 个月以上,且以少量多餐为原则,忌油腻食物及饱餐。

（二）合理作息

指导患者养成良好的工作、休息和饮食规律,避免劳累及精神高度紧张。

（三）定期复查

非手术治疗或行胆囊造口术的患者,遵医嘱服用消炎利胆药物。按时复查,以确定是否行胆囊切除手术。出现腹痛、发热和黄疸等症状时,应及时就诊。

第四节　急性梗阻性化脓性胆管炎的护理

急性梗阻性化脓性胆管炎（AOSC）是以胆管梗阻和感染为主要病因的一种危重胆道疾病,又称急性重症胆管炎。AOSC 是结石性梗阻伴细菌感染发展的严重阶段,具有发病急、病情重、变化快、并发症多和死亡率高等特点。是肝内肝外胆管结石最凶险的并发症。

急性胆管炎和 AOSC 是胆管感染发生和发展的不同阶段和程度。引起 AOSC 的最常见原因是胆管结石,次之为胆道蛔虫和胆道狭窄。胆管、壶腹部肿瘤、原发性硬化性胆管炎、胆肠吻合术后、经"T"形管造影或经皮穿刺肝胆道成像（PTC）术后也可引起。

一、概述

（一）临床表现

1.症状

（1）病史:常有反复发作的胆绞痛、胆道感染病史或胆道手术史。

（2）腹痛:突发剑突下或右上腹胀痛或绞痛,伴恶心、呕吐。

（3）寒战、高热:体温升达 39 ℃以上,呈多峰弛张热型。

（4）黄疸:患者多有不同程度的黄疸。

（5）休克:病程晚期出现脉搏细数、血压下降、发绀。进展迅速者,甚至在黄疸之前即出现。少尿。

（6）精神症状:于休克出现前后出现烦躁不安、嗜睡、谵妄、神志恍惚,甚至昏迷等中枢神经系统症状。

（7）出血征象:以上症状中,腹痛、寒战高热、黄疸、休克和精神症状称为

Reynolds 五联征。

2. 体征

腹部检查可见右上腹及剑突下明显压痛和肌紧张，肝大，压痛，肝区叩击痛，有时可触及肿大的胆囊。皮肤巩膜可见明显黄疸，严重时皮肤可见散在出血点。休克时出现循环系统不稳定的临床表现，神志可淡漠、谵妄、恍惚或昏迷。

（二）辅助检查

（1）实验室检查：白细胞计数可高于 20×10^9/L，升高程度与胆道感染的严重程度呈正比。中性粒细胞比值明显升高。肝功能常异常，血清胆红素不同程度升高。代谢性酸中毒和低血钾较常见。尿中可有蛋白管型和颗粒管型。

（2）B 超检查：可见胆管明显增粗，管壁增厚，有时可见胆囊肿大及胆道内结石。

（3）CT 和 MRI 检查：对诊断有价值，同时可以了解梗阻部位和原因。

（4）PTC 检查：可以明确梗阻部位，对了解胆道内部情况十分重要。病情严重时可同时行经皮肝穿刺胆道引流术（PTCD）引流胆汁，缓解症状。

（5）内镜逆行胰胆管造影（ERCP）检查：对了解胆道病变有帮助，并可同时进行经内镜胆道置管引流。

（三）治疗原则

立即解除胆道梗阻并引流。当胆管内压降低后，患者情况能暂时改善，利于争取时间进一步治疗。

1. 非手术治疗

非手术治疗既是治疗手段，又是手术前准备。

（1）抗休克治疗：补液扩容，恢复有效循环血量。休克者使用多巴胺维持血压。

（2）抗感染治疗：选用针对革兰阴性菌及厌氧菌的抗生素，联合、足量用药。

（3）纠正水、电解质及酸碱平衡：常见为等渗或低渗性缺水、代谢性酸中毒。

（4）对症治疗：包括降温、解痉镇痛、营养支持等。

（5）其他治疗：禁食、胃肠减压。短时间治疗后病情无好转者，应考虑使用肾上腺皮质激素保护细胞膜和对抗细菌毒素。

2. 手术治疗

手术的主要目的是解除梗阻、降低胆道压力，挽救患者生命。手术力求简单、有效，多采用胆总管切开减压、"T"形管引流术。在病情允许的情况下，也可采用经内镜鼻胆管引流术或 PTCD 治疗。急诊手术常不能完全去除病因，待患者一般情况恢复，1～3 个月后根据病因选择彻底的手术治疗。

二、护理评估

（一）健康史

了解患者既往是否有胆道疾病发作史和胆道手术史。

（二）身体状况

1. 局部情况

评估患者有无肝区肿大及肝区疼痛，能否扪及胆囊；有无突发性剑突下或右上腹部胀痛或绞痛或腹膜刺激征等。

2. 全身情况

评估患者是否发病急、进展快，有无胆道感染的夏科氏（Charcot）三联征（腹痛、寒战高热、黄疸），是否伴有休克症状以及中枢神经系统受抑制的表现，即 Reynolds 五联征。

（三）心理－社会状况

了解患者对疾病的认知情况和家庭经济承受能力。

三、护理诊断

（1）体液不足与呕吐、禁食、胃肠减压和感染性休克等有关。

（2）体温过高与胆管梗阻并继发感染有关。

（3）低效性呼吸型态与感染中毒有关。

（4）潜在并发症：胆道出血、胆瘘、多器官功能障碍或衰竭。

四、护理措施

（一）术前护理

1. 心理护理

由于急性梗阻性化脓性胆管炎发病急骤，一些患者就诊时间较晚，来院时往往病情复杂而危重，可有恶心、呕吐、寒战、高热等症状，患者表现为痛苦、烦躁、焦虑不安或精神萎靡，重者意识不清。必须对患者进行精心的心理护理，消除思想顾虑，以取得配合。

2. 病情观察

急性梗阻性化脓性胆管炎一般具有胆道感染的 Charcot 三联征，还可出现 Reynolds 五联征。有时患者在尚未出现黄疸之前就发生了神志淡漠、昏迷症状，甚至短期内发生感染性休克。在准备手术的同时，必须：①严密观察生命体征的变化，注意腹痛、发热、黄疸三大症状的发展趋势。②对症治疗：降温，吸氧，迅速建立静脉输液通道，留置胃管行胃肠减压以防误吸，留置尿管并观察每小时尿量。③全身支持疗法：积极抗休克，补充血容量，改善微循环，纠正代谢性酸中毒，维持水、电解质平衡，必要时使用肾上腺皮质激素、维生素、血管活性药物等以维持主要脏器功能。④配血型，交叉核对同型血。⑤联合使用足量、有效的抗生素控制感染。⑥防治急性呼吸衰竭和肾衰竭。⑦注意患者有无出血倾向，血小板是否下降。

3. 术前准备

做好术前准备，及时完成各项术前准备工作。

（二）术后护理

1. 加强监护

监护内容包括神志、生命体征、腹部体征的变化，以及观察有无全身中毒症状及心、肺、肝、肾等重要器官的功能状况，发现异常及时报告医师处理。

2. 体位护理

术后去枕平卧，麻醉苏醒后，约术后 6 小时取半坐卧位，使呼吸更顺畅；降低切口张力，利于切口愈合；使引流更彻底；局限炎症。

3. 饮食指导

手术后禁食、禁饮，肠蠕动恢复后改进流食、半流质饮食，逐步过渡到普食。

4. 活动指导

术后第 1 日帮助患者翻身与拍背，促进血液循环，促进肺换气及胃肠蠕动，减少肺部并发症，防止腹部胀气，防止压疮发生。

5. 切口护理

保持伤口敷料干燥、清洁、固定，有渗血、渗液随时更换。

6. 心理护理

本病病情复杂，患者心理负担重，应有针对性地做好患者的心理护理。

7. 引流管的观察和护理

术后往往有多根引流管，有胃肠减压管、"T"形管、尿管、中心静脉置管和腹腔引流管，对这些引流管的正确观察和护理非常重要，应做到：①妥善固定各引流管，以防滑脱，定期检查引流管的通畅情况，防止管道堵塞造成引流不畅，要确保有效引流。②准确观察和记录 24 小时各引流管的引流液量、色和性质。早期引流液较浓后渐淡，如有严重感染颜色依然较浓，手术后 1~2 日量在 200~250 mL，以后渐多至 400~600 mL，10 日后远端胆总管水肿消退，部分胆汁直接流入十二指肠，致引流量逐渐减少。一旦短期内引流出大量血液，应高度警惕腹腔内出血的可能，应及时通知医师处理。③普通引流袋应每日更换，抗反流引流袋则每周更换 1~2 次，更换时务必严格无菌操作，谨防逆行性感染。④尽早拔除尿管，减少尿路感染的机会。⑤注意中心静脉置管的护理，避免导管相关性感染。

8. 皮肤护理

黄疸患者往往因胆盐刺激使皮肤奇痒，宜用温水擦洗，避免使用碱性强的皂液擦洗，以免加重病情；帮助患者修剪指甲，并嘱患者不要抓挠皮肤，以免皮肤破损；加强皮肤护理，协助翻身，预防压疮。

五、健康教育

（一）饮食指导

指导患者进食低脂易消化的饮食，忌油腻食物。

（二）休息

指导患者劳逸结合，避免劳累。

（三）"T"形管家庭护理

向带"T"形管出院的患者解释"T"形管的重要性，做好家庭护理，告知出院后的注意事项。尽量穿宽松柔软的衣服，以防引流管受压；洗澡时采用淋浴，用塑料薄膜覆盖引流管处，以减少感染的机会。日常生活中避免提举重物或过度活动，以免牵拉"T"形管而致其脱出。在"T"形管上标明记号，以便观察其是否脱出。定时更换引流袋，并记录引流液的量、色和性质。观察夹管后的反应。若发现引流液异常或身体不适，肝区胀痛等，应及时就医。

（四）复查

出院 1 个月后回院复查，出现局部疼痛或发热时随诊。

第十二章 胃肠外科疾病的护理

第一节 胃、十二指肠及小肠损伤的护理

腹部损伤很少累及胃,偶尔发生在胃膨胀时。上腹部或下胸部的穿透伤则可能导致胃损伤,常伴有肝、脾、横膈及胰等损伤。胃镜检查或吞入锐利异物也可引起穿孔,但很少见。十二指肠位置较深,大部分位于腹膜后,损伤的发生率较低,仅占腹部外伤的3.7%～5%,十二指肠损伤多见于十二指肠第二、三部,但由于其周围解剖关系复杂,一旦损伤,处理常较其他脏器的损伤更为困难。小肠占据中、下腹的大部分空间,受外伤的机会比较多。

一、概述

(一)临床表现

胃、十二指肠、小肠的损伤,其胃肠液流入腹腔都可引起剧烈腹痛和明显的腹膜炎体征。但有其各自不同的特点。

1. 胃损伤

若损伤未波及胃壁全层或为单纯性后壁损伤,其症状和体征不典型。若全层破裂,立即出现剧烈腹痛及腹膜刺激征,肝浊音界消失,膈下有游离气体,胃管引流出血性物。

2. 十二指肠损伤

位于腹腔内的十二指肠,损伤后可早期引起腹膜炎,有明显的腹膜刺激征。若损伤发生在腹膜后,早期常无明显症状和体征,以后可因十二指肠溢出的气体、胰液和胆汁在腹膜后疏松结缔组织内扩散而引起严重的腹膜后感染,可出现以下临床表现:①右上腹或腰部持续性疼痛且进行性加重(可向右肩和右肾区放射),但并无腹膜刺激征。②右上腹及右腰部有明显固定压痛。③腹部体征相对轻微而全身情况不断恶化。④部分患者可有血性呕吐物。

3. 小肠破裂

小肠破裂后,可在早期即产生明显的腹膜炎,诊断多不困难;只有少数患者有气腹。部分小肠裂口不大或穿破后被食物残渣、纤维蛋白,甚至突出的黏膜堵塞的患者,可能无弥漫性腹膜炎的表现。

(二)辅助检查

1.X线检查

早期腹部X线检查对胃损伤及十二指肠损伤的诊断有帮助。

2.CT检查

胃管内注入水溶性碘剂、同时注射造影剂行CT检查对十二指肠损伤的诊断也有帮助。

（三）治疗原则

一旦确诊为胃、十二指肠、小肠损伤，应立即行手术治疗，包括术中彻底探查、清理腹腔、根据具体伤情修复受损脏器。

1. 胃损伤

手术探查包括胃前、后壁，注意前、后壁是否同时穿透，还要防止遗漏小的破损。一般裂口可直接缝合，若广泛损伤，宜行部分切除术。

2. 十二指肠损伤

手术时应仔细探查十二指肠附近的组织，尤其不能遗漏十二指肠腹膜后的破裂。手术方式包括十二指肠破裂口修补或破裂口与空肠吻合；完全断裂时，可闭合断端，另做胃空肠吻合术。术后应将胃肠减压管置于十二指肠上段。腹膜后破裂者，需在修补处附近放置引流物。

3. 小肠破裂

手术方式以简单修补为主，但肠段损伤严重、有多处破裂、大部分或完全断裂以及肠系膜损伤使肠管血供障碍时，应做部分小肠切除吻合术。

二、护理评估

（一）术前评估

1. 健康史

了解患者腹部损伤的时间、地点、致伤源、伤情，就诊前的急救措施，受伤至就诊之间的病情变化。如果患者神志不清，应询问目击人员。患者一般有上腹火器伤、锐器伤或交通事故、工伤等外伤史或病理性胰腺疾病病史。

2. 身体状况

（1）腹部情况：评估患者腹壁有无伤口，以及其部位、大小、自腹壁伤口有无脏器脱出；有无腹部压痛、肌紧张和反跳痛，其程度和范围；腹部有无移动性浊音，肝浊音界是否缩小或消失；肠蠕动是否减弱或消失，直肠指诊有无阳性发现。

（2）全身情况：评估患者生命体征的变化，有无面色苍白、出冷汗、脉搏细数、血压不稳等休克的早期征象；有无很快出现体温升高、脉搏增快等全身中毒症状；是否合并胸部、颅脑、四肢及其他部位损伤。

3. 心理 – 社会状况

评估患者及家属对突发的腹部损伤，以及伤口出血、内脏脱出这些视觉刺激的心理承受能力和对预后的担心程度；评估经济承受能力和对本次损伤相关知识的了解程度。

（二）术后评估

导致胃、十二指肠及小肠损伤的原因均是意外，患者痛苦大、病情重，且在创伤、失血之后，处于紧张状态，患者常有恐惧、急躁、焦虑，甚至绝望，又担心手术能否成功，对手术产生恐惧心理。

三、护理诊断

（1）体液不足与损伤致腹腔内出血、严重腹膜炎、呕吐、禁食有关。

（2）组织灌注量减少与导致休克的因素依然存在有关。

（3）疼痛与胰腺破裂、腹腔内积血有关。

（4）焦虑或恐惧与意外创伤的刺激、出血及担心预后有关。

四、护理措施

（一）非手术治疗护理

（1）维持水电解质稳定：补液，纠正水、电解质及酸碱平衡失调。

（2）禁食和胃肠减压：可减少消化液分泌，吸出胃肠道的气体和液体，从而减少肠内容物的继续外溢或感染扩散，减少细菌和毒素进入血液循环，有利于病情的改善。

（3）抗生素的应用：早期可选用广谱抗生素，以后再根据细菌培养和药敏试验的结果加以调整。

（4）感染性休克的治疗：小肠破裂并发感染性休克，需及时有效地进行抢救。其措施包括：①迅速补充血容量。②纠正酸中毒。③皮质类固醇的应用：常用地塞米松。④心血管药物的应用：常用药物有多巴胺、间羟胺（阿拉明）等。⑤大剂量联用广谱抗生素。

（二）手术治疗护理

（1）严密观察病情变化：外伤性十二指肠损伤多为闭合性损伤，大多数无特征性表现，必须结合患者全身情况进行分析。密切观察病情，禁食、补液，有效胃肠减压。当患者出现烦躁、口渴、脉快、血压下降等休克表现时，首先应考虑腹腔出血的可能。一旦明确诊断，予止血、补充血容量、输血等抗休克治疗，必要时手术探查。

（2）体位护理：麻醉清醒后取半卧位，有利于腹腔残留液体流入盆腔，预防膈下血肿及膈下气肿的形成，鼓励患者早期下床活动，促进胃肠功能恢复。

（3）引流管护理：每天大量的消化液通过十二指肠，尤其胰液是引起肠瘘的主要因素。有效的十二指肠腔内减压（包括胃十二指肠造瘘、"T"形管引流等）可降低肠液对创口的刺激，促进创口愈合。黎介寿指出，有效的引流对控制感染较抗菌药的应用更为重要。因此，应及时检查引流管是否通畅，防止扭曲、折叠、堵塞，并定时挤压引流管，以确保引流通畅，准确记录引流液颜色、性质、量；并向家属说明引流的重要性，防止引流管脱出。

（4）有效控制感染，预防并发症：十二指肠损伤术后肠瘘发生率较高，是造成患者死亡的重要因素。肠瘘患者常合并较严重的腹腔感染和水、电解质及酸碱平衡失调，甚至出现低血容量性或中毒性休克。此时，要严密观察患者意识、生命体征、腹部体征，合理使用有效抗生素及抗休克治疗。同时抽取血标本做血生化、血气分析，及时纠正可能存在的电解质及酸碱平衡失调。

（5）加强心理护理：由于肠瘘的发生，导致住院时间延长，医疗费用增加，并可能再次手术，患者往往会产生恐惧、焦虑、消极、绝望心理。此时，应给予患者更多关怀、安慰和鼓励，并向患者及家属讲解肠瘘的一般知识，帮助患者及家属增强战胜疾病的信心。

（6）局部皮肤护理：长期肠瘘患者，消化液可从引流管外周渗出而腐蚀皮肤，引起周围皮肤红肿，甚至糜烂。首先要检查引流管是否通畅，清除管内堵塞物并调整引流位置；如引流量大，可在引流管旁附加负压吸引以及时吸净消化液，尽可能避免消化液与皮肤的接触；定时用消毒棉球清洁引流管周围皮肤，擦干后涂上氧化锌软膏，并每日2次红外线照射。

（7）营养支持护理：营养支持也是提高救治成功率的重要环节。患者均采用完全胃肠外营养（TPN），待肠道功能恢复后逐渐过渡到胃肠内营养（EN）。进入恢复期后，护理人员做好饮食指导和健康指导相当重要，饮食应以高维生素、高蛋白、低脂、易消化食物为主，少量多餐，避免过饱造成腹部不适。

五、健康教育

（一）复诊指导

患者住院2~3周出院，出院时复查CT或B超，嘱患者每3个月复查1次，如有不适症状随时就诊。

（二）生活指导

嘱患者出院后规律生活，避免过度劳累和精神刺激，饮食上给予高蛋白、高热量、高维生素饮食，遵医嘱按时服药。

（三）注意休息

嘱患者继续注意休息，避免体力劳动，避免剧烈运动，如弯腰、下蹲、骑摩托车等。注意保护腹部，避免外力冲撞。

第二节　结肠及直肠损伤的护理

结肠损伤的发生率较小肠为低。直肠上段在盆底腹膜反折之上，下段在反折之下，上、下段损伤后的表现是不相同的。

一、概述

（一）临床表现

1.结肠破裂

因结肠内容物液体成分少而细菌含量多，故腹膜炎虽出现得较晚，却较严重。部分结肠位于腹膜后，受伤后容易漏诊，常导致严重的腹膜后感染。

2.直肠损伤

（1）腹膜反折之上的直肠损伤：表现与结肠破裂基本相同。

（2）腹膜反折之下的直肠损伤：可引起严重的直肠周围感染，不表现为腹膜炎，易误诊。

（3）腹膜外直肠损伤可表现为：血液从肛门排出；若会阴部、骶尾部、臀部、大腿部的开放性伤口与直肠贯通，则有粪便从伤口溢出；若直肠与膀胱或尿道贯通，则尿液中有粪便残渣或尿液从肛门排出。直肠指诊可发现直肠内有出血，有时可摸到直肠裂口，怀疑直肠损伤而指诊阴性者，可行直肠镜检查。

（二）辅助检查

1.肛门直肠镜检

镜检可以清楚地看到损伤的部位、范围以及严重性。临床上，直肠下段损伤时，直肠指诊可发现损伤部位、伤口大小及数量；当损伤部位较高时，指诊不能到达而指套染血是明确的指征，直肠指检还可判明肛门括约肌的损伤情况，以提供治疗的参考。

2.X 线摄片检查

对闭合性损伤、患者情况允许立位照片时，大都可以通过摄片发现膈下游离气体，但无游离气体者并不能排除直肠伤的存在。骨盆 X 线摄片提示骨盆骨折的错位情况有助于判断直肠伤的部位。

3. 实验室检查

白细胞计数和中性粒细胞比例明显升高。

（三）治疗原则

1. 结肠破裂

由于结肠壁薄、血液供应差、细菌数量多，故结肠破裂的治疗不同于小肠破裂。除少数裂口小、腹腔污染轻、全身情况良好的患者可以考虑一期修补或一期结肠切除吻合（限于右半结肠）外，大部分患者需先采用肠造口术或肠外置术处理，3～4 个月后，待患者情况好转再关闭瘘口。做一期结肠修补或切除吻合术的患者，比较严重者宜在修补或吻合近端行造口术，确保肠内容物不再进入远端。

2. 直肠损伤

直肠上段破裂，应剖腹进行修补。若直肠毁损严重，可切除后行端端吻合，同时行乙状结肠双筒造口术，2～3 个月后闭合造口。直肠下段破裂，应充分引流直肠周围间隙以防感染扩散，并行乙状结肠造口术，使粪便改道，直至伤口愈合。

二、护理评估

（一）术前评估

1. 健康史

了解患者腹部损伤的时间、地点，以及伤源、伤情、就诊前的急救措施、受伤至就诊之间的病情变化。如果患者神志不清，应询问目击人员。患者一般有上腹部火器伤、锐器伤或交通事故、工伤等外伤史或病理性（直肠及结肠）的疾病病史。

2. 身体状况

（1）腹部情况：评估患者腹壁有无伤口及其部位、大小、自腹壁伤口有无脏器脱出；有无腹部压痛、肌紧张和反跳痛，其程度和范围，腹部有无移动性浊音，肝浊音界是否缩小或消失；肠蠕动是否减弱或消失，直肠指诊有无阳性发现。

（2）全身情况：评估患者生命体征的变化，有无面色苍白、出冷汗、脉搏细数、血压不稳等休克的早期征象；有无很快出现体温升高、脉搏增快等全身中毒症状；是否合并胸部、颅脑、四肢及其他部位损伤。

3. 心理 – 社会状况

评估患者及家属对突发的腹部损伤以及伤口出血、内脏脱出这些视觉刺激的心理承受能力和对预后的担心程度；评估经济承受能力和对本次损伤相关知识的了解程度。

（二）术后评估

导致结肠及直肠损伤的原因多与既往肝脏疾病及外伤有关，患者痛苦大、病情重，且在创伤、失血之后处于紧张状态，故常有恐惧、急躁、焦虑，甚至绝望，又担心手术是否成功，对手术产生恐惧心理。

三、护理诊断

（1）疼痛与腹膜刺激征、腹部损伤有关。

（2）焦虑或恐惧与剧烈疼痛、突然受伤、生命受到严重威胁或潜在威胁感，对预后的不确定有关。

（3）知识缺乏：缺乏有关肠道手术的注意事项及结肠造口的护理知识。

（4）自我形象紊乱与腹腔结肠造口的建立、排便方式改变有关。

（5）自理能力缺陷与手术创伤、术后引流和结肠造口有关。

（6）尿潴留与直肠感染、骶麻后抑制排尿反射、盆腔神经受损、切口疼痛等有关。

（7）潜在并发症：出血。

四、护理措施

（一）一般护理

1.复合伤患者的护理

监测生命体征及意识、瞳孔等变化，保持呼吸道通畅，及时给予吸氧，防止并发症及多器官功能衰竭。

2.疼痛的护理

评估患者疼痛的程度、部位及类型，疼痛程度加重及疼痛部位或类型的改变可能提示有继发感染或其他并发症发生。采取恰当体位、应用放松技巧等，使患者保持最佳舒适状态。患者一旦确诊，可按医嘱使用镇痛剂或患者自控镇痛泵。

3.会阴及肛门冲洗

保持局部干燥、清洁，观察敷料渗出情况。

4.其他

不论进行何种检查和护理，对疑有直肠损伤者，绝对禁止向肛管内注入空气、水、钡剂或其他物质，以免感染加速扩散。此外，在直肠穿透性损伤，通常穿孔数应为"双数"，即一侧有一个穿孔，应在另一侧也有一个穿孔，检查时不可忽视。

（二）心理护理

评估患者和家属的焦虑或恐惧程度，对患者及家属表现出镇静和关心的态度，鼓励其表达内心感受和担忧，认真倾听其感受，以建立相互信任关系；做好各种治疗、操作、检查的解释工作，以增加其对医疗护理工作的信任，降低其焦虑程度；指导并协助患者采取松弛技巧，如渐进性放松、沉思、想象等，以减轻焦虑的生理症状。对需做结肠造口的患者，让其了解腹部结肠造口只是暂时，待3～4个月后患者情况好转后，可行关闭造口术。

（三）术后护理

（1）病情观察：每小时监测生命体征，评估患者的体液和血容量，以及心血管功能状况。准确记录出入量，为治疗提供依据。

（2）营养支持：按医嘱予以静脉补液，维持水、电解质平衡，尤其是长时间禁食患者。

（3）疼痛护理：指导缓解疼痛的方法，如变换体位、分散注意力、减少周围环境刺激、放松疗法以及给予镇痛药并评估镇痛药的效果。指导患者咳嗽和深呼吸时按压伤口法。

（4）会阴（骶尾）引流管的护理：术后几小时内会阴部伤口引流量可能很多，应及时更换敷料，用等渗盐水冲洗并注意无菌操作，观察并记录引流液的量、颜色和性状，评估伤口有无红肿、疼痛等表现。观察肛门周围有无渗出，保持清洁、干燥。

（5）导尿管的护理：术后一般需留置导尿管 1～2 周，每日用 1：5000 的呋喃西林液冲洗膀胱，每周更换导尿管；数天后关闭导尿管，每隔 4～6 小时或有尿意时开放尿管，训练膀胱收缩排尿功能；拔除导管后如有排尿困难，可先试行针刺、按摩、热敷等。

（6）结肠造口的护理：严重的会阴损伤、直肠及肛门括约肌几乎全部破坏者，可经腹会阴联合切除广泛损伤的直肠后，做乙状结肠永久性造口。

五、健康教育

（1）加强宣传，增进劳动保护、安全生产、安全行车、遵守交通规则的知识，避免意外损伤的发生。

（2）普及各种急救知识，在发生意外事故时，能进行简单的急救或自救。

（3）指导患者和家属护理结肠造口，出院前以书面、讲解、示范的方式，指导患者进行结肠造口及其周围皮肤护理、造口袋管理和造口灌洗等。指导患者自己护理造口和使用造口袋，以增进其独立感。

（4）注意饮食卫生，避免食用刺激性，易导致腹泻、便秘的食物。

（5）告知患者 6～8 周后可恢复日常活动，洗澡和游泳均不受影响，但应避免提重物。

（6）3 个月后门诊随访。定期复查。

第十三章　妇产科疾病的护理

第一节　外阴部炎症的护理

一、非特异性外阴炎

非特异性外阴炎（non-speafic vulvitis）是由物理、化学因素而非病原体所致的外阴皮肤或黏膜的炎症。

（一）概述

1. 病因

首先，外阴暴露于外，与尿道、肛门、阴道邻近，若不注意皮肤清洁，月经血、产后恶露、阴道分泌物、尿液、粪便等刺激均可引起外阴不同程度的炎症。其次为糖尿病患者的糖尿刺激、粪瘘患者的粪便刺激、尿瘘患者尿液长期浸渍等。此外，穿紧身化纤内裤、月经垫通透性差、外阴局部潮湿等均可引起外阴部炎症。

2. 临床表现

外阴皮肤黏膜瘙痒、疼痛、红肿、灼热感，于性交、活动、排尿、排便时加重。检查见外阴局部充血、肿胀、糜烂，常有抓痕，严重者形成溃疡或湿疹。慢性炎症者，外阴局部皮肤增厚、粗糙、皲裂等，甚至苔藓样变。

3. 处理原则

保持局部清洁、干燥，包括局部治疗和病因治疗。局部治疗应用抗生素；病因治疗，若发现糖尿病则积极治疗糖尿病；若有尿瘘、粪瘘，应及时行修补术。

（二）护理要点

1. 治疗指导

非特异性外阴炎患者的局部治疗可用 0.1% 聚维酮碘液或 1∶5000 高锰酸钾液坐浴，每日 1~2 次，每次 15~30 分钟，5~10 次为一个疗程。护士应教会患者坐浴的方法，包括浴液的配制、温度、坐浴的时间及注意事项。注意提醒患者浴液浓度不宜过浓，以免灼伤皮肤。坐浴时要使会阴部浸没于溶液中，月经期停止坐浴。坐浴后，局部涂抗生素软膏或紫草油。也可用中药水煎熏洗外阴部，每日 1~2 次。急性期患者还可选用微波或红外线进行局部物理治疗。

2. 健康教育

护士应指导护理对象注意保持外阴的清洁、干燥，穿纯棉内裤并经常更换，做好经期、孕期、分娩期及产褥期卫生。勿饮酒，少食辛辣食物。外阴部严禁搔抓，勿用刺激性药物或肥皂擦洗。外阴溃破者要预防继发感染，使用柔软无菌会阴垫，减少摩擦和感染的机会。

二、前庭大腺炎

病原体侵入前庭大腺引起的炎症，称为前庭大腺炎（Bartholinitis）。前庭大腺位于两侧大阴唇后 1/3 深部，其直径为 0.5～1.0 cm，出口管长 1.5～2.0 cm，腺管开口于处女膜与小阴唇之间。外阴部受污染时，易发生炎症。育龄妇女多见，幼女及绝经后期妇女少见。

（一）概述

1. 病因

本病主要病原体为葡萄球菌、链球菌、大肠埃希菌、肠球菌等，随着性传播疾病发病率的增加，淋病奈瑟菌及沙眼衣原体已成为常见病原体。急性炎症发作时，病原体首先侵犯腺管，导致前庭大腺导管炎，腺管开口往往因肿胀或渗出物凝聚而阻塞，脓液不能外流、积存而形成脓肿，称为前庭大腺脓肿。

2. 临床表现

炎症多发生于一侧。初起时局部肿胀、疼痛、灼烧感，行走不便，有时致大小便困难。部分患者出现发热等全身症状。检查见局部皮肤红肿、发热、压痛明显，患侧前庭大腺开口处有时可见白色脓点。当脓肿形成时，疼痛加剧，脓肿直径可达 3～6 cm，局部可触及波动感。当脓肿内压力增大时，表面皮肤发红、变薄，脓肿可自行破溃；若破孔大，可自行引流，炎症较快消退而痊愈；若破孔小，引流不畅，则炎症持续不消退，并可反复急性发作。发热患者可有腹股沟淋巴结不同程度增大。

3. 处理原则

根据病原体选择敏感的抗生素控制急性炎症；脓肿/囊肿形成后可切开引流并做造口术。

（二）护理要点

（1）急性期患者应卧床休息，保持局部清洁；由前庭大腺开口处取分泌物进行细菌培养和药敏试验，按医嘱给予抗生素及止痛剂。也可选用蒲公英、紫花地丁、金银花、连翘等局部热敷或坐浴。

（2）脓肿或囊肿切开术后，局部放置引流条引流，引流条需每日更换。外阴用消毒液常规擦洗，伤口愈合后，可改用坐浴。

三、前庭大腺囊肿

前庭大腺囊肿（Bartholin cyst）系因前庭大腺腺管开口部阻塞、分泌物积聚于腺腔而形成。前庭大腺囊肿可继发感染，形成脓肿并反复发作。

（一）概述

1. 病因

引起前庭大腺管阻塞的原因有：

（1）前庭大腺脓肿消退后，腺管口粘连闭塞，腺管阻塞，分泌物不能排出，脓液吸收后由黏液分泌物所代替。

（2）先天性腺管狭窄或腺腔内黏液浓稠分泌物排出不畅，导致囊肿形成。

（3）前庭大腺管损伤，如分娩时会阴与阴道裂伤后瘢痕阻塞腺管口，或会阴后一侧切开术损伤腺管。

2. 临床表现

前庭大腺囊肿多由小而逐渐增大，囊肿多为单侧，也可为双侧。若囊肿小且无感染，患者可无自觉症状，往往于妇科检查时被发现；若囊肿大，可有外阴坠胀感或性交不适。

检查见囊肿多呈椭圆形，大小不等，位于外阴部后下方，可向大阴唇外侧突起。

3. 处理原则

行前庭大腺囊肿造口术，造口术方法简单、损伤小，术后还能保留腺体功能。还可采用 CO_2 激光或微波行囊肿造口术。

（二）护理要点

同前庭大腺炎患者的护理。

第二节　阴道炎症的护理

一、滴虫阴道炎

滴虫阴道炎（trichomonalvaginitis）是由阴道毛滴虫引起的阴道炎，是常见的性传播疾病。

（一）概述

1. 病因

滴虫呈梨形，体积为多核白细胞的 2～3 倍，其顶端有 4 根鞭毛，体侧有波动膜，后端尖并有轴柱凸出，无色透明如水滴。鞭毛随波动膜的波动而活动。其适宜在温度 25～40 ℃、pH 值为 5.2～6.6 的潮湿环境中生长，在 pH 值 5.0 以下或 7.5 以上的环境中则不生长。滴虫能在 3～5 ℃生存 21 日，在 46 ℃生存 20～60 分钟，在半干燥环境中生存约 10 小时；在普通肥皂水中也能生存 45～120 分钟。月经前后阴道 pH 值发生变化，月经后接近中性，故隐藏在腺体及阴道皱襞中的滴虫于月经前后常得以繁殖，引起炎症的发作。另外，妊娠期、产后等阴道环境也发生改变，适于滴虫生长繁殖。滴虫能消耗或吞噬阴道上皮细胞内的糖原，也可吞噬乳杆菌，阻碍乳酸生成，使阴道 pH 值升高而有利于繁殖。滴虫阴道炎患者的阴道 pH 值一般在 5.0～6.5，多数超过 6.0。滴虫不仅寄生于阴道，还常侵入尿道或尿道旁腺，甚至膀胱、肾盂，以及男性的包皮皱褶、尿道或前列腺中。滴虫能消耗氧气，使阴道成为厌氧环境，利于厌氧菌繁殖，约 60% 患者合并有细菌性阴道病。

2. 传播方式

（1）经性交直接传播：是主要的传播方式。由于男性感染滴虫后常无症状，易成为感染源。

（2）间接传播：经公共浴池、浴盆、浴巾、游泳池、坐式便器、衣物等间接传播，还可通过污染的器械及敷料传播。

3. 临床表现

潜伏期 4～28 日，25%～50% 的患者感染初期无症状，主要症状是阴道分泌物增多及外阴瘙痒，间或有灼热、疼痛、性交痛等。典型分泌物是稀薄脓性、黄绿色，泡沫状伴有臭味。分泌物呈脓性是因分泌物中含有白细胞，若合并其他感染则呈黄绿色；泡沫状，有臭味是因滴虫无氧酵解糖类，产生腐臭气体。瘙痒部位主要为阴道口及外阴。若合并尿道口感染，可有尿频、尿痛，有时可见血尿。阴道毛滴虫能吞噬精子，影响精子在阴道内存活，可致不孕。妇科检查可见患者阴道黏膜充血，严重者有散在出血斑点，甚至宫颈有出血斑点，形成"草莓样"宫颈，后穹隆有大量白带，呈灰黄色泡沫状、黄白色稀薄液体或黄绿色脓性分泌物。少数患者阴道内有滴虫存在而无炎症反应，阴道黏膜无异常，称为带虫者。

4. 处理原则

全身用药，主要治疗药物是甲硝唑和替硝唑。初次治疗可选择甲硝唑 2 g，单次口服；或替硝唑 2 g，单次口服。甲硝唑的治愈率为 90%～95%，替硝唑治愈率为 86%～100%。替代方案：甲硝唑 400 mg，每日 2 次，连服 7 日。

（二）护理要点

1. 指导患者自我护理

注意个人卫生，保持外阴部的清洁、干燥。勤换内裤，内裤、坐浴及洗涤用物应煮沸消毒 5～10 分钟以消灭病原体，避免交叉和重复感染的机会。尽量避免搔抓外阴部以免皮肤破损。治疗期间禁止性生活。

2. 指导患者配合检查

告知患者取分泌物前 24～48 小时避免性交、阴道灌洗或局部用药。分泌物取出后应及时送检并注意保暖，否则滴虫活动力减弱，会造成辨认困难。

3. 告知全身用药注意事项

甲硝唑口服后偶见胃肠道反应，如食欲减退、恶心、呕吐。此外，偶见头痛、皮疹、白细胞减少等，一旦发现，应报告医师并停药。由于药物可抑制乙醇在体内氧化而产生有毒的中间代谢产物，因此，甲硝唑用药期间及停药 24 小时内、替硝唑用药期间及停药 72 小时内禁止饮酒。甲硝唑能通过乳汁排泄，用药期间及用药后 12～24 小时内不宜哺乳；替硝唑服药后 3 日内不宜哺乳。

4. 要求性伴侣同时治疗

滴虫阴道炎主要由性行为传播，性伴侣应同时进行治疗，治愈前避免无保护性交。

5. 随访及治疗失败者的处理

对症状持续存在或症状复发的患者，进行随访及病原体检测。滴虫阴道炎患者再感染率高，患有滴虫性阴道炎的性活跃女性应在最初感染 3 个月后重新进行筛查。对初次治疗失败且排除再次感染者，按医嘱增加甲硝唑疗程及剂量仍有效。可重复应用甲硝唑 400 mg，每日 2 次，连服 7 日；若再次治疗仍失败，给予甲硝唑 2 g，每日 1 次，连服 5 日，同时进行耐药性监测。

6. 说明妊娠期治疗的注意事项

滴虫阴道炎可致胎膜早破、早产及低出生体重儿，治疗可采用甲硝唑 2 g 顿服，或甲硝唑 400 mg，每日 2 次，连服 7 日。治疗有症状的滴虫阴道炎孕妇可以减轻症状，减少传播，防止新生儿呼吸道和生殖道感染。但是，目前关于甲硝唑治疗是否能够改善滴虫阴道炎的产科并发症及是否增加胎儿致畸率尚无统一结论，因此应用甲硝唑时，最好取得孕妇及其家属的知情同意。

二、外阴阴道假丝酵母菌病

外阴阴道假丝酵母菌病（vulvovaginal candidiasis，VVC）是由假丝酵母菌引起的外阴阴道炎症，曾称为外阴阴道念珠菌病，发生率高。国外资料显示，约 75% 妇女一生中至少患过 1 次外阴阴道假丝酵母菌病，其中 40%～45% 妇女经历过 2 次或以上的发病。

（一）概述

1. 病因

80%～90% 的病原体为白假丝酵母菌，10%～20% 为非白假丝酵母菌（光滑假丝酵母菌、近平滑假丝酵母菌、热带假丝酵母菌等）引起。酸性环境适宜假丝酵母菌生长，假丝酵母菌感染的患者阴道 pH 值多在 4.0～4.7，通常小于 4.5。假丝酵母菌对热的抵抗力不强，加热至 60 ℃后 1 小时即可死亡，但对于干燥、日光、紫外线及化学制剂等抵抗力较强。

白假丝酵母菌是有酵母相和菌丝相的双相菌。酵母相为芽生孢子，在无症状寄居和传播中起作用；菌丝相为芽生孢子伸长成假菌丝，侵袭组织能力强。白假丝酵母菌为条件致病菌，10%～20% 非孕妇女及 30%～40% 孕妇阴道中有此菌寄生，但数量极少，且呈酵母相，并不引起症状。只有在全身及阴道局部免疫能力下降时，假丝酵母菌大量繁殖并转变为菌丝相，才出现症状。常见发病诱因有：①长期应用抗生素，抑制了乳杆菌生长，有利于假丝酵母菌繁殖；②妊娠时机体免疫力下降，雌激素水平高，阴道组织内糖原增加，酸度增高，有利于假丝酵母菌生长；③糖尿病患者机体免疫力下降，阴道内糖原增加，适合假丝酵母菌繁殖；④大量应用免疫抑制剂，如类固醇皮质激素或免疫缺陷综合征，使机体的抵抗力降低；⑤其他诱因有胃肠道假丝酵母菌、应用含高剂量雌激素的避孕药、穿紧身化纤内裤和肥胖等，后者可使会阴局部的温度及湿度增加，易于假丝酵母菌繁殖。

2. 传播方式

（1）内源性感染：为主要感染途径，假丝酵母菌除作为条件致病菌寄生于阴道外，还可寄生于人的口腔、肠道，当局部环境条件适合时易发病时，这三个部位的假丝酵母菌可互相传染。

（2）性交传染：部分患者可通过性交直接传染。

（3）间接传染：少数患者是接触感染的衣物而间接传染。

3. 临床表现

本病的临床表现主要为外阴瘙痒、灼痛、性交痛以及尿痛，部分患者阴道分泌物增多。尿痛特点是排尿时尿液刺激水肿的外阴及前庭而导致疼痛。阴道分泌物由脱落上皮细胞和菌丝体、酵母菌和假丝菌组成，其特征是白色稠厚，呈凝乳或豆腐渣样。妇科检查可见外阴红斑、水肿，常伴有皮肤抓痕，严重者可见皮肤皲裂、表皮脱落。阴道黏膜红肿，小阴唇内侧及阴道黏膜附有白色块状物，擦除后露出红肿黏膜面，急性期还可见到糜烂及浅表溃疡。

4. 处理原则

消除诱因，包括积极治疗糖尿病，及时停用广谱抗生素、雌激素及类固醇皮质激素。根据患者具体情况选择局部或全身应用抗真菌药物。单纯性 VVC 主要以局部短疗程抗真菌药物为主，复杂性 VVC 患者可采用强化治疗及巩固治疗。严重 VVC 者，外阴局部可应用低浓度糖皮质激素软膏或唑类霜剂。

（二）护理要点

1. 健康指导

与患者讨论发病的因素及治疗原则，积极配合治疗方案；培养健康的卫生习惯，保持局部清洁；避免交叉感染。勤换内裤，用过的内裤、盆及毛巾均用开水烫洗。

2. 用药护理

要向患者说明用药的目的与方法，取得配合，按医嘱完成正规疗程。指导患者正确用药。需要阴道用药的患者应洗手后戴手套，用食指将药沿阴道后壁推达阴道深部；为保证药物局部作用时间，宜在晚上睡前放置。为提高用药效果，可用 2%～4% 碳酸氢钠液坐浴或阴道冲洗后用药。对复发性 VVC（RVVC）患者，治疗期间应定期复查监测疗效及药物不良反应，一旦发现不良反应，立即停药。妊娠期合并感染者以局部治疗为主，以 7 日疗法效果为佳。禁止口服唑类药物。

（1）单纯性 VVC 主要以局部短疗程抗真菌药物为主，唑类药物的疗效高于制霉菌素。可选用下列药物之一放于阴道内：①咪康唑栓剂，每晚 1 粒（200 mg），连用 7 日；或每晚 1 粒（400 mg），连用 3 日；或 1 粒（1200 mg），单次用药；②克霉唑栓剂，每晚 1 粒（100 mg），塞入阴道深部，连用 7 日；或 1 粒（500 mg），单次用药；③制霉菌素栓剂，每晚 1 粒（10 万 U），连用 14 日。复杂性 VVC 患者局部用药可采用强化治疗；严重 VVC 者，外阴局部可应用低浓度糖皮质激素软膏或唑类霜剂。

单纯性 VVC 患者若不能耐受局部用药、未婚妇女及不愿采用局部用药者，可选用口服药物。常用药物是氟康唑 150 mg，顿服。严重 VVC 患者，若选择口服氟康唑 150 mg，则 72 小时后加服 1 次。

（2）RVVC 的抗真菌治疗分为强化治疗及巩固治疗。根据真菌培养和药物敏感试验选择药物。在强化治疗达到真菌学阴性后，给予巩固治疗至半年。强化治疗若为阴道局部治疗，可选咪康唑栓剂，每晚 1 粒（400 mg），连用 6 日；若为全身用药，可口服氟康唑 150 mg，第 4 日、第 7 日各加服 1 次。巩固治疗方案：目前国内外尚无成熟方案，若为每月规律发作者，可于发作前预防用药 1 次，连续 6 个月。

3. 性伴侣治疗

约 15% 男性与女性患者接触后患有龟头炎，对有症状男性，应进行假丝酵母菌检查及治疗，预防女性重复感染。

4. 随访

若症状持续存在或诊断后 2 个月内复发，需再次复诊。对 RVVC 患者，在治疗结束后 7～14 日、1 个月、3 个月和 6 个月各随访 1 次，后两次随访时，建议进行真菌培养。

三、萎缩性阴道炎

萎缩性阴道炎（atrophie vaginitis）常见于自然绝经或人工绝经后妇女，也可见于产后闭经或药物假绝经治疗的妇女。

（一）概述

1. 病因

绝经后妇女因卵巢功能衰退，雌激素水平降低，阴道壁萎缩，黏膜变薄，上皮细胞内糖原含量减少，阴道内 pH 值增高，多为 5.0～7.0，嗜酸性的乳杆菌不再为优势菌，局部抵抗力降低，其他致病菌过度繁殖或外源性致病菌容易入侵而引起炎症。

2. 临床表现

本病主要症状为外阴灼热不适、瘙痒及阴道分泌物增多。阴道分泌物稀薄，呈淡黄色，感染严重者呈血样脓性白带。由于阴道黏膜萎缩，可伴有性交痛。妇科检查可见阴道呈萎缩性改变，上皮皱襞消失、萎缩、菲薄。阴道黏膜充血，常伴有散在小出血点或点状出血斑，有时见浅表溃疡。溃疡面可与对侧粘连，严重时造成阴道狭窄甚至闭锁；若炎症分泌物引流不畅，可形成阴道积脓或宫腔积脓。

3. 处理原则

治疗原则为应用抗生素抑制细菌生长，补充雌激素增强阴道抵抗力。

（二）护理要点

1. 加强健康教育

注意保持会阴部清洁，勤换内裤，出现症状及时到医院就诊。

2. 用药护理

使患者理解用药的目的、方法与注意事项，主动配合治疗过程。阴道局部应用抗生素，如诺氟沙星 100 mg，放入阴道深部，每日 1 次，7～10 日为一个疗程。也可选用中药，如保妇康栓等。对于阴道局部干涩明显者，可应用润滑剂。通常在阴道冲洗后进行阴道局部用药。患者可采用 1% 乳酸或 0.5% 醋酸冲洗阴道，每日 1 次，以增加阴道酸度，抑制细菌生长繁殖。本人用药有困难者，指导其家属协助用药或由医务人员帮助使用。

雌激素制剂可局部给药，可用雌三醇软膏局部涂抹，每日 1～2 次，14 日为一个疗程；或选用兼有广谱抗菌作用及局部雌激素样作用的制剂，如氯喹那多普罗雌烯阴道片。也可全身用药，对于同时需要性激素替代治疗的患者，可口服替勃龙，2.5 mg，每日 1 次。乳腺癌或子宫内膜癌患者要慎用雌激素。

四、细菌性阴道病

细菌性阴道病（bacterial vaginosis, BV）是阴道内正常菌群失调引起的一种混合感染，但临床及病理特征无炎症改变。

（一）概述

1. 病因

正常阴道微生物群中以乳杆菌为优势菌，乳杆菌不但能够维持阴道的酸性环境，还能产生 H_2O_2、细菌素等抗微生物因子，可抑制致病菌微生物的生长；同时，通过竞争排斥机制阻止致病微生物黏附于阴道上皮细胞，维持阴道微生态平衡。频繁性交、多个性伴侣或阴道灌洗等情况下，乳杆菌减少，导致其他微生物大量繁殖，主要有加德纳菌、厌氧菌（动弯杆菌、普雷沃菌、紫单胞菌、类杆菌、消化链球菌等）以及人型支原体，其中以厌氧菌居多，这些微生物的数量可增加 100～1000 倍。随着这些微生物的繁殖，其代谢产物使阴道分泌物的生化成分发生相应改变，pH 值升高，胺类物质（尸胺、腐胺、三甲胺）、有机酶以及一些酶类（黏多糖酶、唾液酸酶、IgA 蛋白酶等）增加。胺类物质可使阴道分泌物增多并有臭味。酶和有机酸可破坏宿主的防御机制，如溶解宫颈黏液，使致病微生物更易进入上生殖道，引起炎症。

2. 临床表现

本病多发生在性活跃期妇女。10%～40% 患者无临床症状。有症状者表现为阴道分泌物增多，伴有鱼腥臭味，性交后加重，可出现轻度外阴瘙痒或烧灼感。检查可见阴道分泌物呈灰白色，均匀一致，稀薄，常黏附于阴道壁，但黏度很低，容易将分泌物从阴道壁拭去，阴道黏膜无充血的炎症表现。

细菌性阴道病还可引起子宫内膜炎、盆腔炎、子宫切除术后阴道断端感染，妊娠期细菌性阴道病可导致绒毛膜炎、胎膜早破、早产。

3. 处理原则

有症状者均需治疗，无症状者除早产高风险孕妇外，一般不需治疗。治疗选用抗厌氧菌药物，主要药物有甲硝唑和克林霉素。局部用药与口服药物疗效相似，治愈率 80% 左右。

（二）护理要点

1. 指导患者自我护理

注意个人卫生，保持外阴部清洁、干燥，尽量避免搔抓外阴部致皮肤破损。勤换内裤，出现症状应及时诊断并治疗。

2. 用药护理

向患者说明药物治疗的目的、方法，指导患者正确用药。口服药物首选甲硝唑 400 mg，每日 2 次，口服，共 7 日。替代方案：替硝唑 2 g，口服，每日 1 次，连服 3 日；或替硝唑 1 g，口服，每日 1 次，连服 5 日；或克林霉素 300 mg，每日 2 次，连服 7 日。阴道局部用药，如甲硝唑栓剂 200 mg，每晚 1 次，连用 7 日；或 2% 克林霉素软膏阴道涂布，每次 5 g，每晚 1 次，连用 7 日。任何有症状的细菌性阴道病孕妇及无症状早产高风险孕妇均需筛查及治疗。用药为甲硝唑或克林霉素，剂量及用药时间同非孕妇女。

3. 随访指导

治疗后无症状者不需常规随访。妊娠合并 BV 者需要随访治疗效果。细菌性阴道病复发较常见，对症状持续或症状重复出现者，应告知患者复诊，接受治疗。

第三节　胎膜早破的护理

胎膜早破（premature rupture ofmembrane，PROM）是指胎膜在临产前发生自然破裂。依据发生的孕周分为足月 PROM 和未足月 PROM（preterm premature rupture ofmembrane，PPROM），后者指在妊娠 20 周以后、未满 37 周发生的胎膜破裂。

一、概述

（一）病因

1. 生殖道感染

孕妇存在生殖器官感染，病原微生物上行性感染可引起胎膜炎，使胎膜局部抗张能力下降而破裂。

2. 羊膜腔压力增高

宫内压力增加时，覆盖于宫颈内口处的胎膜成为薄弱环节而容易发生破裂。

3. 胎膜受力不均

头盆不称、胎位异常使胎先露部不能衔接，前羊膜囊所受压力不均，导致胎膜破裂。因手术创伤或先天性宫颈组织结构薄弱，宫颈内口松弛，前羊膜囊楔入，受压不均；宫颈过短或宫颈功能不全，宫颈锥形切除，胎膜接近阴道，缺乏宫颈黏液保护，易受病原微生物感染，导致胎膜早破。

4. 营养因素

缺乏维生素 C、钙、锌及铜，可使胎膜抗张能力下降，易引起胎膜早破。

5. 其他高危因素

细胞因子 IL-6、IL-8、TNF-α 升高，可激活溶酶体酶，破坏羊膜组织；妊娠晚期性生活不当、过度负重及腹部受碰撞等。

（二）临床表现

孕妇突感有液体自阴道流出或无控制的"漏尿"，不伴有腹痛，少数孕妇仅感到外阴较平时湿润。当腹压增加时，阴道流液增加。阴道窥器检查可见阴道后穹隆有液体聚积，或可见羊水自宫口流出。

（三）对母儿的影响

1. 对孕妇的影响

PROM 孕妇易发生羊膜腔感染、胎盘早剥、羊水过少、产后出血。

2. 对胎儿的影响

PROM 胎儿易发生绒毛膜羊膜炎、脐带受压、脐带脱垂、早产、新生儿吸入性肺炎，严重者发生败血症、颅内感染、胎儿窘迫、胎肺发育不全、骨骼畸形、新生儿呼吸窘迫综合征等。

（四）处理原则

应根据孕周、有无感染、胎儿宫内情况等制订合理的处理方案或及时转诊。PROM 的期待治疗包括预防感染、促胎儿肺成熟等。

二、护理评估

（一）健康史

了解诱发胎膜早破的原因，确定胎膜破裂的时间，妊娠周数，是否有宫缩及感染的征象等。

（二）身心状况评估

孕妇阴道液体流出的情况，包括腹压增加后液体流出是否增加，检查触不到前羊膜囊，上推胎儿先露部可见到流液量增多。评估孕妇有无感染。绒毛膜羊膜炎是 PROM 发生后的主要并发症，临床表现包括孕妇体温升高、脉搏增快、胎心率增快、宫底有压痛、阴道分泌物有异味、外周血白细胞计数升高。但是，多数绒毛膜羊膜炎呈亚临床表现，症状不典型，给早期诊断带来困难。评估胎儿宫内情况，包括胎心、胎动、胎儿成熟度、胎儿大小等。评估有无宫缩、脐带脱垂、胎盘早剥。

（三）辅助检查

1. 阴道液酸碱度测定

正常女性阴道液 pH 值为 4.5～5.5，羊水 pH 值为 7.0～7.5。胎膜破裂后，阴道液 pH 值升高。通常采用硝嗪或石蕊试纸测试。值得注意的是，宫颈炎、阴道炎、血液、尿液或精液可能会造成 pH 试纸测定的假阳性。

2. 阴道液涂片检查

阴道液干燥涂片检查有羊齿植物叶状结晶出现为羊水。但是，精液和宫颈黏液可造成假阳性。用苏丹Ⅲ染色见黄色脂肪小粒，确定羊水准确率达 95%。

3. 羊水培养

超声引导下羊膜腔穿刺抽取羊水检查是产前辅助诊断绒毛膜羊膜炎的重要方法，可行羊水细胞革兰染色、培养、白细胞计数、羊水血糖和乳酸脱氢酶水平测定。

三、常见护理诊断

（1）有感染的危险与胎膜破裂后易造成羊膜腔内感染有关。

（2）潜在并发症：早产、脐带脱垂、胎盘早剥。

四、护理目标

（1）未发生因护理不当而产生的生殖系统感染。

（2）母儿结局良好。

五、护理措施

（一）注意休息

胎先露尚未衔接的孕妇应绝对卧床，抬高臀部，预防脐带脱垂。积极预防卧床时间过久导致的并发症，如血栓形成、肌肉萎缩等。护士应协助做好孕妇的基本生活需求，将呼叫器放在孕妇方便可及的地方，协助孕妇在床上排泄。

（二）减少刺激

嘱孕妇避免腹压增加的动作。治疗与护理时，动作应轻柔，减少对腹部的刺激。应尽量减少不必要的肛查和阴道检查。

（三）观察病情

评估胎心、胎动、羊水性质及羊水量、胎心监护（NST）及胎儿生物物理评分等，指导孕妇监测胎动情况。

（四）预防感染

监测孕妇的体温、血常规、C- 反应蛋白等。指导孕妇保持外阴清洁，每日会阴擦洗2 次；使用吸水性好的消毒会阴垫，勤换会阴垫，保持清洁干燥。破膜时间超过 12 小时者，遵医嘱预防性使用抗生素。

（五）协助治疗

如果足月 PROM 破膜后未临产，在排除其他并发症的情况下，无剖宫产指征者破膜后 12 小时内行积极引产。对于宫颈条件成熟的足月 PROM 孕妇，行缩宫素静脉滴注是首选的引产方法；对宫颈条件不成熟且无促宫颈成熟及阴道分娩禁忌证者，可用机械方法（包括低位水囊、Foley 管、昆布条、海藻棒等）和药物促进宫颈成熟（主要是前列腺素制剂）。对于 PROM，若妊娠小于 24 周，应终止妊娠；若妊娠在 24~27^{+6} 周符合保胎条件，应根据孕妇和家属的意愿进行保胎或终止妊娠，但保胎过程长、风险大，要充分告知孕妇及家属期待保胎过程中的风险；若妊娠在 28~33 周符合保胎条件，应保胎、延长孕周至 34 周，保胎过程中给予糖皮质激素和抗生素治疗，密切监测母胎状况。

六、结果评价

（1）孕妇体温、血象正常，未发生感染。

（2）妊娠结局较好，未发生早产、脐带脱垂、胎盘早剥。

第十四章 儿科疾病的护理

第一节 唐氏综合征的护理

唐氏综合征（Down syndrome，又称 21- 三体综合征）属常染色体畸变，是小儿常染色体病中最常见的一种。活婴的发生率占 1/600～1/800。母亲年龄越大，其发病率越高。60% 的患儿在胚胎早期即夭折流产。

一、概述

（一）发病

根据染色体核型的不同，分为单纯 21- 三体型、嵌合型和易位型三种类型。本病起源于卵子或精子发生的减数分裂过程中染色体的不分离现象，通常是随机发生的，约 95% 的不分离现象来源于母亲，仅 5% 左右发生在精子发生期。其结果是 21 号染色体多了一条，多出的一条染色体因剂量效应破坏了正常基因组遗传物质间的平衡，导致患儿智力低下，颅面部畸形及特殊面容，肌张力低下，多并发先天性心脏病，患者白血病的发病率为普通人群的 10～20 倍。

唐氏综合征属遗传病，理论上夫妇一方为 21- 三体型时，所生子女 1/2 将发病。多数单纯唐氏综合征患者的产生是由于配子形成中随机发生的，其父母多正常，没有家族史，与高龄密切相关。因此，即使夫妇双方均不是患者，仍有可能怀患病的胎儿。易位型患者通常由父母遗传而来，父母一方为染色体平衡易位时，所生子女中，1/3 正常，1/3 为易位型患者，1/3 为平衡易位型携带者。如果父母之一为 21/21 平衡易位携带者，其活婴中 100% 为 21/21 易位型患者。

（二）临床表现

本病主要特征为智力低下、体格发育迟缓及特殊面容。

患儿呈特殊的呆滞面容：眼裂小，眼距宽，内眦赘皮，鼻梁低平，外耳小，硬腭窄小，舌常伸出口外，流涎多；头围小于正常，身材矮小，骨龄常落后于年龄，出牙迟且常错位。头发细软而少。四肢短，韧带松弛，关节活动度增大；肌张力低，指短，小指内弯；拇趾与第二趾之间相距较大；50% 左右患儿有先天性心脏病，而且易患呼吸道感染和白血病。

（三）治疗

目前尚无有效治疗方法，平时加强训练和教育，注意防止感染。

二、常见护理诊断

（1）自理缺陷与智能低下有关。

（2）有感染的危险与免疫力低下有关。

（3）焦虑（家长）与小儿智力低下有关。

（4）知识缺乏与家长缺乏对疾病的认识有关。

三、护理措施

（一）生活护理

（1）细心照顾患儿，协助其吃饭、穿衣，定期洗澡，并防止意外事故。

（2）保持皮肤清洁干燥，患儿长期流涎，应及时擦干，保持下颌及颈部清洁，用面油保持皮肤的润滑，以免皮肤糜烂。

（3）帮助母亲制订教育、训练方案，进行示范，使患儿通过训练能逐步生活自理，从事简单劳动。

（二）预防感染

保持室内空气清新；避免接触感染者，呼吸道感染者接触患儿应戴口罩；注意个人卫生，保持口腔、鼻腔清洁；勤洗手。

（三）家庭支持

理解家长的心情，并予以耐心开导，帮助他们面对事实，增强心理承受力；提供有关孩子养育、家庭照顾的知识，使他们尽快适应疾病的影响。

四、保健指导

35 岁以上妇女，妊娠后做羊水细胞检查。注意：发现易位染色体携带者，凡 30 岁以下的母亲，子代有唐氏综合征者，或姨表姐妹中有此患者，应及早检查子亲代染色体核型。孕期避免接受 X 线照射，勿滥用药物，预防病毒感染。

第二节　苯丙酮尿症的护理

苯丙酮尿症（PKU）是由于苯丙氨酸代谢途径中酶缺陷，导致患儿尿中排出大量的苯丙酮酸等异常代谢产物而得名。本病属常染色体隐性遗传，发病率随种族而异，在 1/25000～1/6000 之间，我国统计约为 1/16500。

一、概述

（一）病因

苯丙氨酸（PA）是人体必需的氨基酸之一。正常小儿每日需要的摄入量为 200～500 mg，其中 1/3 供合成蛋白，2/3 则通过肝细胞中苯丙氨酸羟化酶（PAH）转化为酪氨酸，以合成甲状腺素、肾上腺素和黑色素等。苯丙氨酸转化为酪氨酸的过程中，除需 PAH 外，还必须有四氢生物蝶呤（BH_4）作为辅酶参与。人体内的 BH_4 是由鸟苷三磷酸（GTP），经过鸟苷三磷酸环化水合酶（GTPCH）、6- 丙酮酸四氢蝶呤合成酶（6-PTS）和二氢生物蝶呤还原酶（DHPR）等一系列酶的催化而合成，PAH、GTP-CH、DHPR 三种酶的编码基因分别定位于 12 q24.1、14 qll，4 p15.1-p16.1；而对 6-PTS 编码基因的研究尚在进行中。上述任一编码基因的突变都有可能造成相关酶的活性缺陷，致使苯胺酸发生异常累积。

（二）病理生理

本病分为典型和 BH_4 缺乏型两类。

1. 典型 PKU

典型 PKU 是由于患儿肝细胞缺乏 PAH，部分将苯丙氨酸转化为酪氨酸，因此苯丙氨酸在血、脑脊液、各种组织和尿液中的浓度极度增高，同时经旁路代谢产生大量的苯丙酮酸、苯乙酸、苯乳酸和对羟基苯乙酸，并从尿中排出。由于酪氨酸生成减少，致使甲状腺素、肾上腺素和黑色素等合成不足，而蓄积的高浓度苯丙氨酸及其旁路代谢产物导致细胞受损。

2.BH₄缺乏型

本型是由于 GTP-CH、6-PTS 或 DHPR 等任何一种酶缺乏所导致。BH₄ 是苯丙氨酸、酪氨酸和色氨酸等芳香氨基酸在羟化过程中所必需的共同的辅酶，BH₄ 的缺乏不仅使苯丙氨酸不能转变成酪氨酸，而且造成酪氨酸不能转变成多巴胺，色氨酸不能转变成 5-羟色胺。5-羟色胺为重要的神经递质，其缺乏可加重神经系统的损害，故 BH₄ 缺乏型 PKU 的临床症状更重，治疗亦不易。

（三）临床表现

患儿出生时一般都正常，通常在 3~6 个月时初现症状，1 岁时症状明显。

（1）神经系统：智能发育落后，可有行为异常、多动及癫痫发作。少数有肌张力增高和腱反射亢进。部分患儿神经系统症状出现较早且严重，智能落后明显，肌张力减低，嗜睡和惊厥，若不经治疗常在幼儿期夭折。

（2）外貌：患儿在出生数月后因黑色素合成不足，致使皮肤白嫩，毛发和虹膜色泽变浅。

（3）其他：呕吐、皮肤湿疹常见。尿液、汗液有鼠尿臭味。

（四）实验室检查

（1）新生儿期筛查：新生儿喂奶 3 日后，采集足跟末梢血，吸收到厚滤纸上，晾干后邮寄到筛查中心，采用加斯里（Guthrie）细菌生长抑制试验半定量测定。其原理是苯丙氨酸能促进已被抑制的枯草杆菌重新生长，以生长圈的范围测定血中苯丙氨酸的含量；亦可在苯丙氨酸脱氢酶的作用下进行比色定量测定，其假阳性率较低。当苯丙氨酸含量超过 0.24 mmol/L（4 mg/dL），即两倍于正常参考值时，应复查或采静脉血定量测定苯丙氨酸和酪氨酸。正常人苯丙氨酸浓度为 0.06~0.18 mmol/L（1~3 mg/dL），而患儿血浆苯丙氨酸可高达 1.2 mmo/L（20 mg/dL）以上，且血中酪氨酸正常或稍低。

（2）尿三氯化铁试验：用于较大婴儿和儿童的筛查。将三氯化铁滴入尿液，如立即出现绿色反应，则为阳性，表明尿中苯丙氨酸浓度增高。此外，二硝基苯肼试验也可以测尿中苯丙氨酸，黄色沉淀为阳性。

（3）血浆氨基酸分析和尿液有机酸分析：可为本病提供生化诊断依据，同时，也可鉴别其他的氨基酸、有机酸代谢病。

（4）尿蝶呤分析：应用高压液相层析（PHLC）测定尿液中新蝶呤和生物蝶呤的含量，用以鉴别各型 PKU。典型 PKU 患儿尿中蝶呤总排出量增高，新蝶呤与生物蝶呤比值正常。DHPR 缺乏的患儿蝶呤总排出量增加，四氢生物蝶呤减少；6-PTS 缺乏的患儿则新蝶呤排出量增加，其与生物蝶呤的比值增高；GTP-CH 缺乏的患儿蝶呤总排出量减少。

（5）酶学诊断：PAH 仅存在于肝细胞，需经肝活检测定，不适用于临床诊断。其他 3 种酶的活性可采用外周血中红细胞、白细胞或皮肤成纤维细胞测定。

（6）DNA 分析：DNA 技术近年来广泛用于 PKU 诊断、杂合子检出的产前诊断。但由于基因的多态性，分析结果务须谨慎。

（五）治疗

本病一经诊断，应立即给予治疗，治疗越早，效果越好。

（1）低苯丙氨酸饮食：给予低苯丙氨酸饮食可以预防脑损害及智能低下的发生。由于苯丙氨酸是合成蛋白质的必需氨基酸，缺乏时也会导致神经系统损害，故仍应每日适量供给 30～50 mg/kg，以维持血中苯丙氨酸浓度在 0.12～0.6 mmol/L 为宜。饮食控制至少应持续到青春期后。

（2）四氢生物蝶呤（BH₄）、5- 羟色氨酸和L-DOPA：对四氢生物蝶呤（BH₄）缺乏型病例，饮食控制时应给予此类药物治疗。

二、常见护理诊断

（1）生长发育改变与高浓度的苯丙氨酸致脑细胞受损有关。

（2）有皮肤完整性受损的危险与汗液和尿液的刺激有关。

（3）知识缺乏：家长缺乏与本病有关的知识。

三、护理措施

（一）控制饮食，促进生长

供给患儿低苯丙氨酸饮食，原则是使苯丙氨酸的摄入量既能保证生长和代谢的最低需要，又能使血中苯丙氨酸浓度维持在 0.12～0.61 mmol/L（2～10 mg/dL）。对婴儿，可喂给特制的低苯丙氨酸奶粉；为幼儿添加辅食时应以淀粉类、蔬菜和水果等低蛋白食物为主，忌用肉、蛋、豆类等含蛋白质高的食物。饮食控制期间应定期监测血中苯丙氨酸浓度，同时注意患儿生长发育情况。饮食控制应至少持续到青春期以后。

（二）皮肤护理

勤换尿布，保持皮肤干燥，对皮肤皱褶处，特别是腋下、腹股沟应保持清洁，有湿疹时应及时处理。

四、保健指导

向患儿及家长讲述本病的有关知识。强调饮食控制会直接影响到患儿智力和体格发育，协助制订饮食治疗方案。提供遗传咨询，对有本病家族史的夫妇，采用 DNA 分析或羊水检测，对胎儿进行产前诊断。

第三节　糖原贮积病的护理

糖原贮积病是由于先天性酶缺陷所致糖代谢障碍疾病。

一、概述

（一）病因与发病

先天性酶缺陷，导致糖代谢障碍，糖代谢物质过分积聚。

（二）临床表现

临床症状多于 1 岁以内出现，表现为肝大、反复发作的低血糖，且可因低糖血症而致智能低下。患儿体形较矮小，脸圆，腹大，颊、臀部脂肪堆积，常因感染诱发酸中毒、酮尿、高脂血症、乳酸血症、血尿酸增高等。

（三）辅助检查

实验室检查除空腹血糖值低下外，胰高血糖试验和肾上腺素试验有助于诊断，后者系皮下注射肾上腺素，按 0.01 mg/kg 计算，正常人注射后血糖浓度升高 1.67～2.50 mmol/L（30～45 mg/dL），而患者血糖升高甚微。必要时可做肝活体组织检查，患者肝细胞内糖原增加，葡萄糖 –6– 磷酸酶活力消失。

（四）治疗

治疗用高蛋白、高葡萄糖饮食，多次喂养，以维持血糖正常水平，尤应于午夜加餐 1 次，以避免次晨低血糖。其他治疗包括防止感染，纠正酸中毒（可用 $NaHCO_3$，禁用乳酸钠）。纠正低血糖后如果血脂仍继续升高，可用氯贝丁酯 50 mg/（kg·d）。高尿酸血症如采用饮食疗法不能控制时，可用别嘌呤醇 5～10 mg/（kg·d）。激素治疗有益于维持正常血糖水平、提高食欲。胰高血糖素、各种类固醇激素、甲状腺素对改善症状皆可有暂时的疗效。外科方法如做门 – 腔静脉吻合术，使肠吸收的葡萄糖越过肝，直接进入血循环，可能术后肝缩小，生长加速，但长期效果并不肯定。亦有报告称做肝移植者，效果不明且不易推广。其他有采用酶替代治疗等，但效果并不佳。

总之，对本症主要是饮食治疗和对症处理，使患儿能渡过婴幼儿期，因 4 岁后机体逐步适应其他代谢途径，临床症状可减轻。

二、常见护理诊断

（1）活动无耐力与肝、肾组织细胞内缺乏葡萄糖 –6– 磷酸酶导致低血糖有关。

（2）生长发育改变与糖、脂肪、蛋白质代谢障碍有关。

（3）有感染的危险与免疫力低下有关。

（4）有受伤的危险与骨质疏松和血小板功能不良有关。

三、护理措施

（一）合理饮食，防止低血糖

给予患儿较高蛋白质、较低脂肪、丰富维生素和无机盐饮食，但总热量不宜过高。各种谷类、瘦肉、蛋、鱼、禽和蔬菜等为常选食物；各种浓缩甜食、糕点、果汁等糖类为忌选食物；乳类应根据年龄和病情灵活掌握。平时应少量多餐，在主餐之间和夜间均应加 1～2 次淀粉类食品。根据不同年龄和血糖浓度及时调整食物种类，保证必要营养物质供给。避免剧烈活动，减少体力消耗，防止低血糖。

（二）预防酸中毒

低脂肪食品可减少酮体与血脂的产生，防止酸中毒发生。因患儿有高乳酸血症，故纠正酸中毒常用碳酸氢钠治疗，禁用乳酸钠，用药时剂量准确，严防外溢而引起组织坏死。

（三）预防感染

教导家长给予患儿适度锻炼，增强体质；避免患儿与感染者接触，一旦发现患儿有感染迹象，及时给予治疗，以免感染诱发低血糖症和酸中毒。

（四）注意安全

避免坠床，会行走患儿应避免奔跑、摔跤，以免骨折。避免各种创伤引起的出血。

（五）心理护理

做好患儿的心理护理，增强心理承受能力，正确对待生长发育的改变。

第四节 隐睾的护理

一、概述

隐睾是指睾丸未下降至阴囊，包括睾丸下降不全和睾丸异位。临床上绝大多数隐睾为睾丸下降不全。异位睾丸最常位于腹股沟浅表小窝内。80% 的隐睾可被触及，20% 不可被触及，大约 20% 不可被触及睾丸是睾丸缺如，30% 是睾丸萎缩。儿童可以回缩睾丸，通常只需要随访以证明睾丸处于正常状态而没有回缩即可。

（一）病因

隐睾是由睾丸下降异常造成，引起睾丸下降异常的因素很多，常见的有：

（1）将睾丸引入阴囊的睾丸引带异常或缺如，致使睾丸不能由原来的位置降至阴囊。

（2）先天性睾丸发育不全使睾丸对促性腺激素不敏感，失去下降动力。

（3）下丘脑产生的黄体生成素释放激素使脑垂体分泌的 LH 和卵泡刺激素（FSH）缺乏，也可影响睾丸下降的动力。

（二）病理

隐睾是一种先天性畸形或发育障碍，常伴有不同程度的睾丸发育不良、体积小、质软。附睾与睾丸有时分离，有时附睾头部缺如，与睾丸完全不连接。睾丸活组织切片随年龄增长，未降睾丸的曲细精管不同程度变细与退变，输精管周围纤维化，精原细胞减少，病变进行性加重并丧失生育能力。

（三）临床表现

患侧阴囊空虚，不能扪及睾丸。

（四）辅助检查

（1）B 超可作为术前常规检查。

（2）CT、MRI 检查相对 B 超在诊断隐睾的价值上无优势。

（3）腹腔镜是当前隐睾诊断的"金标准"，在定位时可进行治疗。

（五）治疗

保留生育能力的理想治疗年龄是在出生后 12～24 个月。睾丸的自发下降在出生后 3 个月内即可完成。睾丸未降的决定性治疗应在出生后 6～12 个月间完成，此时间是行睾丸下降固定术的最佳时间。对于出生后 6 个月，睾丸仍未下降至阴囊者，应及早手术。

二、主要护理问题

（1）自我形象紊乱：主要与生殖器发育异常有关。

（2）舒适的改变：主要与疼痛有关。

三、护理措施

（一）术前护理要点

病情观察及护理：评估患儿阴囊是否空虚，睾丸有无滑动，阴囊周围皮肤有无污渍、破损，护理时应注意保护患儿隐私。

（二）术后护理要点

（1）病情观察及护理：①保持伤口敷料清洁、干燥，严密观察患儿伤口有无渗血。②腹腔镜手术患儿应观察伤口周围有无皮下积气，少量积气无须处理，术后1～2天可逐渐消退。

（2）饮食与营养：术后6小时可进食普食，手术当天患儿饮食宜清淡。

（3）体位与活动：术后当天宜卧床休息，术后第1天可下床活动。剧烈活动宜造成阴囊内渗出物增加，应指导患儿勿行跑、跳等剧烈活动。

第五节　后尿道瓣膜症的护理

一、概述

后尿道瓣膜症（PUV）是最常见的先天性下尿道梗阻性疾病，在新生儿中的发生率为1/25000～1/8000，虽然有女孩先天性尿道梗阻的报道，但典型PUV的只发生于男孩。PUV即使得到最合适的治疗，也常导致终身性的尿失禁和肾功能损害。

（一）病因

后尿道瓣膜通常位于前列腺尿道的远端，瓣膜为皱褶形成，外形像一层很薄的膜。本病是由于尿道黏膜皱襞肥大、粘连或发育异常，突入尿道腔内所致的尿流排出障碍性疾病。

（二）临床表现

患儿出现不同程度的排尿梗阻症状，常有尿线无力、排尿中断、淋漓不尽、尿路感染和脓毒血症。严重的梗阻可以引起肾积水，可在腹部触及包块，并在下腹部触及膨胀的膀胱。少数患者可在两侧肋腹部触及积水的肾脏。多数患儿出生后发育迟缓，除慢性疾病体征外，体检可无其他发现。

（三）辅助检查

（1）实验室检查。

（2）X线检查。

（3）尿道镜检和膀胱镜检。

（四）治疗

本病的治疗目的主要是除去瓣膜，手术方法的选择和途径须根据梗阻程度及患儿健康状况而定。对于轻、中度梗阻伴有轻微氮质血症者，可选用经尿道电灼瓣膜，疗效满意。少数患儿，可通过插入导尿管、膀胱镜，或经会阴部切开尿道插入尿道探子破坏瓣膜，扩张尿道。

二、主要护理问题

（1）体温异常：主要与尿潴留致尿路感染等有关。

（2）排尿模式的改变：主要与尿道瓣膜致尿液不能正常排出有关。

（3）清理呼吸道低效：主要与患儿肺发育不良、腹部肿块、腹水压迫横膈有关。

（4）潜在并发症：并发症有出血、感染、排尿困难或尿失禁等。

三、护理措施

（一）术前护理要点

1. 心理护理

患儿父母对 PUV 认识不足，即使了解病情后也乐观认为瓣膜切除后预后良好。因此，入院宣教时必须让家长认识到瓣膜的切除仅是 PUV 治疗的开始，肾功能和泌尿系统影像学的随访至关重要。只有充分沟通，让患儿家长了解到 PUV 对肾脏、输尿管及膀胱发育和功能的影响，并可能导致青春期后预后不佳，才能在今后的治疗和随访中有良好的依从性。同时介绍各种治疗手段的选择原因和可能遇到的问题，尽可能取得患儿家长的配合。

2.PUV 检查中的护理

排泄性膀胱尿路造影（VCUG）和放射性核素扫描是诊断后尿道瓣膜的重要手段。输尿管反流和膀胱顺应性差的患儿术前行 VCUG 和肾核素扫描后，因造影剂和同位素的残留，导尿管不能通过重力保持膀胱空虚。检查完毕后，应使用 50 mL 注射器抽吸排空膀胱，并经留置导尿管行膀胱冲洗，以避免因含有造影剂和同位素的尿液从膀胱反流而造成肾脏的持续损害。

3. 术前控制泌尿系感染

患儿保持会阴部清洁、干燥。注意观察体温变化及尿液颜色，监测尿常规变化。如果出现发热、血尿、尿中有白细胞，提示泌尿系有感染的可能。对泌尿系统感染的患儿，适当多喂水，保持尿路自然冲洗效果。留取中段尿培养，使用敏感抗生素。对泌尿系感染较重的患儿，采取静脉给药抗感染治疗，同时给予碱化尿液。重视静脉血管的保护，可使用留置针，减少反复穿刺；对重症感染患儿须观察精神、饮食情况。

（二）术后护理要点

1. 膀胱引流的护理

对所有 PUV 患儿的首要处理是立即导尿，建立膀胱引流，即使是未能确诊者也应立即进行膀胱引流。留置导尿管可能导致膀胱痉挛，甚至膀胱引流不充分；有时导尿管很难通过抬高的膀胱颈，留置导尿管时错误地将导尿管放置在扩张的尿道前列腺处，而不是膀胱处，会导致膀胱引流失败。因此，在留置导尿管的护理中，一个重要内容就是观察导尿管引流尿液的通畅情况。如导尿管引流不充分，应进行膀胱灌注，了解是否存在膀胱引流的不充分。

2. 瓣膜切除术的护理

通过 8 F 或 10 F 尿道镜经尿道 12 点位置切开瓣膜，手术目的不是去除瓣膜，而是切开瓣膜，解除梗阻。大多数患儿后尿道瓣膜都很薄，在外科切除时很少出血，但术后仍要严密监测患儿的生命体征变化，如血压不稳定者，及时告知医生，查找有无活动性出血。术后 2 天内尿道创面会有渗血，引流管内引流出血性液体，出血量一般不大，注意与患儿家长沟通，缓解紧张情绪。术后注意保持引流管通畅，防止受压、扭曲和打折。使用支架，以便于观察引流管情况。督促患儿多饮水，以尽快冲洗尿路，减轻血尿，避免感染。每日无菌操作下更换引流袋。术后 5～7 天拔除导尿管，观察患儿排尿情况。

3.经皮肤行膀胱造口术作为暂行措施

术后注意对造口周围皮肤的护理，防止局部皮肤湿疹、糜烂甚至溃疡，影响手术切口的愈合和后期造口的关闭。每天用0.25%安尔碘消毒造瘘口2次，可涂氧化锌软膏保护造口周围皮肤。患儿半岁后再行尿道瓣膜切除，并关闭膀胱造瘘。

4.健康指导

（1）告知家长手术电切尿道瓣膜后应定期、长期随访，观察患儿膀胱排空情况，有无反复泌尿系统感染及肾功能变化情况，术后3个月左右复查膀胱尿道造影及静脉肾盂造影。

（2）一定要向家长反复强调长期随访的重要性，让其了解电切尿道瓣膜仅仅解决了解剖畸形，而功能恢复情况需要长期随访才能明确，而且随访的时间跨度可以到青春期后，甚至终身随访。

（3）对出现肾功能损害的患儿，需要进行饮食上的指导，嘱给予低盐、低脂饮食，适当限制蛋白质摄入，以不影响生长发育为主。

（4）对伴有反复感染者，嘱患儿多饮水，保证每日充足的尿量，创造良好的泌尿系自身冲洗条件。指导患儿家长做好会阴部清洁护理，防止泌尿系逆行感染。

第六节　尿道损伤的护理

一、概述

以尿生殖膈为界，男性尿道分为前尿道和后尿道。前尿道为海绵体部，由阴茎头部、阴茎部、球部组成，后尿道由膜部、前列腺部组成。尿道损伤是泌尿系统常见的损伤，多见于男孩，小儿尿道损伤以后尿道损伤最为多见。

（一）病因

（1）手术损伤：儿童会阴阴囊连接处的尿道脆弱，行尿道探查、膀胱镜检查时较易发生损伤。肛门闭锁手术治疗或直肠尿道瘘修补术也容易损伤尿道。

（2）骑跨伤：多在玩耍时发生，损伤部位位于尿道部，合并伤少。

（3）严重钝伤：严重钝伤所致的骨盆骨折是引起尿道损伤最常见的原因，如车祸、坠落伤等。

（二）病理

尿道破裂致患儿排尿时尿液外渗、尿潴留、盆腔膀胱周围出血。膀胱以及近端的尿道残端常被血肿推移而离开盆底，两尿道断端之间遗留数厘米的间隙。如果膀胱颈未受伤，尿液潴留于膀胱内，当患儿排尿时有尿液外渗；如果膀胱颈也被撕裂，则有持续的尿液外渗，膀胱小并在盆腔内形成尿囊。

（三）临床表现

（1）休克：当患儿以骨盆骨折入院时，首先要评估患儿有无休克的表现，并给予积极的处理。

（2）尿道滴血和血尿：前尿道损伤时尿道滴血、流血。后尿道损伤初期可见肉眼血尿或终末滴血。完全尿道断裂因尿潴留和尿道断端的收缩常不出现血尿。

（3）疼痛：尿道损伤会导致会阴肿胀、疼痛，排尿时加重。伴骨盆骨折的患儿在被移动时会产生疼痛。

（4）排尿困难和尿潴留：患儿受伤后尿液不能排出，尿液潴留在膀胱内，可扪及充盈的膀胱。

（5）血肿和瘀斑：会阴部检查可见不同程度的血肿和瘀斑，球部尿道损伤时可见蝴蝶形血肿。

（6）尿外渗：尿道膜部损伤尿液会渗到腹膜外膀胱的周围。球部尿道损伤时尿液外渗主要表现为会阴及阴囊肿胀。

（四）辅助检查

（1）肛门指检。

（2）X 线检查。

（3）排泄性膀胱尿路造影。

（4）膀胱穿刺造影。

（五）治疗原则

尿道损伤的处理原则：首先抗休克治疗。如果患儿病情稳定，则尽早手术治疗。

1.抗休克治疗

尿道损伤常为多发伤，合并骨盆骨折、内脏损伤、大出血等，入院后要积极补充血容量，纠正休克。遵医嘱给予抗生素、抗感染治疗。

2.休克纠正后根据患儿的伤情及时处理尿道损伤

（1）急诊做耻骨上膀胱造瘘术，日后再进行尿道修复术。

（2）完全尿道断裂则急诊做尿道会师术与耻骨上膀胱造瘘术。

（3）陈旧性后尿道损伤致患儿尿道狭窄或闭锁，可经会阴或耻骨及会阴联合入路手术行尿道端 – 端吻合术，尿道扩张及尿道内切开。

二、主要护理问题

（1）组织灌注不足：主要与损伤后大量失血有关。

（2）排尿模式的改变：主要与尿道损伤致尿液不能正常排出有关。

（3）舒适的改变：主要与疼痛、会阴部的肿胀等有关。

（4）恐惧：主要与患儿所经受的创伤过程有关。

（5）有感染的危险：主要与外伤、尿液外渗等有关。

（6）潜在并发症：并发症有尿道狭窄、尿失禁、阳痿、不育症等。

三、护理措施

（一）尿道损伤的早期护理要点

1.观察生命体征

观察患儿面色、口唇颜色及肢端循环情况，监测脉搏的强弱、频率，血压的高低，呼吸频率、节律，血氧饱和度。

2.观察合并伤

尿道损伤患儿可伴有骨折、内脏损伤等合并伤，特别是后尿道断裂者，多合并有骨

现代护理学
理论与实践

盆骨折，会阴皮肤撕脱伤。护理中要注意：

（1）观察患儿神志、瞳孔，有无恶心、呕吐、头痛等症状。

（2）观察患儿胸、腹部体征，呼吸是否受限，有无缺氧的表现，腹部是否饱满，有无腹围增大、压痛、腹肌紧张等阳性体征。

（3）观察骨盆有无移位，四肢有无骨折，规范搬动，避免加重骨折移位。

（4）对会阴部及大腿部大面积皮肤损伤患儿加强受伤部位的保护。

3. 休克的抢救

严重尿道损伤或合并其他内脏损伤的患儿易发生休克，特别是骨盆骨折后尿道损伤休克发生率占 40%。出血性休克为早期死亡原因之一，女性尿道血运相当丰富，如果发生完全性尿道断裂，往往合并骨盆骨折、阴道损伤出血，容易出现出血性休克，应尽快建立两条静脉通路，快速输入低分子右旋糖酐等溶液或输血，观察病情变化，做好术前准备。

（二）非手术治疗的护理

尿道黏膜损伤及前尿道部分尿道断裂的患儿，一般采取保守治疗，予以抗感染，卧床休息。观察尿道口有无滴血或渗血，有无排尿疼痛及排尿困难，观察尿液颜色、性质、量，鼓励患儿多饮水。排尿困难患儿予以留置导尿管，妥善固定，防止尿管脱落，保持尿管通畅。有血凝块患儿予以膀胱冲洗，必要时用 5% 碳酸氢钠溶液冲洗，碱化尿液，严格执行无菌操作。

（三）手术治疗的护理

1. 术前护理

（1）急诊一期尿道修复术术前护理。小儿尿道断裂在病情许可的情况下，应尽可能修复尿道，恢复尿道的延续性。尿道断裂患儿均有不同程度的创伤出血，应评估出血程度，尽快建立静脉通道，抢救休克或防止休克发生，避免搬动，以免加重活动性出血。监测生命体征，进行术前准备。

（2）膀胱造瘘延期尿道修复手术治疗的术前护理。护理人员对患儿及其家属进行健康宣教。①预防尿路感染：保持引流管通畅，引流管和引流袋位置应低于膀胱三角区，避免尿液倒流；及时放尿，3～7 天更换引流袋 1 次；保持引流的密闭性，避免污染；每月患儿应到门诊更换尿管 1 次；教会患儿及家长掌握正确消毒造瘘口、引流管口及更换引流袋的方法；患儿尿液正常为黄色清亮，如出现尿液混浊，应及时到医院就诊，在医师指导下用药。②膀胱功能训练：应定时夹闭造瘘管，待患儿有排尿意识时开放，逐渐延长夹管时间，锻炼膀胱容量及收缩功能。③饮食指导：强调患儿多饮水，多进食利尿的水果和蔬菜，培养患儿多饮水的习惯，降低膀胱置管结石和感染的发生概率。④控制尿路感染：长期留置尿管，菌尿的发生率为 100%。术前应严格控制尿路感染，根据药敏试验选用敏感抗生素，每日更换造瘘口敷料，每周更换造瘘管，每日更换引流袋，袋内尿液体积达到容积的 2/3 时，及时倾倒。加强膀胱冲洗，每天 2～3 次，必要时增加冲洗次数，改善膀胱内环境，稀释尿液，减轻或控制尿路感染的程度。

2. 术后护理

（1）观察生命体征：尿道断裂的患儿创伤大，加上手术创伤，失血、失液较多，术后应严密监测生命体征，准确记录 24 小时出入量。

（2）伤口护理：观察伤口有无渗血及渗血量的多少，持续时间和是否有活动性出血；保持伤口敷料干燥，定时更换；观察阴囊处伤口有无红、肿、热、痛表现，若有应及时更换引流条或重新切开伤口引流；每日换药，配合红外线治疗，促进伤口愈合；大便后及时清洗肛周皮肤，避免大便污染伤口，保持会阴部的清洁；定时更换造瘘口敷料，尿道口每日用 1% 聚维酮碘消毒。

3. 各种管道的护理

（1）膀胱造瘘管：行膀胱冲洗，每天 2 次，直至引流尿液清亮。如血凝块多，可增加冲洗次数，注意冲洗压力、冲洗液温度，压力一般在 15～20 cmH$_2$O，温度在 38～40 ℃。回抽时力量不宜过大，以免引起不适或造成黏膜损伤。观察引流尿液的颜色、性质及尿量，定期行尿常规检查及细菌培养监测，保持引流管的密闭及通畅，妥善固定引流袋。置管后期定时指导夹管，锻炼膀胱功能，拔管前夹管观察排尿情况。

（2）加强尿道支架管及形管的护理，防止尿道狭窄、牵扯脱落。

（3）留置导尿管应妥善固定，避免脱落。

4. 并发症的护理

骨盆骨折患儿，早期予以卧床制动，睡硬板床，观察肢端循环，下肢肢体做被动功能锻炼，勿随意搬动或更换体位。会阴及大腿皮肤撕脱伤者加强创面保护，暴露创面，垫治疗巾，保持床单整洁，使用支架支撑盖被。延期尿道修复患儿，睡气垫床。做好皮肤清洁，按摩骨突处，防止压疮发生。

5. 拔管后排尿观察及护理

观察患儿有无排尿困难，有无尿频、尿痛、尿急等尿路感染症状，训练膀胱排尿功能，针对排尿异常情况进行处理。

6. 心理护理

建立良好的护患关系，减轻患儿及家属的不良心理反应，特别是对病程长、治疗效果不佳的患儿，应加强沟通及交流，加强疾病不同阶段的健康教育，及时给予患儿及家属心理支持。

7. 出院指导

嘱患儿及其家属观察排尿情况，出现排尿困难、尿频、尿痛、尿急、尿线变细时，及时到医院就诊，需要做尿道扩张的患儿，定期到门诊行尿道扩张术。

第七节　血管瘤的护理

一、概述

血管瘤是先天性良性肿瘤或血管畸形，多见于婴儿出生时或出生后不久。它起源于残余的胚胎成血管细胞，活跃的内皮样胚芽向邻近组织侵入，形成内皮样条索，经管化后与遗留下的血管相连而形成血管瘤，瘤内血管自成系统，不与周围血管相连。发生于口腔颌面部的血管瘤占全身血管瘤的 60%，其中大多数发生于颜面皮肤、皮下组织及口腔黏膜，如舌、唇、口底等组织，少数发生于颌骨内或深部组织。

（一）病因

人体胚胎发育过程中，特别是在早期血管性组织分化阶段，由于其控制基因段出现小范围错构，而导致其特定部位组织分化异常，并发展成血管瘤。在胚胎早期（8~12月）胚胎组织遭受机械性损伤，局部组织出血造成部分造血干细胞分布到其他胚胎特性细胞中，其中一部分分化成为血管样组织，并最终形成血管瘤。

（二）临床表现

（1）毛细血管型血管瘤：肿瘤是由大量交织、扩张的毛细血管组成。表现为鲜红或紫红色斑块，与皮肤表面平齐或稍隆起，边界清楚，形状不规则，大小不等。手指压迫肿瘤时，颜色退去；压力解除后，颜色恢复。

（2）海绵状血管瘤：肿瘤由扩大的血管腔和衬有内皮细胞的血窦组成。血窦大小不一，有如海绵状结构，窦腔内充满静脉血，彼此交通。临床表现为无自觉症状、生长缓慢的柔软肿块。头低位时，肿瘤因充血而扩大；恢复正常体位后，肿块即恢复原状。表浅的肿瘤，表面皮肤或黏膜呈青紫色；深部者，皮色正常。触诊时肿块柔软，边界不清，无压痛。挤压时肿块缩小，压力解除后则恢复原来大小。

（3）蔓状血管瘤：主要由扩张的动脉与静脉吻合而成。肿瘤高起呈念珠状或蚯蚓状，扪之有搏动感与震颤感，听诊有吹风样杂音。若将供血的动脉全部压闭，上述的搏动及杂音消失。

（三）辅助检查

（1）细胞学穿刺检查。

（2）B超。

（3）血管造影。

（四）诊断

根据临床表现，颈部血管瘤一般诊断不困难，但如侵犯颈深部的一些重要器官，如颈动脉、喉部，应特别注意。穿刺瘤体对诊断很有帮助，如抽出血液，即可确诊。

（五）治疗

血管瘤的治疗方法很多，应根据肿瘤的类型、部位、深浅及患儿的年龄等因素而定。常用的方法有手术切除、放射治疗、冷冻外科、硬化剂注射及激光照射等。

二、主要护理问题

（1）自我形象紊乱：主要与患儿局部皮肤特别是面部有血管瘤而产生自卑、回避等不良心理反应有关。

（2）舒适的改变：主要与术后伤口疼痛有关。

（3）潜在并发症：并发症有出血、伤口感染、血管瘤复发等。

三、术前护理要点

（一）病情观察与护理

（1）保持患儿全身皮肤清洁干燥，勤洗澡，避免汗液浸湿血管瘤表面皮肤。

（2）勤修剪患儿指甲，以免抓破血管瘤导致感染。

（3）避免血管瘤受外力碰撞引起大出血。

（4）患处禁用热水烫洗，避免血管瘤的损伤和感染。

（5）巨大血管瘤患儿应观察有无神经压迫症状。

（二）饮食

一般为普通饮食，消瘦患儿应注意加强营养。

（三）体位

患儿自主体位，避免压迫患处。

四、术后护理要点

（一）病情观察与护理

（1）观察患儿伤口渗出物的情况。

（2）四肢部位的血管瘤应注意：①严密观察患儿有无四肢感觉运动障碍；②抬高患肢15°～30°，有利于血液回流，减轻患儿局部肢体肿胀；③术后鼓励患儿及早进行主动运动和被动运动，以促进肢体功能恢复；④随时保持患儿会阴部皮肤的清洁干燥，用温水清洗会阴部，避免大小便污染伤口，防止伤口感染；⑤严密观察患儿的口唇颜色、呼吸状态，床旁应常规备气管切开包及负压吸痰装置。

（二）饮食与营养

（1）全麻清醒6小时后先进食温开水，无呕吐等不适时给予清淡、易消化的食物。

（2）术后第1天应给予正常饮食，注意加强营养供给，给予高蛋白饮食，进行合理的膳食搭配，促进伤口愈合。

（3）巨大血管瘤患儿应关注患儿进食量，加强营养，必要时于静脉输入氨基酸、脂肪乳等支持治疗，促进伤口愈合。

（三）管道护理

（1）会阴部血管瘤术中常规安置尿管，多于术后3～4天拔除尿管。

（2）巨大血管瘤部分安置负压引流管，引流液多为血性或淡血性液，多于术后2～5天拔除。

（四）健康教育

（1）指导患儿及家长保持伤口清洁干燥，如有发热、伤口红肿，应及时就医。

（2）四肢血管瘤的患儿，应嘱其不能剧烈运动。

（3）术后1个月复诊，巨大血管瘤每6个月至1年复诊1次。

五、并发症的观察与护理

（一）出血

伤口有活动性出血时，应及时通知医生，按医嘱给予止血药物。用弹力绷带压迫止血时要观察血液循环的情况。

（二）血管瘤复发

范围广泛的血管瘤有复发的可能，术后应告知家长，每6个月复诊1次，复发患儿应视血管瘤的大小、深度决定是否再次手术。

（三）伤口感染、伤口裂开

伤口感染、伤口裂开多见于巨大血管瘤、术后摄入不足的患儿，预防措施为加强患儿营养，积极给予抗生素抗感染治疗，术后延期拆线。

第八节 淋巴管瘤的护理

一、概述

淋巴管瘤是一种淋巴管的良性过度增生，发病率仅次于血管瘤。淋巴管瘤是因胚胎淋巴组织发育异常所致的错构瘤，临床及病理上可分单纯性淋巴管瘤、海绵状淋巴管瘤及囊性淋巴管瘤三型。

（一）病因

病因不明，多因素引起，如基因易感性、地理环境因素及内分泌等影响本病发生，而且病毒的感染和自身的免疫功能缺陷等也与本病有关。

（二）临床表现

不同部位的淋巴管瘤临床表现可有不同。临床特征为一种多房性囊肿，壁薄，腔较大，内含淋巴液，柔软，边界不清，与黏膜、皮肤无牢固性粘连。多发生于颈部后三角区，称张力性包块。呼吸及咳嗽时包块张力加大。发生在腋下、胸腔或腹腔时，可引起呼吸障碍。无感染性损害时，透光试验可透光。左腋下和左侧胸部有巨大包块时，瘤体边界不清，囊性，胸部变形。

（三）诊断

单纯性淋巴管瘤，临床上有一定特征，可以诊断，其他两型则需要做病理检查。治疗单纯性者可用电干燥、冷冻或激光治疗。囊性及海绵状者对放射线不敏感，应进行手术切除；海绵状者常易复发，需要根治性手术。

二、主要护理问题

（1）自我形象紊乱：主要与患儿局部皮肤有淋巴管瘤而产生自卑、回避等不良心理反应有关。

（2）舒适的改变：主要与术后伤口疼痛有关。

（3）潜在并发症：并发症有出血、伤口感染、淋巴管瘤复发等。

三、护理要点

（一）术前护理要点

术前护理要点同血管瘤的术前护理要点。

（二）术后护理要点

（1）保持患儿呼吸道通畅，颈部淋巴管瘤持续低流量吸氧 2 L/min，监测血氧饱和度。术后 48～72 小时是发生喉头水肿、器官痉挛的高发期，床旁常备气管切开包、吸痰设备，密切观察患儿口唇及呼吸状况。患儿如有呼吸困难、口唇发绀、血氧饱和度下降等表现，及时给予气管插管。

（2）颈部手术应遵医嘱积极控制炎性反应，避免伤口炎性反应、水肿压迫气管，影响呼吸。

（3）安置负压引流管的患儿要保持引流管通畅，观察引流液的颜色、性质及量并做好记录。

（4）其余护理措施同血管瘤的护理措施。

参考文献

[1] 狄树亭 . 外科护理 [M]. 北京：中国协和医科大学出版社，2019.

[2] 丁海燕 . 妇产科护理 [M]. 长春：吉林科学技术出版社，2019.

[3] 方习红 . 现代神经内科护理 [M]. 长春：吉林科学技术出版社，2019.

[4] 高清源 . 内科护理 [M]. 武汉：华中科技大学出版社，2019.

[5] 韩凤红 . 实用妇产科护理 [M]. 长春：吉林科学技术出版社，2019.

[6] 韩晓莉 . 实用妇产科护理实践 [M]. 长春：吉林科学技术出版社，2019.

[7] 何玉梅 . 血液透析与护理 [M]. 长春：吉林科学技术出版社，2019.

[8] 何云海 . 内科护理 [M]. 武汉：华中科技大学出版社，2019.

[9] 胡蓉 . 血液透析护理实践 [M]. 天津：天津科学技术出版社，2018.

[10] 黄雪冰 . 现代手术室护理技术与手术室管理 [M]. 汕头：汕头大学出版社，2019.

[11] 江蕊 . 现代实用手术室护理 [M]. 北京：科学技术文献出版社，2019.

[12] 李凤莲 . 妇产科护理新思维 [M]. 长春：吉林科学技术出版社，2019.

[13] 李惠艳 . 肿瘤护理 [M]. 北京：人民军医出版社，2018.

[14] 李俊红 . 实用呼吸内科护理手册 [M]. 北京：化学工业出版社，2019.

[15] 李玲 . 实用妇产科护理技术 [M]. 汕头：汕头大学出版社，2019.

[16] 李永娟 . 外科常见病护理临床实践 [M]. 汕头：汕头大学出版社，2019.

[17] 刘丹 . 呼吸内科护理技术与临床实践 [M]. 北京：科学技术文献出版社，2017.

[18] 刘桂荣 . 临床肿瘤护理思维与实践 [M]. 武汉：湖北科学技术出版社，2018.

[19] 刘海霞 . 外科护理 [M]. 北京：科学技术文献出版社，2019.

[20] 刘倩 . 现代肿瘤护理规范 [M]. 长春：吉林科学技术出版社，2019.

[21] 刘素霞 . 实用神经内科护理手册 [M]. 北京：化学工业出版社，2019.

[22] 刘伟 . 临床儿科护理实践 [M]. 长春：吉林科学技术出版社，2019.

[23] 吕纯纯 . 儿科疾病临床护理 [M]. 长春：吉林科学技术出版社，2019.

[24] 马明娟 . 妇产科护理研究 [M]. 长春：吉林科学技术出版社，2019.

[25] 马雯雯 . 现代外科护理新编 [M]. 长春：吉林科学技术出版社，2019.

[26] 孟祥洁 . 实用手术室护理 [M]. 长春：吉林科学技术出版社，2019.

[27] 庞云燕 . 实用临床外科护理摘要 [M]. 长春：吉林科学技术出版社，2019.

[28] 单既利 . 实用儿科诊疗护理 [M]. 长春：吉林科学技术出版社，2019.

[29] 单珊 . 消化内科常见病护理新进展 [M]. 汕头：汕头大学出版社，2019.

[30] 宋宇 . 神经内科护理 [M]. 北京：人民军医出版社，2019.

[31] 孙洪玉 . 外科护理技术与临床应用 [M]. 上海：上海交通大学出版社，2019.

[32] 王水伶. 实用心血管内科护理手册 [M]. 北京：化学工业出版社，2019.

[33] 王文学. 实用临床儿科护理 [M]. 长春：吉林科学技术出版社，2019.

[34] 王秀娟. 现代肿瘤疾病诊疗与护理 [M]. 长春：吉林科学技术出版社，2018.

[35] 夏琳琳. 现代儿科护理思维 [M]. 长春：吉林科学技术出版社，2019.

[36] 肖齐凤. 新编心血管内科护理实践 [M]. 北京：科学技术文献出版社，2018.

[37] 熊飞. 血液透析操作技术及护理 [M]. 北京：人民军医出版社，2015.

[38] 叶志香. 外科护理 [M]. 武汉：华中科技大学出版社，2018.

[39] 张春梅. 儿科护理实践 [M]. 长春：吉林科学技术出版社，2019.

[40] 郑浩杰. 消化内科疾病观察与护理技能 [M]. 北京：中国医药科技出版社，2019.

[41] 周剑忠. 外科护理 [M]. 武汉：华中科技大学出版社，2019.

[42] 朱翠英. 现代临床外科护理路径 [M]. 长春：吉林科学技术出版社，2019.